VOCÊ É A SUA CURA

DEEPAK CHOPRA
RUDOLPH E. TANZI

VOCÊ É A SUA CURA

7 passos para turbinar a imunidade e ter saúde a vida inteira

Tradução de
Maria Sylvia Corrêa

EDITORA
ALAÚDE

Título original: *The Healing Self – A Revolutionary New Plan to Supercharge Your Immunity and Stay Well for Life*

Publicado mediante acordo com Harmony Books, um selo de The Crown Publishing Group, uma divisão da Penguin Random House LLC.

O texto deste livro foi fixado conforme o acordo ortográfico vigente no Brasil desde 1º de janeiro de 2009.

PREPARAÇÃO: Cacilda Guerra
REVISÃO: Dan Duplat e Martha Lopes
CAPA: Cesar Godoy
IMAGENS DE CAPA: Ensuper, Curly Pat, RFV / Shutterstock.com
IMAGEM P. 26: Ilustração original cortesia de Blake Gurfein. Ilustração de Digital Mapping Specialists.

1ª edição, 2018 (4 reimpressões)
Impresso no Brasil

Dados Internacionais de Catalogação na Publicação (CIP)
(Câmara Brasileira do Livro, SP , Brasil)

Chopra, Deepak
Você é a sua cura : 7 passos para turbinar a imunidade e ter saúde a vida inteira / Deepak Chopra, Rudolph E. Tanzi ; tradução Maria Sylvia Corrêa. – São Paulo : Alaúde Editorial, 2018.

Título original: The healing self : a revolutionary new plan to supercharge your immunity and stay well for life.
ISBN 978-85-7881-514-1

1. Corpo e mente 2. Cuidados pessoais com a saúde 3. Terapia alternativa. I. Tanzi, Rudolph E. II. Título.

18-13613 CDD-616.89142019

Índices para catálogo sistemático:
1. Terapia cognitiva : Medicina : Aspectos psicológicos 616.89142019

Iolanda Rodrigues Biode - Bibliotecária - CRB-8/10014

2022
Alaúde Editorial Ltda.
Avenida Paulista, 1337
Conjunto 11, Bela Vista
São Paulo, SP, 01311-200
Tel.: (11) 3146-9700
www.alaude.com.br
blog.alaude.com.br

Ao curador que existe em cada um de nós.

SUMÁRIO

APRESENTAÇÃO

BEM-ESTAR HOJE – MUITAS AMEAÇAS, UMA ESPERANÇA IMENSA

No final de julho de 2017, um relato médico surpreendente foi divulgado pela televisão e na internet. Esse artigo era apenas a ponta do *iceberg*, embora na ocasião pouca gente tenha se dado conta disso. Havia então um grande alarido sobre alguns riscos à saúde aos quais as pessoas deviam estar atentas, e entre os mais recentes a aparecer na mídia estavam trabalhar mais de 55 horas por semana e a não obtenção de iodo suficiente por mulheres grávidas.

Esses artigos não chegavam a ser alarmantes, pareciam mais um zumbido de velhos conselhos, do tipo que costumamos ignorar. Mas entre eles havia um diferente. Vinte e quatro especialistas em demência senil – a grande ameaça à saúde mundo afora – tinham sido consultados sobre qual seria a possibilidade de prevenção de qualquer tipo de demência, incluindo a doença de Alzheimer. Publicada em *The Lancet*, uma renomada revista científica britânica, eis a conclusão deles: um terço dos casos de demência poderiam ser evitados. Ainda não existe nenhum tratamento medicamentoso que cure ou previna a demência, portanto essa notícia era surpreendente.

Qual seria a chave da prevenção desse estado? Mudanças nos hábitos e comportamentos, com um foco distinto em cada etapa da vida. Esses especialistas identificaram nove fatores específicos responsáveis por cerca de 35 por cento dos casos de demência: "A fim de diminuir o risco, os fatores que fazem diferença incluem frequentar a escola pelo menos até os 15 anos; reduzir a pressão arterial, a obesidade e o diabetes; prevenir ou tratar a perda de audição na meia-idade; não fumar; praticar atividade física; e reduzir a depressão e o isolamento social na velhice".

Um dos itens dessa lista era notável: frequentar a escola pelo menos até os 15 anos. Como assim? Um estado de saúde assustador, próprio da velhice, poderia ser atenuado com algo feito na adolescência? Aliás, também pareceu um tanto esquisito que cuidados com a audição na meia-idade estivessem relacionados a uma diminuição no risco de demência. Isso era novidade. Pensando bem, essa notícia aponta para uma tendência revolucionária na medicina.

Não apenas em relação à demência. Pesquisadores em geral vêm encurtando drasticamente a linha do tempo de enfermidades e doenças fatais, como hipertensão, problemas cardíacos, câncer, diabetes e até distúrbios mentais, como depressão e esquizofrenia. Diante dos sintomas de um resfriado, ficamos aborrecidos ao nos dar conta de que fomos expostos ao vírus alguns dias antes. O período de incubação foi curto e imperceptível; é só com o surgimento dos sintomas que a história se revela. Mas as enfermidades relacionadas ao estilo de vida não são assim. O período de incubação delas é imperceptível, mas muito longo – anos ou décadas. Essa constatação simples foi se tornando cada vez mais decisiva para a pesquisa médica. E agora parece mais importante talvez do que qualquer outro fator relacionado a quem adoece e quem permanece sadio.

Em vez de se concentrar nas enfermidades decorrentes do estilo de vida quando os sintomas surgem, ou aconselhar a prevenção quando um alto risco já se desenvolveu, os médicos estão aconselhando ter uma vida normal saudável vinte a trinta anos antes. Essa nova visão da doença nos traz boas-novas. Se cultivarmos um bem-estar duradouro, começando logo na infância, as muitas aflições que nos ameaçam a partir da meia-idade podem ser derrotadas – o segredo é agir antes que surja qualquer sinal delas.

Trata-se de "medicina preventiva" – o *iceberg* do qual um único artigo sobre demência é a ponta. Vejamos a descoberta igualmente estranha sobre o papel da educação. Especialistas avaliam que poderia haver uma redução de 8 por cento em casos de demência no mundo se as crianças permanecessem na escola até os 15 anos – uma das maiores reduções da tal lista. A razão disso tem uma longa explicação. Quanto maior nosso nível de instrução, maior é a quantidade de informação armazenada pelo cérebro e melhor o acesso dele ao que aprendemos. Essa informação acumulada, começando na infância, leva ao que os neurocientistas identificaram como "reserva cognitiva", um impulso para o cérebro em termos de mais conexões e passagens entre os neurônios. Quando recebemos esse impulso, a perda de memória associada ao Alzheimer e a outras formas de demência é combatida, pois o cérebro tem caminhos extras para seguir caso algum tenha se tornado frágil ou enfermo. (Vamos tratar disso com mais detalhes na seção sobre a doença de Alzheimer, no final deste livro.)

De acordo com a lógica médica, percursos duradouros estão mudando a forma de pensar de todo mundo, pois eles existem em muitas doenças, se não na maioria. Não se trata de fatores isolados, como não fumar, perder peso, frequentar a academia e preocupar-se com o estresse. Trata-se de um estilo de vida permanente, em que o cuidado pessoal diário é sempre importante. Não fumar, perder peso e fazer exercícios têm seus benefícios. Bem-estar duradouro, porém, não é o mesmo que diminuir os riscos da doença A ou B. Apenas uma abordagem holística funcionará de fato. O bem-estar não é mais apenas uma alternativa válida para a regularidade na prevenção. É o *iceberg* que não podemos ignorar. O bem-estar é um raio de esperança imenso. Quando todos se derem conta disso, a prevenção não será mais a mesma. Mas, a fim de compreendermos quão radicalmente as coisas vão mudar, é preciso recuar e avaliar a situação atual da assistência médica, em que as ameaças cada vez mais esmagam a esperança.

A CRISE DE IMUNIDADE

A medicina moderna é fonte de tantas notícias que elas se confundem, ficando quase impossível distinguir o que é importante aqui e agora. Pode parecer até que só o fato de estar vivo é um risco à saúde. Vamos então simplificar as coisas. Hoje em dia, a crise mais premente em relação à saúde humana está em algo que a maioria de nós toma como certo: nossa imunidade. É ali que a saúde e a doença colidem. Em termos médicos, a imunidade é definida como a defesa que o corpo estrutura contra ameaças invasoras, conhecidas como patógenos. Estes, na linguagem comum, são vagamente agrupados como germes, uma grande quantidade de bactérias e vírus cuja existência tem o propósito de estimular o próprio DNA, não de nos adoecer. Como biosfera, a Terra é um cenário vasto no qual o DNA evolui e, embora nós, seres humanos, nos sintamos especiais, únicos, nosso DNA não passa de um grupo de genes entre milhões.

A imunidade é que protege nossos genes de ameaças a sua sobrevivência, e nisso ela foi bastante bem-sucedida até agora. Apesar de acontecimentos catastróficos na história das doenças terem varrido nosso DNA como um *tsunami* – a varíola, na Antiguidade; a peste bubônica, na Idade Média; a aids nos tempos modernos, só para mencionar poucos exemplos horríveis –, nosso sistema imunológico jamais teve que encarar o nível de ameaças que enfrenta hoje em dia. A varíola, a peste e a aids não acabaram com a espécie *Homo sapiens*, nem nenhum outro patógeno fez isso, pois três fatores nos preservaram:

1. Nenhuma dessas doenças é tão contagiosa a ponto de ser contraída por todas as pessoas da Terra. Ou o germe não sobrevivia ao ar livre ou as pessoas viviam tão distantes que a doença não conseguia resistir ao cruzar a distância entre elas.
2. Nosso sistema imunológico consegue improvisar novos tipos de reação genética rapidamente, através de processos conhecidos como "hipermutação". Trata-se de uma tática de

combate imediato a patógenos desconhecidos assim que penetram no corpo.

3. A evolução da medicina moderna chegou ao ponto de nos salvar com remédios e procedimentos cirúrgicos quando nosso sistema imunológico não consegue lutar sozinho contra uma doença.

Esses três agentes poderosos são necessários à nossa saúde, mas talvez eles tenham atingido seu ponto de saturação. A competição mundial entre milhões de cadeias de DNA chegou a níveis alarmantes. Não é mais possível confiar na imunidade, independentemente de em qual região do mundo vivemos. Nosso sistema de defesa contra doenças está sobrecarregado e vem desmoronando devido a uma porção de problemas que, na verdade, estão além de uma nova epidemia assustadora, seja do vírus da zika seja da gripe aviária. Essas ameaças lotam os noticiários, mas a situação da assistência médica como um todo, menos divulgada, é indesejável em vários aspectos.

Por que estamos perto de um ponto de saturação

- As viagens modernas reduziram drasticamente a distância entre as pessoas, fazendo com que novos patógenos se espalhem e encontrem novos hospedeiros com muito mais facilidade e rapidez.
- Vírus e bactérias sofrem mutações com muito mais rapidez porque novos hospedeiros humanos se multiplicam a taxas de crescimento populacional nunca antes vistas.
- Não é possível desenvolver novos medicamentos na mesma velocidade em que cadeias de DNA potencialmente perigosas conseguem fazer mutações no nível microscópico das bactérias e vírus.
- Enquanto as ameaças vão se acumulando, a assistência médica se encontra sobrecarregada por inércia, disparidades no orçamento, despesas assustadoras e imensa complexidade científica.

- Existe prevenção há meio século, mas ela não conseguiu erradicar males persistentes como as doenças cardíacas, a hipertensão (pressão arterial alta), o diabetes tipo 2, os surtos de depressão e ansiedade e a obesidade, a mais recente epidemia.
- Uma população que envelhece enfrenta maior incidência de câncer e ameaça de demência, sobretudo da doença de Alzheimer.
- As expectativas das pessoas idosas são maiores, pois elas desejam ser saudáveis e ativas após os 65 ou até depois dos 85 anos.
- Nossa cultura dependente de medicamentos trouxe inúmeros problemas, entre eles o vício em opioides. Mesmo quando problemas graves são evitados, estima-se que pessoas de 70 anos tomem em média sete medicamentos.
- Novas cadeias de "superbactérias", como novas formas de *Staphylococcus*, estão à frente dos antibióticos e dos medicamentos antivirais.

Essa lista é comprida e alarmante demais para ser ignorada. Nossa saúde está vinculada a todos esses fatores e, ainda que seja grave o mundo passar por tal ponto de saturação, a questão imediata é impedir que cada um de nós o atinja.

A solução é expandir o conceito de imunidade e depois empregar um grande leque de possibilidades com o único objetivo de reforçá-la. De acordo com o conhecimento já existente, a imunidade fica mais forte sobretudo quando desenvolvemos novos anticorpos contra o vírus da gripe, por exemplo, mas não quando ingerimos uma alimentação anti-inflamatória. Porém já se sabe que uma inflamação crônica pequena, um estado que não apresenta quase nenhum sintoma patente passível de ser detectado, está vinculada a cada vez mais doenças, entre elas problemas cardíacos e câncer. Expandindo essa definição, combater a inflamação seria absolutamente fundamental para a imunidade completa.

A IMUNIDADE TOTAL E O "EU CURADOR"

A imunidade total é a medida da saúde holística. Um aspecto crítico dela foi abordado em nosso livro *Supergenes: Ative o extraordinário poder do seu DNA para ter mais saúde e bem-estar*, quando apresentamos o conceito de DNA como algo dinâmico, sempre mudando e reagindo completamente às experiências de vida das pessoas. Se o DNA fosse congelado, fechado e imutável, seria fantasioso tentar super-reforçar nossa imunidade. Tal ponto de vista, porém, foi muito influente durante décadas. Uma nova era teve início assim que um modelo mostrou como a atividade genética é bastante influenciada pelo mundo a nossa volta. A competição entre cadeias globais de DNA de repente se tornou muito mais urgente.

Percebemos que a imunidade total exigia mais. E o que dizer da mente e seus efeitos na saúde? E do comportamento, dos hábitos e da contribuição da família? Por que os germes deveriam ter mais importância do que outras causas comuns de doença, por exemplo o câncer, que quase nunca tem relação com microrganismos invasivos? A fim de abranger tudo, foi necessário abolir a fronteira entre mente e corpo, num salto imaginativo. Assim, estamos apresentando um termo novo – o *Eu curador* –, que abarca o verdadeiro significado de inteireza. Existem dois papéis envolvidos na manutenção de nossa saúde diária que viviam separados. O primeiro era o de curador; o segundo era o de quem estava sendo curado. Esses dois papéis são normalmente desempenhados por um curador externo e um paciente que depende dele. Esse curador não é necessariamente um médico. A palavra importante no caso é "externo", que deixa o fardo do cuidado à responsabilidade de alguém além do paciente.

No que diz respeito ao corpo, essa separação convencional entre os papéis não é realista. A imunidade está centrada no indivíduo. O papel do médico não é impulsionar nossa reação imunológica dia a dia. A assistência médica, em geral, surge apenas quando os sintomas aparecem, e até lá a reação imunológica já se desencadeou. Em termos mais amplos, toda reação imunológica, na qual a imunidade é a peça central, já se desencadeou. Sempre houve um descompasso entre o que a medicina faz e aquilo de que o corpo precisa, se ele deseja se proteger nessa competição geral do DNA.

A parceria entre médico e paciente não foi delineada para competir e vencer. Mas o Eu curador, ao juntar curador e a pessoa a ser curada, pode vencer uma ameaça que se agiganta. (Observação importante: não estamos aconselhando você a evitar nem a ignorar as orientações médicas quando necessárias.) Se nos tornamos protagonistas de nossa imunidade, a situação toda muda. Reavaliando a lista de ameaças que apresentamos no início, algumas melhorias urgentes podem ocorrer assim que aprendermos o que significa adotar a atitude de um Eu curador.

Benefícios do Eu curador

- Não é invasivo e não depende de confiança em outras terapias.
- Conserva o equilíbrio natural e estimula o sistema imunológico através de escolhas de estilo de vida.
- Escolhas de estilo de vida são capazes de prevenir muitas formas de câncer e auxiliar na prevenção da doença de Alzheimer e na reversão de sintomas de demência.
- O envelhecimento bem-sucedido consistirá tanto em uma expectativa de saúde longa quanto em uma expectativa de vida longa.
- Afasta-se a dependência de medicamentos, pois a cura ocorre antes do início dos sintomas. A maioria dos remédios é prescrita tardiamente no processo da enfermidade, um estágio que não é preciso alcançar se agirmos com antecedência suficiente. Isso vale para quase todas as enfermidades relativas ao estilo de vida, entre elas doenças cardíacas e câncer, que geram uma necessidade imensa de tratamentos medicamentosos.

Esses são os resultados práticos decorrentes da adoção do papel duplo – de curador e curado – do Eu curador, e o que torna isso possível é a ampliação de nossa consciência. Se não há consciência, não é possível mudar. A maioria das pessoas justamente não tem consciência da própria possibilidade de autocura. Vejamos como isso se aplica à imunidade.

Todas as coisas vivas precisam rejeitar as ameaças externas a seu DNA. A medicina moderna reconhece dois tipos de imunidade: a passiva e a ativa. Como indica o termo, a imunidade passiva foge ao nosso controle, tendo bases genéticas. No útero herdamos os anticorpos maternos e depois de nascidos outros anticorpos nos são transferidos pelo leite materno. (Existem ainda meios medicinais de transferência de anticorpos de uma pessoa a outra através de transfusão de sangue e plasma ou mesmo de transmissão das células T, ou linfócitos T, de outra pessoa, mas esses métodos são usados raramente e constituem grande risco.)

O outro tipo de imunidade, a imunidade ativa, combate organismos doentios (patógenos) diretamente no *front* de batalha. Todos os seres vivos acima de certo nível apresentam defesas congênitas ou inatas, inclusive as plantas, fungos e animais multicelulares. O sistema imunológico inato é muito genérico. Consegue detectar que um patógeno está invadindo o hospedeiro e então liberar substâncias químicas que o combatam. Mas a imunidade ativa dos animais superiores, como os seres humanos, há muito ultrapassou esse estágio. Existem células imunológicas específicas (por exemplo, os linfócitos T ou linfócitos B) cuja capacidade de reagir a invasores é quase milagrosa.

Milhares de vezes por dia, a reação imunológica identifica um tipo de germe entre milhões de possibilidades e entra rapidamente em ação a fim de anular quimicamente esse invasor. Glóbulos brancos específicos engolem as sobras e elas são logo expulsas do corpo. Por outro lado, é impossível não perceber quando há algum engano nessa sequência precisa de ocorrências. O resultado é alguma alergia – quando o corpo confunde uma substância inofensiva (pólen, pelo de gato, glúten etc.) com um inimigo, dando lugar a uma reação química completa que com frequência é prejudicial ao organismo. Muitas vezes, essa resposta imunológica se deve a bactérias que entram no corpo com a substância. Até o pólen possui um microbioma! Em outros casos, o sistema imunológico talvez seja ativado a fim de atacar proteínas específicas, gerando uma doença autoimune, como a artrite reumatoide ou o lúpus.

A sobrevivência depende de reduzir tais enganos. Portanto, toda doença que nossos ancestrais combateram com êxito ficou armazenada na forma de anticorpos que herdamos, e quando afastamos uma nova doença, como um novo tipo de gripe, acrescentamos essa informação a esse imenso banco de dados. Embora a função da imunidade ativa tenha sido descoberta por volta de 1921, pelo imunologista britânico Alexander Glenny, passaram-se décadas até seu mecanismo preciso ser compreendido. O quadro é bastante complexo em termos biológicos, porém há pelo menos um método externo de estimular a imunidade que tem mais de dois séculos: a vacinação.

No final do século XVIII, o médico e naturalista britânico Edward Jenner desenvolveu a primeira vacina – o que o levou a ficar conhecido como o "pai da imunologia" –, depois de observar que ordenhadoras em geral eram imunes à varíola, doença que tinha atingido proporções epidêmicas na época. Na França, o filósofo Voltaire estimou que 60 por cento da população havia contraído a varíola e 20 por cento morrera em consequência disso. A ideia de Jenner foi extrair o pus de uma ordenhadora que tinha contraído a varíola bovina, uma forma mais branda da doença, e injetá-lo em seus pacientes, a fim de transmitir a eles a mesma imunidade que a ordenhadora apresentava.

Apesar das controvérsias que cercavam a vacinação em alguns círculos, Jenner estabeleceu a prova de que a imunidade ativa poderia ser estimulada. Não é necessário esperar até que o curso evolutivo, que acontece a cada dezena ou centena de milhares de anos, traga algum aprimoramento. As recomendações normais relativas a dieta, exercícios, bom sono e manutenção do peso adequado são benéficas para o estado imunológico do indivíduo. Essas recomendações estão no site da Harvard Medical School (www.health.harvard.edu), com dois adendos para evitar infecções: lembrar-se de lavar as mãos com frequência e cozinhar bem as carnes. Porém, em termos de estimular a própria reação imunológica, o site da Harvard é cético:

> Muitos produtos disponíveis nas prateleiras das lojas afirmam estimular ou auxiliar a imunidade. Porém o conceito de estímulo à imunidade não tem muito sentido em termos científicos. Na verdade, estimular o número de células de nosso corpo – células imunológicas ou outras – não é necessariamente bom. Por exemplo, atletas que se empenham em "dopagem sanguínea", injetando o próprio sangue no corpo a fim de estimular o número de células sanguíneas e melhorar a *performance*, correm o risco de sofrer um derrame.
>
> Isso não significa que os efeitos do estilo de vida no sistema imunológico não sejam intrigantes e não devam ser estudados. Há pesquisadores estudando os efeitos das dietas, exercícios, idade, estresse psicológico e outros fatores na reação do sistema imunológico, tanto em animais quanto em seres humanos. Enquanto isso, estratégias saudáveis de vida são uma boa forma de começar a dar a ele uma vantagem.

A principal razão para essa atitude cética é que há muitos tipos de células no sistema imunológico, que desempenham muitas funções. De outro lado, porém, ficam as fortes evidências da conexão entre mente e corpo. Uma série de estados psicológicos, do luto à depressão, fragiliza a imunidade das pessoas, tornando-as mais suscetíveis a doenças. Não dá para enxergar essa deterioração da imunidade num microscópio; ela não aparece na forma de alterações físicas em células específicas. Não existem muitos estudos que relacionam o estresse, por exemplo, a alterações físicas do sistema imunológico, mas a conexão entre altos níveis de estresse e adoecimento já foi bem documentada e ninguém mais duvida dela. Se expandimos a definição de imunidade a tudo o que conserva nossa saúde, há ainda mais indícios de como os distúrbios decorrentes do estilo de vida, como hipertensão e doença cardíaca, se tornam uma ameaça maior quando a pessoa é pobre, depressiva, solitária ou carente de apoio social.

Essas descobertas apontam sempre na mesma direção. A imunidade pode ser transformada em imunidade total, mas não restringindo o foco ao sistema imunológico, que inclui apenas o físico. A mente tem a mesma importância, e é por isso que o "eu" é a palavra-chave do Eu curador.

O MISTÉRIO DA CURA

O "Eu" soa como algo psicológico, uma entidade invisível que possuímos, mas que não está relacionada ao corpo. Se alguém tem um cisto no ovário ou pressão alta, trata-se de problema enraizado fisicamente no corpo, não no "eu". Será mesmo? A forma como nos vemos hoje faz uma enorme diferença no nosso corpo de amanhã. Vamos imaginar que dois desconhecidos batam à sua porta, ambos com propostas surpreendentes.

O primeiro desconhecido diz: "Sou médico e faço pesquisa avançada sobre a velhice. O objetivo da minha vida tem sido encontrar uma pílula que altere os genes do envelhecimento. Acho que cheguei a uma fórmula promissora, e precisamos de cobaias para testá-la".

Ele tem nas mãos um vidro com pequenas pílulas azuis.

"O teste começa hoje. Gostaria que você fosse voluntário", diz. "Trata-se de um ensaio duplo-cego. Você vai tomar estas pílulas duas vezes por dia durante seis meses. Metade dos participantes vai tomar placebo. Imagine o que significaria a reversão do envelhecimento. Por que devemos aceitar o envelhecimento como inevitável se pudermos desvendar a chave genética que muda tudo isso?"

O entusiasmo dele impressiona você, mas o segundo desconhecido sorri, abatido. Você pergunta se ele está participando do mesmo teste.

"Não, mas estou aqui para lhe mostrar como modificar sua idade", diz. "Nem remédios nem placebos. Sua idade começará a mudar em cinco dias, mais ou menos. Você pode esperar uma porção de outras mudanças benéficas depois de uma semana. Meu experimento é curto, mas eficaz." Ele aponta para o primeiro desconhecido. "Essas pílulas dele podem ter graves efeitos colaterais. Os órgãos responsáveis terão que aprovar esse medicamento experimental se ele der resultados, e esse processo de aprovação custa centenas de milhões de dólares e leva anos." Sorri debilmente de novo. "Claro, a decisão é sua."

O que você escolheria? Embora essa situação seja fantasiosa, na verdade ela é bastante real. As empresas farmacêuticas estão sempre testando substâncias antienvelhecimento, sendo a mais recente tendência as que alteram o DNA. Talvez alguns avanços venham a fazer uma enorme diferença em relação ao envelhecimento humano, há muito considerado "via de mão única até a invalidez", conforme disse a dra. Ellen Langer, psicóloga de Harvard que desenvolveu experimentos notáveis. Langer, porém, poderia facilmente ser o segundo desconhecido à sua porta. A dra. Langer tem um histórico de reversão de sinais de envelhecimento e aumento da longevidade sem medicamentos. Na verdade, ela deixa o corpo de lado e vai direto para a mente.

O experimento mais conhecido de Langer foi o seguinte: em 1981, oito homens na casa dos setenta anos, gozando de boa saúde, mas com sinais de idade, foram levados a um antigo mosteiro em New Hampshire. Ao entrar, eles se viram mergulhados no passado, especificamente no ano de 1959, escutando o cantor Perry Como. Vestiram roupas iguais às da época, assistiram à televisão em preto e branco e leram jornais cheios de notícias sobre o golpe de Fidel Castro em Cuba e as atitudes hostis de Nikita Khrushchev, líder da União Soviética. Viram *Anatomia de um crime*, dirigido por Otto Preminger e lançado em 1959, e nos esportes a conversa girou em torno de figuras daquele tempo, como o jogador de beisebol Mickey Mantle e o pugilista Floyd Patterson.

O grupo de controle compunha-se de outros oito homens vivendo como o fariam normalmente, mas que tinham sido instruídos a se entregar a reminiscências. Ao grupo do túnel do tempo foi pedido algo bem diferente: deviam agir exatamente como se estivessem em 1959 e com vinte anos a menos.

De acordo com qualquer padrão médico razoável, os resultados dessa viagem no tempo simulada teriam sido nulos. Mas Langer já tinha feito pesquisas em Yale com pacientes idosos de asilos. Descobriu que os sinais de envelhecimento, sobretudo a perda de memória, podiam ser revertidos através de simples reforços positivos. Dar à pessoa um estímulo para lembrar, com pequenas recompensas que dependiam do seu desempenho em testes, trazia de volta a memória cuja perda todo mundo achava que era irreversível.

Mas nem Langer esperava os resultados impressionantes desse experimento de imersão total. Antes de entrar no ambiente do túnel do tempo, os homens passaram por vários testes indicativos de envelhecimento, tais como força das mãos e destreza, e quão bem ouviam e enxergavam. Ao fim de cinco dias, o grupo mergulhado no mundo da sua juventude demonstrava melhor flexibilidade, agilidade e postura. Também melhoraram em sete entre oito fatores, como a visão – uma descoberta surpreendente. Pareciam mais jovens, de acordo com o julgamento externo. Esses resultados foram significativamente superiores aos do grupo de controle, que também apresentou melhoras nas mesmas áreas físicas e mentais através das lembranças do passado. Por exemplo, 63 por cento dos indivíduos do túnel do tempo marcaram mais pontos em testes de inteligência se comparados com 44 por cento do grupo de controle.

"O que importa é o que aconteceu de fato", explica Langer. "Homens que mudaram de perspectiva mudaram o corpo." Há 36 anos, os procedimentos da dra. Langer eram intuitivos. Em 2017, temos pesquisas que indicam como a mudança nas vivências consegue alterar a expressão genética e treinar o cérebro a continuar desenvolvendo novos caminhos, como fazemos ao aprender coisas novas ou mudar de perspectiva (veremos mais sobre esses avanços nos últimos capítulos).

(Em 2010, a BBC 1 produziu uma série chamada *The Young Ones* [Os jovens], na qual seis celebridades idosas moravam juntas em um cenário de 1975. Assim como no experimento de Langer cerca de trinta anos antes, os participantes pareciam rejuvenescer diante de nossos olhos. Um deles, que mal conseguia se curvar para calçar os sapatos, ficou mais flexível dançando. Em geral, todos começaram gradativamente a parecer mais jovens, da postura às expressões faciais.)

A reversão do envelhecimento está muito relacionada à cura, pois ambos por muito tempo foram considerados algo totalmente físico e restrito a processos do corpo, independentes da mente. Langer esteve entre os primeiros pesquisadores da área a contestar tais pressuposições. É fácil se distrair com esse fascinante mistério de por que fingir que está vivendo no passado mudaria alguém tão rapidamente. Mas o mais importante é que as mudanças foram holísticas. Médicos são treinados a lidar com um órgão, um tecido e até mesmo uma célula do corpo por vez. Não há base médica para explicar como tantas funções podem melhorar ao mesmo tempo, sobretudo através de fingimento. Os resultados de Langer jogam por terra o efeito placebo, pois este depende de enganar o paciente, dizendo que ele está tomando um medicamento potente quando na verdade é só uma pílula inócua.

No experimento do túnel do tempo, não houve promessas nem expectativas. O único medicamento era uma nova experiência, e isso foi o suficiente para confundir todas as pressuposições médicas da época.

Em um de seus experimentos mais antigos, Langer dividiu os indivíduos de um asilo em dois grupos. Ambos receberam plantas para colocar no quarto. Um grupo recebeu a incumbência de conservar a planta viva e podia fazer escolhas em sua programação diária. Ao outro grupo foi dito que os funcionários cuidariam das plantas e que eles não poderiam fazer escolhas em sua programação diária. Ao final de um ano e meio, o dobro de plantas do primeiro grupo ainda estava vivo, comparado com o segundo grupo.

A comunidade médica inteira deveria ter se entusiasmado quando esses estudos foram conduzidos. Décadas depois, fazer novos experimentos como uma forma de auxiliar idosos e adoentados tornou-se mais viável. Moradores de asilos recebem animais de estimação para cuidar. Sabe-se que pacientes com Alzheimer melhoram ao ouvir música. Com efeito, Rudy e seus colegas produziram uma aplicação denominada SPARK Memories Radio, a fim de proporcionar terapia musical a essas pessoas. Um cuidador da família insere a data de nascimento do doente e qualquer outra informação disponível sobre seu gosto musical. O aplicativo toca canções que foram famosas quando o paciente tinha entre 13 e 25 anos de idade, já que essas são as músicas com as quais as pessoas em geral se vinculam emocionalmente pelo resto de sua vida.

Os usuários encheram a equipe de Rudy de mensagens, relatando como os pacientes com princípio de Alzheimer tinham ficado mais calmos e menos agitados, e como aqueles em estágios mais avançados da doença, que eram mais vegetativos, tinham de repente "despertado" de novo. Uma família contou a história do pai, nos últimos estágios dessa doença e sem falar havia meses. Depois de ouvir cinco das suas canções da mocidade, ele de repente se sentou na cama e começou a contar sobre uma caminhonete vermelha e sua primeira namorada, com riqueza de detalhes! A família ficou constrangida, mas feliz de vê-lo falando de novo, com alegria e entusiasmo. É possível também encontrar vídeos no YouTube em que pacientes com mal de Parkinson que mal conseguem andar sem o apoio de uma enfermeira de repente reencontram o equilíbrio e até começam a dançar ao som de música. Trata-se do poder de cura da música ou, mais precisamente, do poder de cura de nossas reações a lembranças agradáveis.

Em resumo, estamos inaugurando uma era de ouro da saúde e da cura, que depende em grande parte de como cada um faz uso das mais corriqueiras e, apesar disso, poderosas ferramentas à disposição de todos: a vivência diária, escolhas simples de estilo de vida e técnicas para aprimorar a consciência. Na verdade, o conceito é antigo. Adi Shankara, filósofo e sábio indiano, já na Idade

Média afirmava que as pessoas envelheciam e morriam porque viam outras pessoas envelhecerem e morrerem.

O CORPO-MENTE

Trinta anos atrás, os médicos desconfiavam da conexão entre a mente e o corpo. O assunto era alvo de muito ceticismo, pois a mente é invisível e não palpável, ao contrário do coração ou de um vírus de gripe. Hoje em dia, graças a décadas de pesquisa sobre o funcionamento da comunicação cerebral com todas as células do corpo, ficou difícil encontrar um processo corporal que não sofra influência da mente. O cérebro, que era o imperador da mente, foi deposto. A "mente" tomou todo o nosso corpo. Nenhuma célula do coração ou do fígado pensa em forma de palavras ou frases, mas envia e recebe complexas mensagens químicas constantemente. A corrente sanguínea, assim como o sistema nervoso central, é uma via expressa de informação, com um tráfico intenso de 50 trilhões de células voltadas para um objetivo comum: viver, ser saudável e prosperar. Mais adiante veremos como esses caminhos de informação dessa via expressa realmente funcionam.

Os órgãos mostrados na ilustração (p. 26) são o conhecimento da medicina, o material familiar a qualquer estudante de medicina de hoje ou de décadas atrás. Mas no futuro o texto aqui acrescentado também será algo padrão. Um médico formado terá que saber tudo sobre as "vias de sinalização" que saem do cérebro e voltam a ele. Na verdade, são essas vias que unem nosso corpo. A menos que cada célula seja orientada sobre o que fazer, seja informada sobre os 50 trilhões de outras células e desempenhe seu papel no equilíbrio holístico do corpo, não existe corpo nenhum, apenas um conjunto de células independentes, como as que formam os corais ou as águas-vivas.

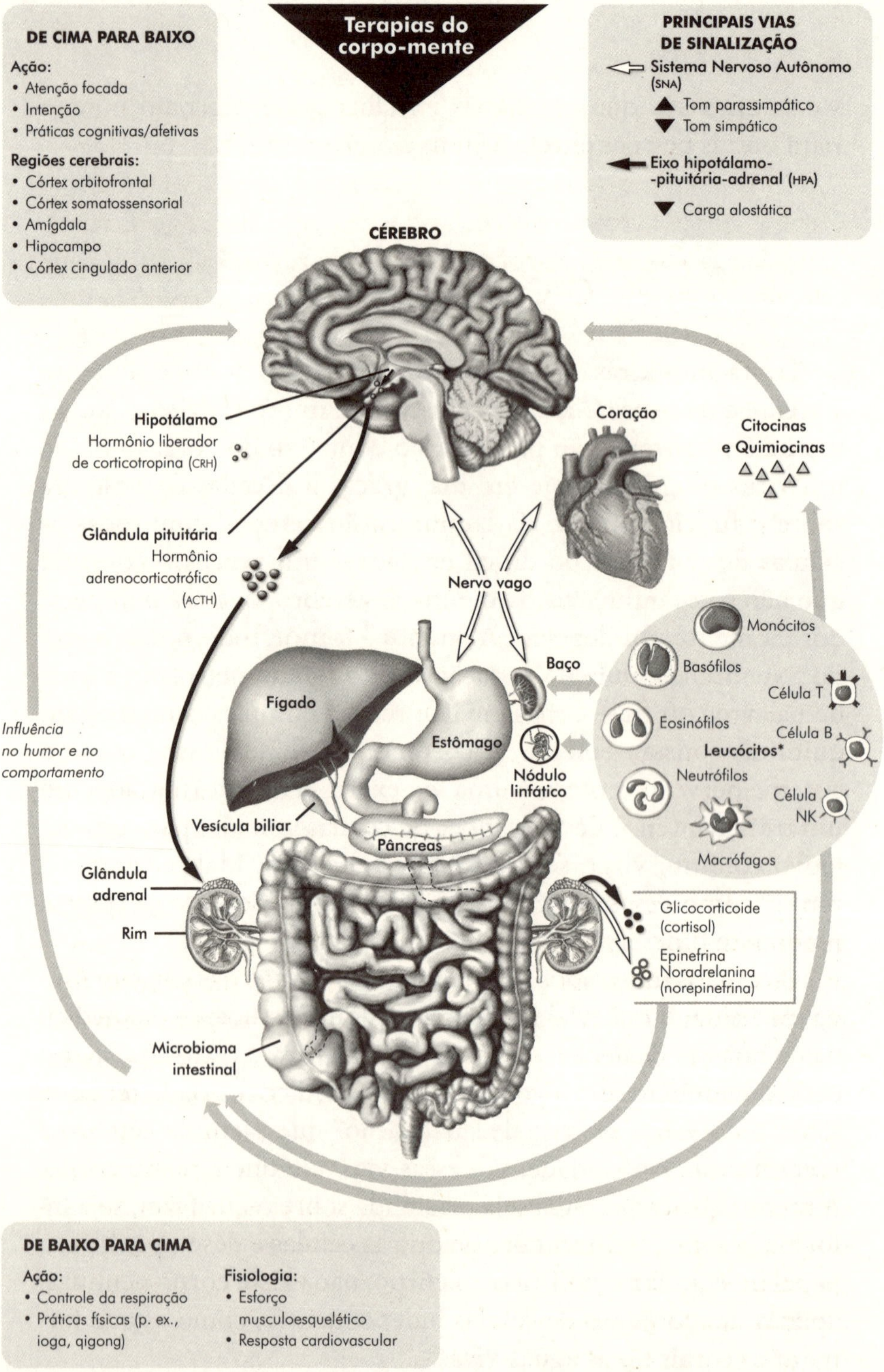

* As células T e células B são também chamadas de “linfócitos T” e “linfócitos B”; o nome “célula NK” vem do inglês “natural killer”, ou “exterminadora natural”. (N. do T.)

Foram necessárias décadas de pesquisa para confirmar a informação de que a via expressa é verdadeira e mesmo hoje outras descobertas vêm provando como é prejudicial a separação entre corpo e mente. Neste livro, vamos deixar de lado essa divisão artificial. O termo adequado deveria ser *corpo-mente*, por razões biológicas consistentes. As mesmas substâncias químicas conhecidas como neurotransmissores – as moléculas essenciais que possibilitam que nosso cérebro funcione – estão presentes em todo o corpo, inclusive nos intestinos. Essa descoberta, feita há trinta anos, desorientou a ciência médica e estimulou uma explosão de inteligência.

De repente, o sistema imunológico, fisicamente separado do cérebro, passou a ser compreendido como parte de uma vasta rede de mensagens químicas que circulam pelo corpo, competindo com as mensagens enviadas pelo cérebro – os pesquisadores começaram a se referir ao sistema imunológico como cérebro flutuante. Não importa mais que a conexão entre mente e corpo seja invisível, pois no nível molecular ela não é. Existem sinais químicos suficientes para convencer qualquer um de que o humor, as crenças, as expectativas, os medos, as lembranças, as predisposições, os hábitos e os antigos condicionamentos – todos centrados na mente – são decisivos para a saúde do indivíduo.

Isso nos traz ao ponto crucial deste livro. Entre os processos que podem ser influenciados pela consciência pessoal, a cura é um dos mais vitais. As células já fazem uso de sua própria forma de consciência. A reação imunológica está sempre desperta e consciente, em constante monitoramento, sempre vigilante diante de um possível invasor ou outra ameaça externa qualquer. A reação imunológica é tão autossuficiente quanto o batimento cardíaco ou a respiração de um indivíduo. No entanto, sendo uma reação interna, que faz parte dos conhecimentos básicos de qualquer estudante de medicina, ela apresenta uma falha. A fim de descobrir a falha, façamos uma pausa para respirar fundo. Eis a falha, diante de todos nós. A respiração é uma função automática, involuntária, mas é possível torná-la voluntária quando quisermos. Essa mesma capacidade vale para quase tudo: podemos induzir voluntariamente o estresse indo assistir a um filme de terror. Podemos alterar o metabolismo exercitando-nos ou mudando a alimentação. Basta entrar em uma situação sexual que encontramos alterações para tudo o que foi mencionado acima e muito mais. A tênue linha entre o que ocorre automaticamente e o que ocorre voluntariamente não é fixa. As escolhas têm importância, e assim o Eu curador entra em ação. O corpo sabe como sobreviver por conta própria. Cabe a nós ensiná-lo a florescer.

PARTE 1

A JORNADA DA SAÚDE

1

CAINDO NA REAL E COMEÇANDO

Sejamos realistas em relação a conservar a saúde. Todo mundo quer se manter saudável, mas ninguém sabe como. Informações conflitantes não param de aparecer, sustentadas por estudos que tanto se contradizem quanto concordam entre si. Modas passageiras são seguidas com avidez. Até questões básicas – Leite faz bem para adultos? Ovo aumenta o colesterol? O diabetes tipo 2 tem relação com a obesidade? Por que as alergias estão aumentando? – são postas em dúvida.

Acabamos assumindo que a vida é um jogo e que, nele, quem consegue manter a vitalidade e o vigor por setenta ou oitenta anos teve muita sorte. No fundo, o motivo dessa atitude é nos sentirmos em desvantagem. A vida não é uma curva ascendente. Depois dos anos de apogeu, é inevitável adoecer. Estatisticamente, todo adulto corre risco de ter doença cardíaca e câncer, as principais causas de morte nos Estados Unidos. O maior medo de todo mundo, a doença de Alzheimer, ao que tudo indica atinge as pessoas aleatoriamente e é incurável.

Esse modelo incerto de como conservar a saúde é ensinado na faculdade de medicina, só que de maneira mais científica. Apesar das maravilhas da medicina moderna, muita coisa ainda é duvidosa. A causa específica de uma doença, como o vírus da gripe, só atinge uma certa porcentagem de pessoas, não todas. Os tratamentos conhecidos sempre envolvem determinado grau de imprevisibilidade, funcionando melhor em alguns pacientes do que em outros e às vezes nem funcionando. Prevenção é redução de risco. Ao se alimentar corretamente, fazer exercícios físicos com regularidade e evitar toxinas, como bebida alcoólica e cigarros, o indivíduo não está de fato atacando as causas das principais doenças – diabetes, doenças coronarianas e câncer. Ao contrário, as chances de ficar doente variam. A pessoa comum não vê que esses riscos se aplicam a grandes grupos, como é mensurado pela estatística. Esta não prevê o que vai acontecer com o indivíduo. Sempre existirá alguém que faz tudo certinho mas fica doente, enquanto outra pessoa que mal atenta para a saúde se dá bem.

Mesmo que você receba a bênção da boa sorte, haverá um dia em que nem os melhores médicos do mundo poderão ajudá-lo. Sem que você tenha feito nada de errado, sua saúde vai se fragilizar, e o jogo da vida então começará a ganhar vantagem. Eis as razões disso:

Sete razões pelas quais os cuidados médicos param de funcionar

- O médico não sabe a causa de você ter adoecido.
- Não existe nenhum medicamento nem cirurgia que resolva o caso.
- Os tratamentos disponíveis são arriscados demais, tóxicos ou caros, ou as três coisas juntas.
- Os efeitos colaterais do tratamento excedem os benefícios.
- Sua doença está avançada demais, não há como revertê-la.
- Você está velho demais para fazer um tratamento seguro ou a esperança de recuperação é pequena.
- Em algum ponto do tratamento, houve um erro médico.

Quando qualquer um desses colapsos médicos acontece, o que vem em seguida foge de nosso controle e do controle médico também. Depois de três séculos de grandes avanços da medicina – um legado que os autores deste livro respeitam muito –, é cada vez mais evidente que esse modelo de jogo da vida saudável precisa ser substituído. Andam ocorrendo coisas inaceitáveis em demasia:

- As pessoas estão vivendo mais, porém em média são oito a dez anos de saúde ruim e um a três anos de incapacidade no final.
- O câncer ainda é visto com penoso fatalismo, apesar do fato de que até dois terços dos tipos de câncer são evitáveis.
- Cerca de 400.000 pessoas morrem todos os anos devido a erros médicos.
- A pessoa comum se sente desamparada, confusa e ansiosa diante de doenças e idas ao médico.

Essas coisas inaceitáveis surgem quando a incerteza toma conta e brinca com o futuro como num jogo de dados. O mais inaceitável de tudo é perder o controle. As pessoas se apavoram diante da ideia de cair na mão de médicos ou acabar em um hospital. Mas existe uma alternativa. O Eu curador é o protagonista que entra no ringue da vida cotidiana e orienta a mente e o corpo na direção de uma cura *duradoura*. Um corte causado por uma folha de papel some em um ou dois dias; a gripe do último inverno é mera lembrança. O Eu curador, por outro lado, funciona no longo prazo. Trata-se de começar a ser inteiro, que é a única estratégia viável para conservar a saúde ao longo da vida.

É impressionante quanto o corpo humano evoluiu a fim de possibilitar a cura. Temos agora a oportunidade de evoluir de maneira consciente, fazendo escolhas que vão melhorar radicalmente nossa imunidade, desacelerar e reverter o processo de envelhecimento, além de impulsionar o processo de cura. Não é possível jogar com esses objetivos, mas eles podem ser alcançados se adotarmos um novo modelo, o do Eu curador.

Nesse novo modelo, tudo se resume ao processo demonstrado no seguinte esquema:

Ameaça → Processo de cura → Resultado

Ameaça = Qualquer ameaça à saúde: um vírus ou bactéria invasivos, uma ferida na pele, um acontecimento estressante, deformação no nível celular ou genético, estafa mental, entre outros.

Processo de cura = Uma reação à ameaça que restaure o equilíbrio na mente ou no corpo.

Resultado = A volta ao estado de equilíbrio normal, íntegro.

A terminologia é bastante genérica, como se vê. Qualquer vivência pode significar uma ameaça, não necessariamente uma bactéria ou vírus. A lembrança de um antigo trauma pode dilacerar bastante o corpo, assim como a perda do emprego ou simplesmente ceder ao impulso de comer um hambúrguer com queijo e fritas. Da mesma forma, a reação do corpo a uma ameaça envolve todo o sistema de mensagens da via expressa de informação. Seja lá o que for que devolva o corpo ao estado de equilíbrio vale como cura.

Essa *abordagem holística* vem ganhando terreno na medicina contemporânea e teremos muito que falar dela. *Holístico* é apenas outra maneira de dizer *corpo-mente*. Vai além das divisões artificiais das escolas de medicina que separam os órgãos e do antigo ceticismo diante da conexão entre mente e corpo. Quando há uma ocorrência feliz, como a paixão, o organismo inteiro reage à medida que as mensagens percorrem a corrente sanguínea, o sistema nervoso central e o sistema imunológico. Quando há uma ocorrência trágica, como a perda de um ente querido, a reação é tão holística quanto no caso anterior, mas a combinação química nesse processo de sinalização é muito diferente. O que vivenciamos subjetivamente como sendo amor ou luto tem uma configuração precisa no corpo-mente. Se isso não existisse, não teríamos essa vivência.

Essa abordagem holística não é apenas um novo modelo brilhante que substituirá o antigo – ele se aproxima da realidade. A natureza não reconhece as categorias estabelecidas pelo homem. Corpo e mente são um reino único e todos os órgãos, tecidos e células trabalham no sentido do mesmo objetivo: dar sustento à vida. Porém é sensato afirmar que nosso corpo não evoluiu rápido o bastante para lidar com as ameaças que colocamos diante dele. A abordagem holística revela problemas holísticos, assim como soluções holísticas. Consideremos a atual epidemia de obesidade que atinge pessoas de todas as faixas etárias nos Estados Unidos. Um único fator – o excesso de consumo de açúcar – é o que mais contribui para o surgimento da obesidade, do diabetes tipo 2 e até, quem diria, de problemas cardíacos. Podemos consumir açúcar e não notar nenhum sinal dessas doenças assustadoras, mas o pâncreas sabe que a demanda de insulina é alta; o sistema digestório sabe que há um excesso de calorias inúteis tendo que ser convertidas em gordura; o hipotálamo sabe que a energia súbita gerada pelo açúcar desequilibra o metabolismo.

Ainda que o processo de cura inato seja forte, ele depende de uma evolução até que uma mudança substancial venha a ocorrer, e isso é bem demorado. A única estratégia viável é interferir, fazendo escolhas conscientes que o corpo-mente possa assimilar e a elas se adaptar. Sabemos que um hambúrguer duplo com queijo e fritas provoca marcas inflamatórias no plasma sanguíneo (o líquido amarelado que sobra do nosso sangue depois que a parte sólida é retirada, formado sobretudo de corpúsculos de sangue vermelho), assim como partículas flutuantes de gordura. Isso acontece em questão de minutos e dura mais de seis horas. Durante esse tempo, o corpo sofre uma ameaça. Como reação, o fígado terá de trabalhar mais a fim de processar a carga excessiva de gordura, e o sistema imunológico tentará combater a onda de inflamação. É provável que o resultado imediato seja pouco dramático e também inofensivo. Mas esse pinga-pinga de ameaças tem efeito prejudicial a longo prazo.

Se levamos a vida sem noção do que ocorre com o organismo todo, adotamos esse modelo que joga com a saúde. Se temos consciência das desvantagens de comer um hambúrguer duplo com queijo e fritas, talvez consigamos renunciar a esse prazer, e o corpo há de nos agradecer por isso. Mas a tentação é constante e ceder a ela é uma questão de segundos, não só diante de um hambúrguer, mas diante de todos os tipos de alimentos processados, gordurosos, salgados ou excessivamente açucarados.

A única forma de "cair na real" é aderir a uma mudança de hábitos radical, e não fracionada em pequenas escolhas temporárias – mesmo que saudáveis –, que resulte em um estilo de vida cujo nível de cuidado alcance o organismo como um todo.

O QUE PODE FAZER O EU CURADOR?

Vamos imaginar dois pacientes, A e B, ambos febris e indo consultar um médico. O paciente A chega a uma sala de espera cheia, onde lhe dizem que as consultas estão com um atraso de meia hora. Na verdade, a espera é de mais de uma hora, e quando é atendido A está se sentindo um tanto tenso e ofendido. De modo burocrático, o doutor lhe mede a temperatura, faz um exame clínico superficial e prescreve antibióticos.

"Talvez você esteja com uma leve infecção", diz ele. "Vamos ver se funciona. Se estiver pegando um resfriado ou gripe, a febre vai aumentar e depois abaixar. Volte daqui a quinze dias. Marque o retorno com a recepcionista."

É uma cena bastante típica das consultas de clínica geral e todos nós conhecemos bem essa rotina. Nada do que esse médico disse ao paciente A é incorreto ou fora do normal – trata-se da rotina.

O paciente B chega a uma sala de espera vazia e é recebido de imediato pelo médico. Este lhe pergunta sobre a febre e quer saber detalhes: quando ela começou, se atrapalhou muito seu sono, seu humor, nível de energia e apetite. Também pergunta se B já teve episódios de febre semelhantes antes e, se sim, se ela sumiu sozinha ou se foi necessário algum medicamento. Essa interação leva alguns minutos, mas o médico parece interessado e nunca impaciente. B sente-se seguro.

"Em geral, esse tipo de febre baixa é sintoma de um resfriado ou gripe", diz o médico. "Nos próximos dias, me telefone se precisar. Vamos monitorar a febre para ter uma ideia melhor do que está acontecendo."

O segundo médico é o ideal, só que há um problema: ele é uma fantasia. Poucos pacientes, ou nenhum, recebem esse tipo de atenção sem pressa, empática, que nosso fictício paciente B teve – e parece que as coisas não vão mudar tão cedo. Com certeza, existe uma razão para que a profissão de médico seja considerada cuidadosa, mas mesmo no melhor dos mundos uma consulta significa espera, resignação a apenas dez ou quinze minutos com o médico e tratamento baseado num recorte da situação.

Existe uma alternativa. Podemos desempenhar o papel do Eu curador. Vamos considerar as qualidades que um médico ideal deveria reunir:

- Paciência
- Empatia
- Mente aberta
- Atenção às alterações dos sintomas do paciente
- Monitoramento minucioso
- Conhecimento detalhado do histórico do paciente
- Conhecimento médico profundo e *expertise*

Apenas o último item da lista é exclusivo da profissão de médico. Todos os demais são algo que nós podemos nos proporcionar, seja através do cuidado pessoal, seja em conjunto com um bom médico. Algumas coisas, como monitoramento constante, só podem ser feitas pela própria pessoa (ou numa internação hospitalar). A maior parte da lista são coisas que talvez já estejamos fazendo, mesmo sem a consciência de estarmos agindo como curadores.

Tirar o máximo delas é muito importante, pois a consciência deve ser um hábito diário, uma capacidade.

Analogamente, as características ruins que detestamos nos médicos estão bastante presentes no modo como nos tratamos no dia a dia. Milhões de pessoas encaram a própria saúde com um ou mais desses comportamentos:

- Indiferença
- Negando que a dor ou um sintoma requerem atenção
- Preocupação e ansiedade
- Falta de informação
- Adivinhação
- Fazendo tratamentos desnecessários ou ineficazes

Obviamente, todo mundo gostaria de evitar essas abordagens, mas nós nos sabotamos o tempo todo. Preocupamo-nos desnecessariamente ou fingimos que nada nos machuca. Adivinhamos o que há de errado e, num impulso, procuramos algo que esperamos que vá funcionar – em geral, isso significa um vidro qualquer de remédio no armarinho do banheiro ou da cozinha. Normalmente, esse impulso é temporário, então voltamos a esperar e a nos preocupar.

Você já pode começar a assumir o papel de Eu curador. Aprofundando o poder da consciência, você pode ativar o potencial oculto do sistema de cura do qual já depende todos os dias. Esperamos que isso soe animador, pois algumas mudanças de vida significativas são apresentadas adiante. Mas primeiro precisamos deixar claro do que este livro *não* trata.

UMA PERSPECTIVA REALISTA

- Não mostraremos a você como superar uma doença crônica como artrite, diabetes tipo 2 ou insuficiência cardíaca.

- Não temos solução para doenças incuráveis, como a doença de Alzheimer.
- Não estamos prometendo a cura do câncer.
- Nada do que aconselhamos está fora da prática médica comprovada – não falaremos de cura pela fé, placebos ou pensamento mágico.
- Quando tiver sintomas ou alguma doença grave, você deve procurar cuidados médicos qualificados.

Em que ponto você está agora?

Haverá quem se decepcione ao saber que este livro não fala da cura de doenças graves. Mas as vantagens do Eu curador são imensas, pois aprendemos a permanecer conscientemente em um estado de bem-estar que se aprimora ao longo da vida inteira. Sendo um conceito amplo, a cura envolve uma experiência pessoal hoje, amanhã e depois de amanhã. Para esse fim, pedimos que você faça uma pausa e responda a dois testes. O primeiro avalia o ponto em que você se encontra hoje, isto é, o ponto de partida da jornada de cura. O segundo avalia o tamanho de seu potencial – até onde a cura pode levar você.

Teste 1: Em que ponto você está?

Para as afirmações a seguir, considere o que você vivenciou no mês passado. Marque cada uma delas conforme a frequência com que a experiência ocorreu, de acordo com a seguinte pontuação:

1 = Não ocorreu ou ocorreu no máximo uma vez
2 = Às vezes
3 = Com certa frequência
4 = Com frequência

___ Fiquei deprimido.
___ Eu me senti preocupado ou ansioso.
___ Tive que ir ao médico.
___ Não estava bem, mas não fui ao médico.
___ Apareceu um problema de saúde crônico.
___ Eu me alimentei mal (*fast-food* ou guloseimas)
___ Estive sob pressão.
___ Fiquei estressado.
___ Tive dificuldade para dormir.
___ Não dormi o suficiente.
___ Não controlei o peso.
___ Tive dor de cabeça.
___ Tive dor nas costas.
___ Meu relacionamento não caminhou bem.
___ Fiquei muito zangado.
___ Descuidei dos exercícios e da atividade física.
___ Tive problemas de autoestima ou de insegurança.
___ Eu me senti solitário.
___ Eu me senti não amado ou desamparado.
___ Tive problemas familiares.
___ Eu me preocupei com o futuro.

Conferindo as respostas

Este teste não leva a uma pontuação total – é em cada resposta individual que vamos nos concentrar. Se você teve muitas afirmações com pontuação 3 ou 4, no último mês sua vida foi árdua. A maior parte das pessoas, no entanto, tem algumas respostas 3 ou 4, ainda que a vida esteja correndo bem.

Guarde seus resultados e faça o teste de novo após terminar a leitura deste livro. Depois de adotar um estilo de vida saudável, repita-o de vez em quando ou semanalmente. Se suas respostas melhorarem, você se sentirá motivado e terá a prova de que tal estilo de vida funciona.

Teste 2: Suas melhores experiências positivas

A cura é um processo holístico, e o Eu curador abre o caminho para experiências mais elevadas, que deixam a vida mais alegre e significativa. Queremos saber quantas experiências mais elevadas você está tendo agora. Para cada afirmação, considere o que viveu no mês passado. Marque cada uma delas conforme a frequência com que a experiência ocorreu, de acordo com a seguinte pontuação:

1 = Não ocorreu ou ocorreu no máximo uma vez
2 = Às vezes
3 = Com certa frequência
4 = Com frequência

___ Eu me senti satisfeito intimamente.
___ Manifestei meu amor a alguém abertamente.
___ Eu me senti livre e liberado.
___ Eu me enxerguei sem me culpar nem me julgar.
___ No trabalho ou em família, alguém me valorizou e me elogiou.
___ Senti paz interior e tranquilidade.
___ Senti que faço parte de um plano ou propósito mais amplo.
___ Recebi um gesto de carinho.
___ Tive uma experiência espiritual.
___ Senti bondade e compaixão.
___ Perdoei alguém.
___ Eu me perdoei.
___ Eu me desprendi de algo negativo do passado.
___ Desenvolvi um vínculo emocional com alguém.
___ Eu me senti abençoado.
___ Senti o que chamaria de presença divina ou sagrada.
___ Senti serenidade.
___ Minha fé na bondade humana se confirmou.
___ Eu me senti alegre ou enlevado.

___ Vi ou vivenciei uma luz interior.
___ Experimentei o puro Ser ou uma consciência ilimitada.
___ Enxerguei o lado sagrado de alguém.
___ Meditei, rezei ou me dediquei a alguma prática contemplativa.
___ Eu me senti criativamente inspirado.

Conferindo as respostas

Como o anterior, este teste não leva a uma pontuação total – é em cada resposta individual que vamos nos concentrar. Se você teve muitas afirmações com pontuação 1 ou 2, sua vida no último mês provavelmente foi monótona e pouco inspirada. A maior parte das pessoas, no entanto, tem algumas respostas 1 ou 2, independentemente de quão plena seja sua vida – as experiências mais elevadas ainda estão por vir.

Assim como com o primeiro teste, guarde seus resultados e faça-o de novo após terminar a leitura deste livro. Depois de adotar um estilo de vida saudável, repita-o de vez em quando ou semanalmente. Se suas respostas melhorarem, você se sentirá motivado e terá a prova de que experiências mais elevadas não são raras nem aleatórias. Elas estarão acessíveis através do seu Eu curador sempre que você desejar.

Agora você tem uma ideia melhor do que significa de fato ser mais realista em relação a sua saúde. Você descobriu os conceitos que são cruciais para deixar de jogar com a saúde e ser saudável. Perceber que a consciência é a chave abre você para a transformação. Há muitos detalhes a serem explicados, e os capítulos seguintes descreverão os detalhes desse novo modelo. No entanto, não há nada mais importante do que saber que o Eu curador é real. Está tão próximo de você quanto sua respiração e é tão vital quanto seu batimento cardíaco.

2

QUEM FICA BEM E QUEM NÃO FICA?

A beleza da abordagem holística é sua naturalidade. As coisas mais básicas que fazemos para sobreviver afetam todo o organismo. Respiramos, comemos, dormimos. A medicina mais avançada investiga esses processos amplamente, e quanto mais se aprofunda neles mais complexos parecem ser os atos de comer, respirar e dormir. Isso, porém, não deve ofuscar um fato simples: as pessoas que conseguem viver bem a vida toda, e que desfrutam dos mais elevados estados de bem-estar, são aquelas que não têm dificuldade em dormir oito horas por noite, se alimentam com uma dieta balanceada que as ajuda a manter um peso saudável e respiram com facilidade, ou seja, não são oprimidas pelo estresse e pela ansiedade.

Milhões entre nós não podem dizer que dominam os processos holísticos mais básicos. Essa naturalidade para ficar bem nos escapa de um jeito ou de outro. Como isso é possível? Por analogia, vamos pensar num veículo autônomo. Há muito tempo sonhado pelos engenheiros, tal veículo agora é algo viável e seu lançamento foi saudado tanto com otimismo quanto com pavor. Para os otimistas, o veículo autônomo será uma beleza em matéria de segurança. Equipado com inteligência artificial e sensores que o mantêm em um estado constante de controle em 360 graus, o veículo sem motorista seria capaz de detectar perigos em potencial na estrada quase instantaneamente, com muito mais rapidez do que o melhor dos motoristas humanos. Mas o que acontece se esses mecanismos falharem? É aí que entra o pavor. Ser levado a um acidente por uma máquina que não controlamos é um pesadelo.

Na prática, o veículo autônomo precisa incluir alguma maneira de um motorista humano interferir e tomar o controle dele. Em situações de trânsito, há sempre disputas. Poucas pessoas, pelo menos por ora, ficariam à vontade em delegar todo o controle a uma máquina. Talvez nunca deleguemos, diante do risco de morte.

Muito dessa mesma situação difícil pode ser associado ao nosso corpo. Embora seu mecanismo – o termo é simplista, mas útil aqui – se regule sozinho com perfeição, o corpo fica sob controle duplo. No início deste livro usamos o exemplo da respiração. Atentos ou não à respiração, nós inspiramos e expiramos automaticamente; trata-se de um mecanismo básico de sobrevivência. Mas a qualquer momento podemos interferir nele e mudar o jeito de respirar, mais rápido ou mais devagar, de maneira mais profunda ou mais superficial. Como o corpo funciona como um sistema integrado, nossas intervenções não são locais – um estilo diferente de respiração poderia estar vinculado a um ataque de pânico, em um extremo, ou a uma prática consciente de ioga, em outro. O que significa que toda intervenção tem a possibilidade de nos afastar de nosso estado natural de bem-estar.

Pelo jeito, milhões de pessoas fazem exatamente isso. São vários os sinais óbvios: sono ruim, doenças crônicas relativas ao estilo de vida, obesidade, ansiedade e depressão ocupam o topo da lista. O processo de cura fica comprometido por uma grande ameaça, como uma pneumonia ou poliomielite, mas essas ocorrências devastadoras têm se tornado raras e mais curáveis. A verdadeira ameaça à cura vem das intervenções cotidianas que fazemos cujas consequências são negativas ou imprevisíveis – essas são as gotas de chuva que podem acabar causando uma inundação.

O processo de cura não se agarra a nenhum critério; ele se adapta a todas as escolhas que fazemos, positivas ou negativas. As células são como fábricas de substâncias químicas que alteram a linha de produção de acordo com o estímulo que lhes damos, agindo como se esses estímulos fossem a orientação de uma administração superior. Como a vida de todos nós é composta de uma mistura de escolhas boas e ruins, tudo na vida deve ser encarado tanto como algo que eleva o estado de bem-estar quanto como algo que o diminui. Nossas células, até no nível genético, toleram nossos excessos, mas também pagam o preço disso.

A solução é empregar o controle duplo do corpo como uma ferramenta de cura. Em termos mais simples, estão ocorrendo dois tipos de cura em qualquer pessoa neste exato momento:

- *Cura automática*, presente nos genes de todos, por hereditariedade, através de milhões de anos de evolução
- *Cura consciente*, que abrange todas as oportunidades de tomar parte da cura automática e aprimorá-la

Toda vivência é candidata à cura. É fato que um dia sem nenhuma sensação de dor física não escapa a uma das seguintes experiências:

- Sentimento de depressão, desamparo ou desesperança
- Preocupação com o futuro
- Sentimento de ansiedade, medo ou insegurança
- Estagnação em antigos comportamentos ou hábitos ruins
- Baixa autoestima
- Falta de completude
- Relacionamentos problemáticos
- Sentimento de solidão, alheamento e depreciação
- Sentimento de vida sem muito propósito ou significado
- Culpa ou vergonha por causa de traumas e mágoas antigos

Alguém pode dizer que alguma coisa dessa lista não o está afligindo neste exato momento ou que nunca tenha ocorrido? De acordo com uma pesquisa recente, um em cada seis norte-americanos adultos consome medicamentos psiquiátricos. Aliviar os sintomas, como sabemos, não leva à causa real de um problema como a depressão. Pesquisas examinaram as causas da depressão através de ressonância magnética cerebral, a fim de verificar se se trata de problema em alguma área específica do cérebro; através da avaliação do perfil genético, para descobrir se existe um único "gene da depressão" ou um grupo de genes; e através de avaliação psiquiátrica, esperando encontrar um padrão de comportamento que leve ao surgimento da doença.

Contudo, nenhuma causa específica foi encontrada ao longo desses caminhos. Na verdade, a conclusão mais aceita é que a depressão de cada pessoa é única e apresenta uma série de traços psicológicos, fisiológicos e genéticos. A depressão está relacionada a uma vivência pessoal e a como se reage a ela. Ler más notícias nos jornais não provoca automaticamente o mesmo efeito em pessoas diferentes, que podem ter uma ampla variedade de reações, da indiferença a uma profunda depressão. A mesma variação se aplica à ansiedade, e é por isso que uma pessoa considera colecionar aranhas um passatempo prazeroso e outra morre de medo delas. Você está em um relacionamento difícil? Sua vida anda sem propósito nem significado? Não é por negligência médica que tal variedade de percepções não tem tratamento. Não há cura medicamentosa para essas causas de sofrimento. Elas nem se encaixam no padrão médico de doença, que sempre insiste em alterações físicas como sendo as causas "reais" das enfermidades.

Contrapondo-se a essa linha, estudos impressionantes têm mostrado que estados subjetivos e imperceptíveis podem ter um efeito enorme sobre o corpo. Por exemplo, pesquisadores da University of Texas Medical School avaliaram as taxas de mortalidade em um grupo de homens e mulheres que tinham passado por cirurgias cardíacas, entre as quais a de ponte de safena e a de substituição de válvula aórtica. Se consideramos a abordagem médica rotineira, o fato de um indivíduo morrer seis meses depois de uma cirurgia cardíaca e de outro não ter morrido deve ser atribuído a uma diferença física entre eles. Mas a equipe chefiada pelo dr. Thomas Oxman adotou uma abordagem não ortodoxa, fazendo aos pacientes da pesquisa duas perguntas sobre sua situação social: "Você participa regularmente de algum grupo social organizado?" e "Você busca conforto e coragem em alguma religião ou fé espiritual?"

Um simples "sim" ou "não" responde a essas perguntas e, quando avaliaram as respostas, os pesquisadores excluíram os fatores de risco de vida depois da cirurgia cardíaca considerados típicos, entre eles idade, gravidade da doença e gravidade de um infarto anterior. Com esses fatores eliminados, as descobertas foram surpreendentes:

- O indivíduo que respondeu "sim" a ambas as perguntas tinha menos de 5 por cento de chance de morrer seis meses depois da cirurgia.
- O indivíduo que respondeu "não" a ambas as perguntas tinha entre 20 por cento e 25 por cento de chance de morrer seis meses depois da cirurgia.

Em geral, o indivíduo com apoio social e que encontra conforto na fé tem sete vezes mais chances de sobreviver a uma cirurgia cardíaca importante do que quem não tem nenhuma dessas coisas na vida. É muito provável que esse resultado seja o único com uma diferença de sete vezes em qualquer risco de mortalidade cardíaca, mesmo entre níveis ruins de colesterol, pressão alta e histórico genético de infarto na família. Embora saber se a pessoa pertence a algum grupo social, como clube ou igreja, seja uma medida objetiva, a pergunta sobre fé espiritual ou religiosa está totalmente vinculada a como o indivíduo *se sente*.

Como nos sentimos é inteiramente subjetivo, mas muito importante; é uma atividade da consciência, um pequeno indicador de nossa autoconsciência. O respaldo para a cura consciente não poderia ser mais óbvio.

A HISTÓRIA DE MARGE: A CONSCIÊNCIA EM PRIMEIRO LUGAR

O processo de cura é um mistério. Ninguém sabe direito – nem consegue prever – por que um indivíduo fica doente e outro, não. Existem razões ocultas em uma zona obscura além do corpo físico.

Algumas pessoas são a prova viva de que a cura com base na consciência, como um modo de vida, funciona. Vamos considerar uma senhora chamada Marge, que se manteve ativa e autossuficiente até os 91 anos. Marge morava sozinha em seu apartamento, cozinhava, continuava dirigindo e tinha uma faxineira apenas para as tarefas pesadas. Sua saúde era extraordinariamente boa se comparada com a de idosos acima dos 70 anos que tomam em média sete medicamentos. Ela tomava apenas um remédio, para pressão alta.

Com a população envelhecendo, mais gente vai querer saber o segredo de Marge. Seriam seus bons genes de longevidade? Até agora nenhuma pesquisa descobriu de fato tal gene nem grupo de genes (embora existam indícios fortes, como veremos adiante). Em geral, se nossos pais sobreviveram até os 80 anos, nossa expectativa de vida é de mais três anos além da média, o que não é uma grande vantagem.

Estatisticamente, Marge tinha algumas vantagens. Ela era de uma família próspera de Cincinnati, o que significa que teve bons cuidados médicos – não que isso salvasse alguém de graves doenças infantis em 1920, quando ela nasceu; os antibióticos, por exemplo, ainda não existiam. Teve sorte de não pegar tuberculose, pólio ou escarlatina. A ausência de doenças infantis graves está associada a uma vida mais longa. Mas para ela nenhum desses fatores foi decisivo.

"Tive um casamento difícil com um artista em Nova York", lembra. "Éramos ambos muito geniosos e brigávamos muito. Eu gastava mais da minha energia com ele do que com meus três filhos. Não tenho orgulho disso. Ainda que adorasse os meninos, era muito rígida com eles."

Fazendo uma retrospectiva, Marge percebe que levou anos para que um único traço psicológico – a raiva – provocasse efeitos drásticos em sua vida.

"Eu me divorciei quando os garotos ainda não eram adolescentes. Um foi para um internato, e os outros dois preferiram viver com o pai, que estava tão zangado comigo que lutou para ficar com todo o nosso dinheiro e os meninos. De repente, fiquei totalmente só e desnorteada diante de uma mudança de vida tão radical."

Marge enfrentou a depressão. Era óbvio que os filhos tinham ficado assustados com seu temperamento cada vez mais explosivo. "Assim que as coisas se acalmaram, esqueci o que tinha me deixado tão zangada, mas eles, não. Eles na verdade tinham medo da própria mãe."

Até esse ponto de sua história, nada sugeria que Marge iria viver mais que a média – talvez fosse o contrário, caso a depressão se tornasse crônica e viesse a afetar seu estado de saúde. Foi então que um único elemento mudou sua vida: Marge se tornou budista. Segundo ela, essa decisão gerou uma transformação interior.

"Através de um amigo, conheci um mestre zen", recorda. "Nem sei lhe dizer por que adotei o budismo, mas, assim que comecei a meditar, duas coisas aconteceram. Primeiro, ficando mais calma, o meu temperamento forte deixou de ser provocado por qualquer bobagem. Segundo, enxerguei algo em mim: percebi que, no fundo, tinha medo de ficar só. Todo o drama que eu montava era uma estratégia para que as pessoas prestassem atenção em mim e isso me impedia de perceber quão sozinha me sentia."

Hoje, aos 96 anos, Marge mora em um asilo de idosos e recebe o nível mais baixo do programa de assistência, ou seja, alguém a supervisiona algumas vezes por dia e a ajuda a tomar banho. Sua medicação não aumentou. Ela vai sozinha almoçar e jantar e sai com amigos para comer fora uma vez por semana. Apresenta duas áreas de dificuldade.

"A prótese no quadril, que coloquei aos 70 anos, começou a se desgastar, então resolvi usar uma cadeira de rodas em distâncias longas em vez de andar. E meus filhos ainda são desconfiados. Não foi fácil para eles superar a mãe brava que tiveram. Essa é a única mágoa que tenho. Fora isso, estou tranquila."

Marge teve sorte de começar a meditar há muito tempo, pois só no final da década de 1970 a medicina convencional começou a fazer pesquisas sobre a meditação e seus resultados positivos para a saúde, como baixar a pressão arterial. "Relaxamento" foi a palavra reconhecida por conta de outros benefícios, como a redução do estresse e da ansiedade. Quarenta anos depois, a meditação passou a ser bem-aceita e popular. Hoje em dia, a abordagem holística acaba com todas as barreiras artificiais entre mente e corpo. A percepção de que todas as experiências têm um resultado mental e um resultado físico se fortalece dia a dia.

Vamos tomar como exemplo o luto, que fragiliza a resposta imunológica do indivíduo. O luto é um acontecimento mental drástico, uma fonte de dor psicológica. Quando alguém ainda se encontra gravemente afetado pela dor seis meses depois de uma morte na família, o que ocorre em cerca de 10 por cento das perdas, esse estado é conhecido como luto traumático. Pesquisas feitas em pessoas que sofrem de luto traumático indicam que há probabilidade de uma "piora geral" ou, em termos leigos, quase tudo pode dar errado com a saúde desses indivíduos.

Uma pesquisa feita com 150 viúvos e viúvas, por exemplo, descobriu que "a presença de sintomas de dor traumática aproximadamente seis meses depois da morte do cônjuge indicava consequências negativas para a saúde, como câncer, problema cardíaco, pressão alta, pensamentos suicidas e mudanças nos hábitos alimentares pelos próximos treze ou 25 meses". (Rudy se lembra de que, aos 17 anos, logo após a morte do pai, que faleceu aos 45, passaram-se anos até sua mãe superar o luto e levar uma vida normal.) Se alguns assimilam o significado de tudo, outros, por razões desconhecidas, são mais atingidos pelo luto. O tempo natural de recuperação do luto não os ajuda e dois anos depois estão correndo o risco de ter todo tipo de doença, tanto física quanto mental.

Outros estudos encontraram resultados semelhantes relacionados a distúrbios do sono, baixa autoestima e tristeza.

O luto traumático põe em potência máxima o poder da conexão entre mente e corpo. Embora a medicina consiga relatar muito do aspecto físico do câncer e da doença cardíaca – e até enxergar os desequilíbrios químicos que talvez surjam em alguém que está sofrendo dessa dor traumática –, ela não relata *a causa* que dispara esse tipo de sofrimento duradouro, não tem nenhum conhecimento sobre as *razões* de o sistema de cura ter falhado e, além disso, pouco sabe sobre o *propósito* e o *significado* da dor. (Outros mamíferos não demonstram tristeza, a não ser, suspeita-se, elefantes e cães domésticos. Se um veado é morto por um caçador, o resto da manada fica perturbada por um breve tempo antes de voltar a pastar normalmente.)

As palavras destacadas no parágrafo anterior – causa, razões, propósito, significado – apontam um fato inegável. O ser humano vive de acordo com um propósito e quando esse propósito é prejudicado – o ser amado morre – a dor deixa a vida sem significado. Todas as células do corpo recebem essa mensagem em forma química. As substâncias químicas são a evidência física do sofrimento, mas a perda de significado não é química – é o humano num sentido amplo. Por mais que o luto seja doloroso, seria considerado estranho alguém não sentir dor diante da morte do cônjuge – pelas costas, alguns até diriam que a pessoa *não tem coração*, outra expressão bem humana.

CURA INVISÍVEL

O Eu curador é a parte de nós que lida com causas invisíveis, o porquê de uma pessoa ficar doente e outra não, o propósito e o significado de estar vivo. A cura não é mística só porque é invisível. Quem nunca tenha pensado sobre o processo de cura muito provavelmente vai querer ser feliz, e a chave da felicidade em geral é ser amado. Será possível que nossas células se sintam amadas também? Antes de reagir ao que parece ser uma declaração ridícula, vamos considerar o estudo a seguir.

Pesquisadores de Yale investigaram 119 homens e quarenta mulheres que haviam passado pelo mais preciso exame para detectar entupimento de artérias coronarianas, a angiografia das coronárias. (Trata-se de um procedimento que provoca ansiedade em muitas pessoas, embora seja relativamente pouco invasivo. Um cateter estreito, inserido pelo antebraço, é conduzido até as artérias do coração. Injeta-se nele um contraste, que aparece dentro da artéria com o uso de ressonância magnética. Assim, o tamanho da abertura ou do entupimento do vaso pode ser visto diretamente.) Os pacientes que, conforme relataram aos pesquisadores, tinham apoio emocional e se sentiam amados em geral apresentavam menos entupimentos nas artérias coronarianas, a principal causa de infarto e derrame.

Existem outros fatores de risco de doença cardíaca, tais como alimentação, atividade física, tabagismo e histórico familiar, mas, mesmo quando eles ficam de fora da equação, o sentimento de ser amado e ter apoio emocional era um prognóstico de quem teria mais ou menos entupimentos arteriais. Um estudo realizado na Suécia com 131 mulheres chegou à mesma conclusão.

Mas talvez a pesquisa mais surpreendente tenha se baseado em uma única pergunta. Uma equipe da Case Western Reserve University analisou 10.000 homens casados sem histórico de angina, uma dor no peito específica, associada a doença cardíaca (embora os infartos possam ocorrer sem esse sintoma prévio).

Como esperado, os homens com maior pontuação entre os conhecidos fatores de risco de doença cardíaca, tais como colesterol alto, hipertensão e idade avançada, apresentavam vinte vezes mais chances de ter angina ao longo dos cinco anos seguintes. Então os pesquisadores fizeram uma pergunta simples: "Sua esposa demonstra amor por você?" Os homens que responderam "sim" apresentavam menos probabilidade de ter angina mesmo tendo pontuação alta entre os fatores de risco conhecidos. O contrário também valia. Um homem com altos fatores de risco cuja resposta era que a mulher não demonstrava amor apresentava quase duas vezes a probabilidade de ter angina.

Assim como no luto traumático, levar a conexão entre corpo e mente a sério é o suficiente para desacreditar duas das afirmações mais comuns que orientam a assistência médica:

- A cura é física e acontece automaticamente.
- Quando o processo de cura automático falha, a única coisa que o médico pode fazer é intervir com medicação ou cirurgia.

Vindo de extremos opostos do espectro emocional, amor e luto cruzam a fronteira entre o mental e o físico. A doença cardíaca é tratável com medicamentos e cirurgia, mas essas medidas podem não ser eficazes em alguém que se sinta isolado, sozinho ou não amado. Os efeitos físicos imprevisíveis do luto traumático não são tratáveis com medicamentos e cirurgia; afinal, não é possível prescrever comprimidos para tudo o que pode dar errado entre os 13 e os 25 meses desde o início do luto. Ao ignorar o Eu curador em sua prática diária, o médico deixa de lado uma parte importante da saúde e da cura.

CONSCIÊNCIA BÁSICA

Considerando tudo o que dissemos até agora, os benefícios da cura consciente estão à nossa disposição, gratuitamente. Muitas pessoas, porém, acham que *consciência* significa apenas não estar dormindo nem prostrado. Elas têm o mesmo potencial de consciência de qualquer iogue ou monge evoluído, mas ninguém as ensinou a usar essa capacidade. Pegue três pessoas, coloque-as juntas em uma sala e depois pergunte-lhes do que elas têm consciência. Você ouvirá respostas aleatórias que não necessariamente coincidirão. Uma pessoa está consciente do cheiro da sala; outra, do papel de parede, da altura do pé-direito e assim por diante, dependendo do que for observado no momento. É pouco provável que alguma delas esteja consciente de seu estado interior – pensamentos, humores, sensações. Apenas se o ambiente for alterado de forma gritante – com o aumento da temperatura, por exemplo – será provável que todas mencionem a mesma coisa.

As práticas espirituais de ioga e de outras tradições orientais tratam na verdade de aprimorar a consciência aleatória a fim de torná-la mais aguçada, transformando essa aptidão inata em uma habilidade. Antes de ter consciência de qualquer coisa "fora" ou "dentro", as pessoas que treinaram a consciência sempre dirão que têm consciência de ser. A pessoa comum também tem autoconsciência. Não é possível ter noção de "eu" sem ela. Mas a autoconsciência é apenas uma parte do turbilhão, da atividade aleatória e imprevisível da mente.

As habilidades de consciência não precisam estar associadas à espiritualidade ou ao Oriente. Podem ser usadas para melhorar nossa qualidade de vida. É assim que o Eu curador se transforma em algo prático em qualquer circunstância, em qualquer hora do dia e diante de qualquer formação religiosa. Elas monitoram os sinais que indicam um estado de bem-estar imediato, aqui e agora. Esse nível de consciência inclui o seguinte:

- *Saber como nos sentimos fisicamente.* Isso significa estar aberto e sensível aos sinais que o corpo nos dá.
- *Saber interpretar os sinais.* Isso significa aceitar o corpo como um grande aliado, e não como fonte de aflição.
- *Saber o que está acontecendo emocionalmente.* Isso significa deixar de lado a negação, o pensamento ilusório, o medo e a repressão dos sentimentos.

Quando alguém nos pergunta despreocupadamente: "Como vai?", em geral damos uma resposta igualmente despreocupada, mas o Eu curador leva essa pergunta a sério. Ao saber o que de fato está ocorrendo, damos início ao processo de autocura. Podemos usar um aparelho que apite quando o batimento cardíaco acelera, a pressão arterial sobe ou a respiração falha – esses indicadores são sem dúvida úteis. Mas somente você pode reagir aos sinais e dar início à cura.

Como exemplo prático de consciência básica, eis o que você pode fazer no trabalho sem muito esforço:

Consciente no trabalho: sete dicas de autoconsciência que você pode seguir agora

Qualquer uma das seguintes sugestões pode ajudar você a se contrapor às influências negativas invisíveis que afligem todos os locais de trabalho.

1. Na cultura oriental, a consciência deve ser focada, o que significa que você deve manter a atenção em um único foco, mas num estado de relaxamento. Não divida a atenção entre várias tarefas, pois está provado que isso diminui a eficiência no trabalho.
2. A fim de manter o foco de modo relaxado, e não tenso, faça o possível para trabalhar em uma área quieta e relativamente livre de interrupções. Para que seus colegas não pensem que você é inacessível, a cada duas horas circule, faça contato com as pessoas e deixe claro que quer interagir com elas. Assim, é provável que seu tempo sozinho seja mais respeitado.
3. A consciência deve estar no agora. Para se concentrar no presente, não deixe que exigências pequenas se acumulem. Tome logo providências diante de qualquer coisa que leve cinco minutos ou menos. Se fizer disso um hábito, sua administração

do tempo melhorará, talvez de maneira extraordinária, e você não chegará ao fim do dia reclamando de que não teve tempo suficiente para fazer tudo o que precisava.

4. Tenha consciência de seu corpo e das necessidades dele. Levante-se da cadeira, alongue-se e mexa-se pelo menos a cada hora.
5. Tenha consciência de seu eixo ou centro. Quando se sentir esgotado, procure um lugar tranquilo onde possa fechar os olhos, respirar fundo e centrar-se de novo. Para algumas pessoas, isso funciona melhor se a atenção se voltar para o coração.
6. Lembre-se de respirar, pois a respiração conecta muitas funções físicas, entre elas a frequência cardíaca, a pressão arterial e a reação ao estresse. Pelo menos de hora em hora, faça dez respirações da seguinte forma: inspire contando até 4, segure o ar por um segundo enquanto relaxa e expire contando até 6. (Certifique-se de seguir um ritmo confortável, não muito lento a ponto de fazê-lo ofegar depois de algumas vezes.) Com esse exercício, em geral a frequência respiratória passa de catorze respirações por minuto para oito, acompanhada de uma sensação de calma mental.
7. Tenha consciência de seu propósito principal, que não é concluir suas tarefas no prazo, mas, sim, criar um dia feliz. Os psicólogos descobriram que as pessoas que levam uma vida mais feliz adotam a estratégia de ter dias felizes. Seja lá o que for que o faça sorrir genuinamente conta como experiência feliz.

Essas práticas também são eficazes fora do ambiente profissional. No entanto, em geral passamos mais de um terço do dia trabalhando e às vezes muito mais (estima-se que o profissional liberal médio, que leva serviço para casa, trabalhe sessenta horas ou mais por semana). Às vezes é um desafio conservar a consciência de si diante das pressões e exigências do local de trabalho.

Mas os benefícios disso são consideráveis – se você conseguir ficar centrado e focado sem se esgotar com o "barulho" mental que se acumula num dia de trabalho típico, estará de fato meditando em plena ação, um dos principais objetivos de qualquer sabedoria tradicional. Deixando de lado as questões espirituais, a autoconsciência é o elemento mais importante de um estilo de vida saudável.

3

NADA É MELHOR DO QUE O AMOR

Uma pesquisa importante mostra que as pessoas que se sentem amadas têm mais probabilidade de ter um coração mais saudável do que as que não se sentem amadas. É a ciência real por trás de algo que todos já sabemos: o amor é a mais saudável das emoções. Ele sustenta a vida num nível de confiança, alegria e compaixão sem precedentes. Rabindranath Tagore, um grande poeta indiano, afirmou que o amor não é uma simples emoção, mas uma força cósmica. Crescer em um lar sem amor é o mais cruel dos destinos para uma criança, como ilustra de modo comovente a história a seguir.

Patrick, agora com trinta e poucos anos, não acreditava que tivesse sofrido algum problema emocional na infância. Sabia apenas que quando a mãe lhe dizia que o amava ele não deveria esperar nenhum abraço ou toque físico. Desde cedo, o distanciamento dela sempre foi constante.

"Fui hospitalizado aos 5 anos para tirar as amígdalas", lembra Patrick. "Era Dia dos Namorados e eu estava na enfermaria com outros meninos. As outras mães vieram trazer cartões e doces, mas minha mãe, não. E foi esquisito, pois me lembro de virar a cabeça para a parede e tapar os ouvidos com um travesseiro a fim de não ouvir as outras crianças e suas mães. Guardei esse rancor durante anos, e então aconteceu uma coisa estranha. Um dia, eu e minha mãe estávamos almoçando e me deixei levar pela curiosidade.

Perguntei a ela por que nunca tinha ido me visitar no hospital. Sabe o que ela respondeu?

"Ela me disse que tinha chegado atrasada ao horário de visitas e tinha me encontrado enroscado na cama, chorando. Disse que me consolou, mas disso eu não me lembro. Só me lembro da sensação de estar sozinho e de ter sido esquecido."

Como confirmam muitos psicólogos, crianças pequenas guardam lembranças fortes da sua criação que nem sempre correspondem aos fatos. A medicina levou muito tempo para parar de considerar apenas os fatos mensurados em testes e diagnósticos médicos como provas únicas de saúde. As convicções são importantes, mesmo quando elas são muito subjetivas – todos nós acreditamos em histórias que contamos a nós mesmos. Essa história tem início com as mensagens dos pais na nossa infância.

A mensagem dos pais do Patrick era de que ele tinha que contar consigo mesmo. Arredios e pouco afetuosos como eram, achavam que isso era normal. Mas as crianças precisam sentir o vínculo com pais amorosos e protetores. Trata-se de um traço evolutivo de milhões de anos. Em uma pesquisa famosa, separaram macaquinhos de suas mães, e eles logo demonstraram um comportamento inquieto, ansioso e inseguro. Quando lhes ofereceram uma mãe artificial, feita de malha de metal acolchoada, os filhotes logo grudaram nela em busca de consolo.

Em seres humanos, o efeito de vínculos frágeis também é arrasador, mesmo que tenhamos maior capacidade de nos adaptar às piores situações. No caso de Patrick, o fato de acreditar que contava apenas consigo mesmo o levou ao que a psicologia chama de "vinculação insegura". Em termos leigos, isso significa que ele não se sentia seguro, valorizado nem protegido. Em sua mente, fosse isso verdade ou não, se ele tivesse algum problema, não teria a quem recorrer. Essa é uma descrição exagerada, sucinta – sem dúvida seus pais ficariam impressionados ao ouvi-la –, mas as ideias das crianças tendem a ser assim, baseadas em experiências emocionais indeléveis.

"De certa forma, tive sorte", relembra Patrick com um sorriso tímido. "Fiquei muito bom em ser independente. Todo mundo comentava como eu parecia adulto quando tinha 7 ou 8 anos. Eu tinha orgulho disso. Eu me tornei um superconquistador, pois é isso que os adultos fazem, e fui assim durante muito tempo."

Quando começou a namorar na adolescência, Patrick não preencheu o vazio em seu coração, nem sabia como fazer isso. Na verdade, para ele a intimidade com alguém era algo estranho. Sempre fiel à sua história, segundo a qual teria que se virar sozinho, sua motivação vinha principalmente do seu crescente impulso sexual. As garotas tendiam a concordar com isso e, se começavam a querer mais do relacionamento e este começava a ficar sério, Patrick arrumava desculpas para brigar ou agir de forma tão fria que elas, surpresas ou magoadas, se afastavam.

Quando entrou na faculdade para estudar ciência da computação, o isolamento de Patrick se acomodou, em termos emocionais. A capacidade dele de tomar conta de si mesmo não era questionada. O que ele não percebia era que tomava conta de si mesmo porque acreditava que ninguém mais faria isso. Não tinha nenhum modelo de amor protetivo e acolhedor.

Essa história podia ter acabado aqui. Para sorte dele, não acabou. Na pós-graduação, ele conheceu uma moça que era diferente. A visão de mundo totalmente racional de Patrick entrou em choque com o amor à primeira vista.

"Para ser sincero", diz ele, "eu achava que essas coisas não passavam de clichês. Ela prendeu minha atenção logo na primeira vez que a vi, enquanto ela conversava com amigos, no lado de fora da faculdade. Havia algo diferente nela. Eu me recompus e me apresentei. Fran foi simpática e sorridente. Foi só isso, mas ela não me saiu da cabeça no caminho de casa.

"Ela topou sair comigo e dali em diante as coisas começaram a desabrochar. Sem querer, fiquei abobado de paixão. Queria morrer se ela mudasse de planos e não pudesse se encontrar comigo.

Eu me beliscava todo dia para ter certeza de que era verdade: tinha me apaixonado pela mulher mais linda do mundo."

Apesar da experiência inegável do amor à primeira vista e das muitas provas de que o amor provoca mudanças fisiológicas muito fortes, esse fenômeno ainda é um mistério. Será que alterações químicas na atividade dos neurônios significam que o cérebro de Patrick se apaixonou, ou foi ele mesmo? Numa abordagem holística, essas coisas são inseparáveis. No que diz respeito à cura, há questões profundas que atravessam a fronteira entre mente e corpo:

- Como e por que o amor estimula a saúde física?
- Quando a paixão se transforma em amor duradouro, o que isso pode fazer por nosso bem-estar?
- Se o amor se torna profundo, isso proporciona uma consciência maior?

A experiência humana prova que o amor tem um poder único sobre todas essas áreas e, se aprofundarmos a análise, veremos que há razões para isso.

O AMOR VAI MAIS LONGE E MAIS FUNDO

Vivemos em uma época na qual uma vivência tão intensa, que transforma o ser por inteiro, é explicada pela bioquímica. Porém, apesar dos sofisticados exames de imagem do cérebro e das medições dos níveis hormonais, ainda falta o significado do apaixonamento. Esse significado abrange tudo. Nos termos que estamos adotando, o amor é um acontecimento holístico. As pesquisas que mostram como as artérias coronarianas reagem ao amor, ou à falta dele, são apenas a ponta do *iceberg*. Num nível genético, conservamos uma marca evolutiva profunda. Nas palavras da psicóloga Barbara Fredrickson, "em algum lugar de nosso cérebro, temos um mapa de nossos relacionamentos. O colo da mãe, o aperto de mão amigo, o abraço do ser amado – tudo isso permanece conosco quando estamos sozinhos. Só de saber que tudo isso nos sustenta se fraquejarmos nos dá uma sensação de paz".

O mais importante é que, mesmo quando alguém está sozinho, quieto e em paz, não está de fato sozinho. No seu íntimo, carrega esse mapa feito de todos os relacionamentos vivenciados desde a infância. Trata-se também de um fenômeno holístico. Cada instante de um relacionamento é uma pequena peça que se encaixa nesse mapa à medida que ele também se altera.

A fim de compreender como isso funciona, dê a primeira resposta que vier a sua mente ao ler as seguintes afirmações:

Minha mãe me amava o suficiente.	SIM	NÃO
Sou feliz de ter tido o pai que tive.	SIM	NÃO
Compreendo o lugar que ocupo agora.	SIM	NÃO
Meu relacionamento atual vai muito bem.	SIM	NÃO
Tenho um amigo com quem tenho um bom vínculo.	SIM	NÃO
Sou emotivo e gosto disso.	SIM	NÃO
Costumo demonstrar meus sentimentos.	SIM	NÃO
As pessoas se sentem bem ao se abrir comigo.	SIM	NÃO
Sou protetor.	SIM	NÃO
Sinto que pertenço a algum lugar.	SIM	NÃO

Não há respostas certas ou erradas a essas afirmações. Mas se você responder rapidamente, sem pensar no que seria o "certo", suas respostas sairão diretamente desse mapa íntimo dos amores e relacionamentos. Você talvez fique feliz ou surpreso com elas, e vamos lhe mostrar muitas formas de aprimorar esse mapa interno. Por enquanto, apenas tenha consciência de como alguma imagem íntima na qual você provavelmente nem pensa o afeta, não por acaso, mas como a história de quem você é, de sua pessoa como um todo.

A abordagem holística iria prever que o amor, ou a falta dele, teria efeitos múltiplos, e tem mesmo. Em termos bioquímicos, mudanças significativas acontecem quando alguém se apaixona. Os níveis de substâncias neuroquímicas, tais como a dopamina e a serotonina, aumentam, da mesma forma que hormônios como o cortisol e o hormônio folículo-estimulante. Essas são as primeiras mudanças que ocorrem na paixão amorosa. Ironicamente, as duas últimas indicam o estresse provocado pela excitação sexual. Ou seja, o amor traz alegria e dor e existe uma base química para isso. Na famosa frase "O curso do amor verdadeiro nunca fluiu suavemente", da peça *Sonho de uma noite de verão*, Shakespeare intuiu um fato da neurociência. O mais intrigante é que, com a idade, os níveis de testosterona diminuem no homem e aumentam na mulher, provocando mudanças no temperamento que deixam um pouco mais parecidas duas pessoas de sexo oposto.

Ainda mais difíceis de compreender são os possíveis efeitos do amor no processo de cura. É crucial o bom funcionamento do sistema imunológico, e o fato de ele ser influenciado pelas emoções já está bem estabelecido. Os drs. Janice Kiecolt-Glaser e Ronald Glaser estudaram casais que estavam juntos havia muito tempo (em média 42 anos) e descobriram que os que brigavam com frequência tinham menor reação imunológica. Se essa descoberta parece ser desanimadora em relação a casamentos mais antigos, o fato é que esse mesmo efeito também é rápido. Uma pesquisa com casais em lua de mel mostrou que, quando interrogados sobre problemas conjugais, recém-casados que demonstravam um comportamento hostil e negativo também indicavam ter uma diminuição da resposta imunológica.

A esta altura, tendo chegado até aqui, não é surpresa para você saber que o corpo reage a emoções positivas e negativas. Mas a velocidade dessa reação talvez ainda o surpreenda. O psicólogo David McClelland e sua equipe de Harvard, em um estudo pioneiro, pediram que estudantes assistissem a um filme sobre um trabalho feito nos bairros miseráveis de Calcutá, na Índia, por Madre

Teresa, uma freira que ficou mundialmente famosa pelos cuidados que dedicava a crianças pobres e abandonadas. (O grupo de controle, um segundo grupo de estudantes, assistiu a um documentário neutro sobre outro assunto.) Em média, os estudantes que assistiram ao filme sobre Madre Teresa apresentaram um aumento de níveis de anticorpos *in loco*, além de uma diminuição em fatores indicativos de estresse, por exemplo, na pressão arterial.

Essa constatação é impressionante, pois mostra como o corpo reage de imediato a experiências emocionais. Mas McClelland se perguntou por que alguns desses estudantes na verdade apresentaram uma diminuição na resposta imunológica ao ver as boas ações de Madre Teresa. Então, em um prosseguimento da pesquisa, todos os sujeitos do estudo original receberam a foto de um casal sentado num banco à beira de um rio. Quando foi pedido que escrevessem uma história sobre o casal, alguns estudantes o descreveram como amoroso, atencioso e respeitoso, enquanto outros escreveram relatos nos quais o casal era infeliz, manipulador e mentiroso. Os estudantes que apresentaram a maior diminuição na resposta imunológica na primeira pesquisa acabaram sendo os mesmos que escreveram as histórias negativas na sequência. A implicação disso é grande: as concepções arraigadas em nós acabam definindo a ideia que temos dos relacionamentos, mesmo quando elas não correspondem à realidade. Essas concepções acabam nos impondo à força sua própria interpretação.

Voltando ao caso de Patrick. Ele e Fran estavam na primeira fase do amor romântico, que é a paixão. Nesse estado, o amor é tão forte que consegue mudar a realidade. O ser amado é a pessoa mais linda do mundo. Na sua presença, nós nos sentimos no paraíso. Sob a magia do amor, o mundo inteiro fica mais vibrante e cheio de pessoas maravilhosas. Aos rigidamente racionalistas, isso tudo é ilusório. De fato, a paixão é temporária; a embriaguez diminui, dando lugar, se tivermos sorte, a estágios mais estáveis de amor. Nesses estágios, outras substâncias neuroquímicas, como a endorfina (um opioide natural), a oxitocina e a vasopressina obedecem a padrões previsíveis em reação ao ir e vir dos amantes. Mas será que o apaixonamento é apenas um conjunto de experiências químicas?

Há um elemento importante que os racionalistas não consideram. A paixão nos oferece uma visão *mais realista* da vida ao nos pôr em contato com nosso eu verdadeiro. Entramos por acaso num estado temporário de consciência que é exaltado pelos grandes poetas místicos, que relacionam a intensidade do amor humano ao amor divino. Rumi, o querido poeta persa, exulta:

Oh, Deus, conheci o amor!
Que maravilhoso, que bom, que lindo ele é! [...]
Faço minha saudação
Ao espírito da paixão, que eleva e entusiasma todo o universo
E tudo o que há nele.

Não há dúvida de que o amor consegue se expandir até uma dimensão mais elevada, na qual a pessoa se sente restaurada por inteiro e profundamente. A ligação entre o corpo e a mente é inegável, mas isso também vale num caso corriqueiro de amor. As seguintes experiências condizem com o amor, seja onde for:

- Sentimento de renovação
- Vínculo íntimo
- Sentimento de proteção e segurança
- Sentimentos de alegria, jovialidade, elevação
- Coração mais aberto à empatia e à harmonia com os demais
- Sensação de maior leveza física
- Sensação de energia e luz pelo corpo

Não há aqui nenhuma distinção entre o que um santo descreveria e o que uma pessoa comum descobre ao amar pela primeira vez. O casal Patrick e Fran não durou mais do que um ano. Como qualquer um que tenha atravessado o estágio de paixão, eles descobriram necessidades diferentes. Dedicar-se ao amor enquanto se negocia as exigências do "eu, meu", do ego, é sempre um desafio. Mas Patrick aprendeu a lição mais valiosa de sua vida: que era digno de amor e também que podia amar.

O ser humano não é um robô biológico. Precisamos de significado na vida, de um valor pessoal em todas as vivências. O corpo metaboliza as experiências e envia uma mensagem às células, enquanto a mente, em seu próprio reino, processa a vivência em termos de sensações, imagens, pensamentos e sentimentos. Nada funde tanto os efeitos holísticos do amor e do desamor quanto o coração humano, que precisa ser compreendido como algo além do órgão físico.

UMA VISÃO HOLÍSTICA DO CORAÇÃO

O coração apresenta-se como um dos melhores exemplos do sentido da abordagem holística. A doença cardíaca é a principal causa de morte nos Estados Unidos, entre homens e mulheres, o que faz dela o principal objetivo de um estilo de vida saudável. Nosso coração reage muito a como nos sentimos emocional e fisicamente. Ele está envolvido em quase todas as escolhas que fazemos.

No entanto, pouca gente realmente têm consciência disso. Até sentirem algum sintoma alarmante como dor no peito, as pessoas talvez achem que os exercícios aeróbicos da academia dão conta da saúde do coração. Outras doenças, como o câncer de mama, recebem mais publicidade e geram mais medo entre as mulheres, mas estatisticamente essa percepção não tem a ver com a situação real. Entre as mulheres americanas, o câncer de mama corresponde a uma em 31 do total de mortes por ano, enquanto as mortes devidas a doenças cardíacas correspondem a uma em três. A depressão e a ansiedade estão associadas ao aumento do risco de ataques cardíacos induzidos pela atividade física. Por outro lado, níveis mais altos de emoções positivas estão associados à diminuição desse risco. É importante manter o coração saudável. Mas, na abordagem holística, o órgão físico é só uma parte da história. A outra parte tem a ver com as atitudes e a concepção de vida da pessoa.

Mesmo que alguém defenda que a abordagem puramente física é apropriada, esse lado da equação tampouco foi bem compreendido. Por exemplo, uma pesquisa no início dos anos 1950 examinou o coração de soldados jovens que tinham sido feridos na Guerra da Coreia. Os Estados Unidos estavam começando a perceber uma epidemia de infarto em homens entre 40 e 60 anos de idade. Ninguém sabia o que estava causando esse aumento preocupante de ataques cardíacos prematuros. Ainda não existia a moda de culpar o colesterol, e não havia medicamentos inibidores de colesterol, como a estatina, para prevenir doenças cardíacas.

Nesse triste cenário, o coração dos jovens soldados indicava uma história sombria. Uma grande porcentagem deles apresentava placas que obstruíam suas artérias coronárias. A placa é formada de depósitos de gordura, minerais e sangue coagulado, que bloqueiam o fornecimento de oxigênio ao próprio coração. Quando uma artéria fica entupida, o músculo do coração entra em convulsão, desenvolvendo um infarto. Acreditava-se que a obstrução por placas levasse anos, aumentando o risco de insuficiência cardíaca gradualmente.

No entanto, aqueles soldados tinham vinte e poucos anos, e suas artérias às vezes apresentavam-se tão bloqueadas quanto as de homens mais velhos que sofriam de doença cardíaca. Como isso ocorria? Outro mistério: por que o coração esperaria até o homem ter 40 anos para sofrer um ataque? Essas perguntas continuam sem resposta. A relação entre placa arterial e todos os possíveis fatores que talvez sejam a causa dela – alimentação, gordura no sangue, estresse, genética e mudanças microscópicas nas paredes dos vasos sanguíneos coronários – é muito complicada.

O fato é que nem os soldados nem os médicos que realizaram o *check-up* físico deles imaginaram que algo sério estava acontecendo. (O surgimento de testes sofisticados como a angiografia só aconteceria muitos anos depois.) A dor no peito que costuma ser associada a doenças cardíacas, conhecida como *angina pectoris*, em geral só aparece mais adiante nesse quadro, e é possível ter artérias entupidas e não sentir dor – nesses casos, o infarto acontece inesperadamente. É necessário adotar um estilo de vida saudável mesmo que não haja dor.

Ainda que muitas dúvidas permaneçam, uma vez que a doença cardíaca seja diagnosticada, depois de uma consulta a um cardiologista e uma bateria de exames, o primeiro passo costuma ser a prescrição de um medicamento para combater o colesterol alto ou a pressão arterial alta. Sugerem-se da boca para fora alterações no estilo de vida, às vezes nem isso. Em geral, a motivação para que um paciente siga uma dieta e pratique atividades físicas já não é muito grande. É difícil mudar uma vida inteira de hábitos arraigados. Se os sintomas do paciente continuam a piorar, algum tipo de procedimento cirúrgico acabará acontecendo. As duas intervenções mais conhecidas são a angioplastia e a cirurgia de ponte de safena. Segue um resumo da angioplastia, a intervenção mais "simples", que é realizada mais de 600.000 vezes ao ano nos Estados Unidos.

Angioplastia: mais desvantagens que vantagens?

O QUE É? A angioplastia consiste em introduzir um pequeno balão em uma artéria do coração a fim de expandi-la. Teoricamente, com essa expansão haverá uma melhora do fluxo sanguíneo no coração, diminuindo o risco de ataque cardíaco. Para que a artéria permaneça desobstruída depois do procedimento, um *stent* (um tubinho estreito e curto) é implantado. O risco relativamente baixo da angioplastia ajudou a impulsionar um aumento significativo de procedimentos anuais nos Estados Unidos – de 133.000, em 1986, para mais de

1 milhão, em 2000, o que coloca esse procedimento como líder de um mercado de 100 bilhões de dólares, se incluirmos aí a cirurgia de ponte de safena. Mas, como qualquer intervenção cirúrgica, a angioplastia apresenta prós e contras.

PRÓS: A intervenção não é grande fisicamente, pois envolve apenas um cateter fino com o qual se insere um balão na artéria. Muitas vezes, depois de um infarto, por exemplo, a pessoa não tem opção de sobrevivência a não ser se submeter a essa cirurgia.

A angioplastia é um procedimento rápido e não muito desconfortável.

Depois de uma noite de observação no hospital, a recuperação é rápida. Em geral, os pacientes retomam a vida normal.

O principal objetivo da angioplastia, que é melhorar o coração do paciente, atenuando a dor no peito ou oferecendo alívio psicológico da ansiedade, costuma ser alcançado.

CONTRAS: A angioplastia não cura a doença subjacente, que continua progredindo. Muitas vezes, o procedimento deve ser repetido e o *stent*, substituído.

Nem sempre é o caso de aumento de expectativa de vida, sobretudo em pacientes idosos. (A exceção significativa é o caso extremo de pacientes que acabaram de sofrer um infarto.) Os primeiros ensaios clínicos de angioplastia, no início dos anos 1990, não revelaram nenhum benefício à sobrevivência na escolha da angioplastia se comparada com a medicação.

O risco mais grave e imediato é a placa arterial ser deslocada pelo balão, levando a um ataque cardíaco (ou a um derrame, se o *stent* estiver no pescoço, em uma artéria carótida entupida), o que ocorre em 1 por cento a 2 por cento dos procedimentos. As artérias podem se romper se o balão for muito inflado. Há também várias possibilidades de infecção.

O custo da angioplastia varia muito, mas é alto. Nem sempre o resultado compensa o custo. Uma palestra no congresso anual da American Heart Association, em 2008, concluiu que a angioplastia alivia a dor no peito de alguns pacientes cardíacos, mas "a um custo em geral considerado proibitivo em se tratando de um procedimento estratégico inicial". Apesar dessa conclusão, mais de 1 milhão de norte-americanos colocam um *stent* cardíaco anualmente.

A ponte de safena, uma intervenção bem mais séria, consiste em usar uma máquina externa para bombear o sangue do paciente a fim de manter a circulação enquanto o coração é operado. Isso aumenta todos os riscos já apontados na angioplastia, e o procedimento é ainda mais caro. Sem entrar em detalhes, apresentamos apenas uma lista de alguns aspectos importantes:

- A cirurgia de ponte de safena é mais dolorosa, o tempo de recuperação é maior e isso ainda não garante um aumento significativo na expectativa de vida do paciente, exceto em casos específicos, quando a artéria coronária principal está muito entupida.
- Mesmo assim, como poucos pacientes aceitam o conselho de adotar um estilo de vida mais saudável, a placa pode começar a prejudicar o vaso sanguíneo enxertado dentro de poucos meses. (O primeiro paciente a receber uma ponte de safena em uma cirurgia bem-sucedida, em 1960, ficou apenas um ano livre de seus sintomas de angina.)

- Os inventores do procedimento previram, equivocadamente, que ele seria uma intervenção rara, útil para pacientes com risco iminente de insuficiência cardíaca. Porém, hoje em dia, mais de meio milhão de cirurgias de ponte de safena na artéria coronária são feitas nos Estados Unidos todos os anos.

Entre os muitos argumentos contrários à angioplastia e à cirurgia de ponte de safena, o que se destaca é o primeiro: a doença subjacente não é curada. Nos anos 1980, as pesquisas pioneiras do dr. Dean Ornish, da Harvard Medical School, concluíram que mudanças positivas no estilo de vida podem fazer mais do que só prevenir a doença cardíaca – podem curá-la. O programa de Ornish, que inclui alimentação, atividade física, meditação e redução do estresse, então considerado revolucionário, de fato desobstruiu artérias coronárias entupidas, o primeiro êxito entre todas as formas de reversão da doença cardíaca.

Uma abordagem baseada no estilo de vida continua sendo a única maneira comprovada de alterar a placa que entope as artérias coronárias de pessoas com alto risco de infarto. A inclusão da meditação nesse programa foi considerada uma ousadia e causou controvérsia na época – médicos ainda nutriam o preconceito segundo o qual a meditação é uma prática religiosa esotérica do Oriente e, portanto, não tinha nada a ver com a medicina "verdadeira". Agora já se aceita como terapêutica a recomendação de meditação em casos de pressão alta, ansiedade, insônia e outros problemas. Mas o programa de Ornish, originalmente, era bastante rígido e exigia completa adesão a rigorosas regras alimentares. Uma delas, por exemplo, limitava a ingestão de gordura a no máximo duas colheres de sopa por dia.

Para a maioria das pessoas que não têm diagnóstico de doença cardíaca nem tiveram infarto, a procura por um estilo de vida ideal, em que haja cura e não apenas prevenção, fica em aberto. O dr. Ornish publicou muitos livros e artigos que tratam da cura em termos da relação entre o corpo e a mente. A medicina continuará compartimentalizando ambos, mas, como indivíduos que querem saúde, não podemos nos permitir isso. Pesquisas inovadoras sobre estilo de vida já quebraram o muro entre a mente e o corpo. Sem elas, a revolução holística não teria acontecido.

Entre os estados emocionais associados ao coração há alguns de que qualquer ser se beneficiaria:

- **Empatia**, que nos faz sentir o que outra pessoa está sentindo;
- **Compaixão**, que nos motiva a propagar a benevolência;
- **Perdão**, que nos livra de antigos ressentimentos e mágoas;
- **Sacrifício**, que nos ajuda a colocar o bem de outra pessoa acima do nosso;
- **Devoção**, que inspira respeito a valores mais elevados.

Nenhum desses estados faz parte do vocabulário da cardiologia, mas eles têm consequências médicas. No próximo capítulo, veremos como novidades recentes andam transformando as questões do coração. Mas neste queremos reforçar o valor curativo do amor. As pessoas prosperam quando se sentem amadas e perecem quando não se sentem amadas. O amor aumenta nossa autoestima, o que nos leva a nos cuidarmos melhor. Ele também alivia o estresse, a ansiedade e a depressão, o que reduz a inflamação crônica e o risco de muitas enfermidades relacionadas à idade, como males cardíacos, diabetes e doença de Alzheimer, a especialidade de Rudy. O amor é um estado de consciência, não uma escolha de estilo de vida. Sobretudo, o que importa não são as escolhas que fazemos, mas a consciência que auxilia essas escolhas a permanecerem em um estado saudável constante.

4

LINHA VITAL PARA O CORAÇÃO

O fato de as emoções desempenharem um papel nas doenças cardíacas é apenas uma peça de um quadro complexo. Um resfriado comum só tem uma causa, o rinovírus, ao contrário da doença arterial coronariana (DAC). Nesta, são inúmeros os fatores de risco, nenhum mais importante do que o outro. Duas pessoas podem desenvolver uma doença cardíaca ou escapar dela estando igualmente diante dos mesmos riscos. Talvez isso surpreenda você, pois, num jogo de associação de palavras, a primeira palavra que surgiria relacionada a ataque cardíaco seria *colesterol*. A campanha para prevenir a doença cardíaca gasta bilhões de dólares em medicamentos que baixam os níveis de colesterol no sangue. Diante de um programa sem medicamentos, que de fato altera a DAC, iniciado pelo dr. Ornish e ainda viável, a proporção de gente que prefere os medicamentos é surpreendentemente alta. Nosso objetivo é inspirar a busca por um estilo de vida saudável, mas as pessoas estão acostumadas a depender de médicos e remédios quase sem pestanejar. No caso da DAC, pensar apenas no colesterol nunca foi uma boa solução, pois isso não abarca totalmente essa doença complexa.

O conjunto de fatores de risco no caso da DAC ilustra bem a imensa vantagem de uma abordagem holística. Se nosso coração está reagindo ao nosso modo de lidar com a vida, o que inclui os relacionamentos e a vida afetiva, cuidar da saúde desse órgão deveria fazer parte disso. Vamos primeiro delinear como esse conjunto de riscos começou a se formar. Como mencionamos no capítulo anterior, um dos grandes mistérios da história da medicina foi uma epidemia de infartos prematuros que ocorreu nos Estados Unidos nos anos 1950. A doença cardíaca costumava ser considerada bastante incomum. No início do século passado, na Hopkins Medical School, William Osler, um dos cirurgiões mais importantes do país, afirmou que um clínico geral provavelmente encontraria um caso de angina por ano. Agora avancemos até a década de 1950, quando os médicos tinham pacientes, predominantemente homens, com queixas semanais ou até diárias de dor no peito. Em 1900, a pneumonia era a principal causa de morte nos Estados Unidos, época em que a média da expectativa de vida era de 47 anos. Por volta dos anos 1930, a doença cardíaca liderava as causas de morte, e ali permaneceu desde então; a expectativa de vida era de 60 anos.

O que houve? A explicação costumeira é que as pessoas estavam vivendo mais e a probabilidade de doença cardíaca cresce muito com a idade. Com um ciclo de vida mais longo, uma doença que sempre foi predominante começou a ser desmascarada. A melhoria no saneamento teve um papel importante no prolongamento da vida das pessoas, e a teoria microbiana das doenças gerou uma prevenção mais eficaz das doenças infecciosas. Mesmo quando houve uma imensa redução das doenças infecciosas devido aos antibióticos, sobretudo a penicilina, ninguém imaginou que as mortes devidas a infartos entre homens de 40 a 60 anos – faixa considerada prematura – chegariam a níveis alarmantes depois da Segunda Guerra Mundial, resultando em uma epidemia cujo auge se deu em meados da década de 1960. Desde então, as mortes por infarto e derrame vêm diminuindo progressivamente, ainda que nossa expectativa de vida venha aumentando.

UM CONJUNTO DE RISCOS

A redução contínua das mortes causadas por infarto não foi resultado apenas do controle do colesterol. Os fatores mais importantes podem ser rapidamente resumidos:

- Muitos infartos eram causados por infecção do coração (endocardite aguda), que podia ser detectada através de exames de sangue ou ecocardiograma e tratada com antibiótico. Alguns pesquisadores argumentam que esse fator teve um papel muito importante na diminuição das mortes por infarto.
- A melhoria dos tratamentos hospitalares aumentou a taxa de sobrevivência dos que sofriam infarto.
- Combinando os fatores acima citados, os pacientes com infecções cardíacas diagnosticadas podiam ser tratados em hospitais, um ambiente muito melhor para a sobrevivência, caso eles tivessem um infarto devido à infecção.

O que não vemos melhorar são os fatores que começaram a formar esse conjunto de riscos. Também não é difícil resumi-los:

- Paul Dudley White, um ilustre cardiologista de Harvard, foi escolhido para ser o médico do presidente Eisenhower depois que este sofreu um infarto em 1955. White acreditava que uma mudança na alimentação norte-americana era a principal causa da epidemia de infartos. Antes e durante a Grande Depressão, a queda na renda fez com que a maioria dos norte-americanos se alimentasse de muitos vegetais e pequenas quantidades de carne. Com a prosperidade do pós-guerra, houve um aumento sem precedentes de uma dieta rica em gordura e carne.
- Reconhecido por ser o primeiro a estimular a prevenção do infarto, White também chamou a atenção para os benefícios

da atividade física para a saúde, já que os norte-americanos estavam se tornando mais sedentários.

- Um terceiro fator que White sublinhou foi o controle do peso.
- Mais tarde, à medida que o estresse foi sendo mais bem compreendido, o conceito de personalidade tipo A tornou-se popular. Os infartos foram relacionados a traços do tipo A, ou seja, personalidade muito tensa, exigente, controladora e perfeccionista, em oposição à personalidade do tipo B, que é mais relaxada, acessível e em geral menos exigente.
- A toxicidade tornou-se parte do quadro quando os efeitos do tabagismo passaram a ser considerados. Embora o câncer de pulmão fosse o foco principal, também se descobriu a tempo que o tabagismo prejudicava os tecidos dos vasos sanguíneos, inclusive das artérias coronárias.
- A diferença de gênero nos casos de infartos em homens e mulheres foi em grande parte atribuída ao papel do estrogênio, que protege as mulheres da doença cardíaca até a menopausa.
- Descobriu-se que a hipertensão (pressão arterial alta) agrava a doença cardíaca, pois pressiona os tecidos das artérias coronárias, aumentando as pequenas fissuras onde as placas de gordura começam a se depositar.

Como podemos ver, esse conjunto de riscos não depende apenas do colesterol. Portanto, chega a ser estranho que um único fator em nossa alimentação – e uma substância química muito necessária à estrutura celular – seja visto como o único vilão. Os cínicos inveterados gostam de apontar o imenso lucro acumulado pela indústria farmacêutica ao promover o uso de medicamentos, ou a mentalidade do tipo "solução milagrosa" dos norte-americanos, que estão sempre atrás de um comprimido que resolva instantaneamente qualquer problema, induzidos por médicos que prescrevem remédios para baixar o colesterol mesmo sabendo que a DAC é uma doença complexa, cuja prevenção depende de vários elementos.

No entanto, o cinismo não leva a soluções, que é o que estamos buscando aqui. Ainda é importante controlar os fatores de risco. Apesar do problema da não observância disso, hoje em dia mais norte-americanos têm um estilo de vida que é benéfico para o coração: exercitam-se regularmente, consomem menos gordura e menos açúcar (este último, suspeita-se agora, talvez implique mais riscos do que as gorduras saturadas), meditam, praticam ioga e não fumam.

Em um capítulo mais adiante, trataremos dessas medidas preventivas convencionais, inclusive das delicadas complicações do colesterol. Mas fazer do colesterol o vilão, e da diminuição dele uma panaceia, não é legítimo. Em 1994, a publicação *Medical Clinics of North America*, depois de uma pesquisa analítica (isto é, uma análise que avalia diversas pesquisas) de quatro grandes ensaios de prevenção básica, afirmou que seria possível esperar uma redução de 24 por cento dos infartos não fatais e uma redução de 14 por cento dos infartos fatais devidos a terapias de redução dos níveis de colesterol.

Teimamos tanto na busca de substâncias "milagrosas" que um fármaco moderadamente eficaz como a estatina, o mais difundido dos medicamentos para a redução do colesterol, usado por um quarto da população com mais de 40 anos, é divulgada como se fosse uma solução para o problema. Não podemos ignorar que a estatina pode reduzir significativamente o risco de infarto ou derrame – em 2016, um artigo na prestigiada *The Lancet* declarou que as estatinas previnem 80.000 infartos e derrames por ano na Grã-Bretanha –, mas o que não se divulga é a diferença entre risco relativo e risco absoluto.

Digamos que uma avaliação de risco conduzida pelo seu médico lhe dissesse que seu risco de infarto poderia diminuir em 50 por cento se você tomasse um remédio. Isso parece notável, mas se, para início de conversa, seu risco absoluto de ter um infarto for de apenas 10 por cento, diminuí-lo para 5 por cento não tem nada de impressionante. "Diminuir pela metade" parece significativo quando comparado com "diminuir em 5 por cento", e é por isso que a indústria farmacêutica costuma se referir apenas à melhora do risco relativo. (Para algumas pessoas, essa redução do risco relativo é fundamental. Rudy, por exemplo, cuja família tem um histórico de doença cardíaca prematura, toma estatina como medida de prevenção necessária a fim de manter seu colesterol LDL – lipoproteína de baixa densidade ou colesterol "ruim" – abaixo de 60. O histórico familiar pode indicar um risco genético que não seria contrabalançado se não fosse com medicação para reduzir o colesterol.)

Pesquisadores da área médica apresentam perspectivas diferentes para os mesmos dados. Em uma carta de janeiro de 2009 à revista *New England Journal of Medicine*, David H. Newman, do St. Luke's-Roosevelt Hospital, da cidade de Nova York, cita um exemplo incrível. Os médicos recentemente tinham sido influenciados por uma ampla pesquisa, que mostrava os benefícios consideráveis do uso das estatinas:

> A faixa [citada] de 20 por cento a 30 por cento como redução de risco relativo de mortalidade devida a qualquer causa está incorreta. A redução de risco relativo foi de 12 por cento ao longo de cinco anos. Esse número indica que uma morte por ano era evitada a cada 417 pacientes tomando estatina, ou um em 83 pacientes depois de cinco anos de tratamento. Foi preponderante nessa pesquisa o número de indivíduos que desenvolveram doença coronariana, e a taxa de mortalidade entre os indivíduos do grupo de controle (9,7 por cento) era bastante alta.
>
> O benefício é real, mas pequeno – e substancialmente menor entre pacientes com baixo risco (ou seja, a grande maioria dos pacientes atualmente fazendo tratamento com estatina). Esse benefício deve ser explicitado para os pacientes de modo que eles possam compreender, diante de seu próprio risco de morte em cinco anos, suas chances individuais de se beneficiarem do tratamento com estatina, tendo em vista os riscos e custos conhecidos desses medicamentos.

Todo mundo, tanto os médicos quanto o público em geral, recebe bem as novidades sobre redução de risco de infarto, e é fácil ignorar as diferenças entre risco relativo e risco absoluto. Em termos absolutos, a redução de risco não é grande entre pacientes que já têm um diagnóstico de DAC. Em um período de cinco anos,

- 96 por cento deles não sentiram nenhum benefício.
- 1,2 por cento tiveram aumento da expectativa de vida, pois se livraram de um ataque cardíaco fatal.
- 2,6 por cento foram auxiliados, pois se preveniram contra a repetição de um infarto.
- 0,8 por cento foram auxiliados na prevenção de um derrame.
- 0,6 por cento foram prejudicados, pois desenvolveram diabetes.
- 10 por cento foram prejudicados, pois desenvolveram problemas musculares.

Essas descobertas estão de acordo com as conclusões que indicam que as estatinas reduzem o risco absoluto em pessoas com doença cardíaca preexistente em uma média de 3 por cento, o que é muito diferente da redução do risco relativo divulgada, que é de 20 por cento.

A American Heart Association avisa que em geral usar estatina é útil. Em defesa disso, uma abrangente resenha publicada em *The Lancet* demonstrou que o tratamento com estatina reduz o risco de importantes ocorrências vasculares – por exemplo, infarto e derrame –, através das quantias adicionais que aumentam anualmente se o medicamento é consumido durante cinco anos. Uma estimativa geral indica que, se 10.000 pessoas reduzissem com estatina seu colesterol LDL ao longo de um período de cinco anos, mil ocorrências vasculares poderiam ser evitadas. Em outras palavras, um benefício absoluto de 10 por cento. Para aquelas pessoas como Rudy, cujo consistente histórico familiar exige a manutenção de baixos níveis de LDL, esse benefício é suficiente para justificar o uso do remédio. Mas será suficiente para pessoas com risco mais baixo? A atual recomendação governamental afirma que, depois de uma avaliação feita pelo médico, você deve tomar estatina se o risco de doença cardíaca estiver acima de 10 por cento e você tiver entre 40 e 75 anos.

Mesmo sendo aceitas como padrão-ouro em termos de redução de colesterol, as estatinas estão longe de ser infalíveis. Duas pesquisas descobriram que a calcificação das placas na verdade aumentou entre os usuários da substância, acelerando o progresso da sua doença cardíaca. Em um estudo feito em 6.600 homens sem diagnóstico prévio de DAC, publicado na revista *Atherosclerosis*, a prevalência e a extensão de placas calcificadas eram 52 por cento mais altas do que entre os que não faziam uso do remédio. A estatina também pode reagir com as medicações para pressão alta e anticoagulantes, bem como com antibióticos. Mulheres em idade fértil que usam estatina devem tomar anticoncepcional, pois, caso engravidem, há risco de a estatina provocar doenças congênitas no feto.

Mas vamos deixar de lado por um momento a questão sobre se vale a pena tomar estatina por cinco anos, levando em conta os custos e os possíveis efeitos colaterais (a mialgia, ou dor muscular, é comum e aumenta com a idade ou quando o paciente toma outros remédios para o coração). Uma estatística mais importante não é compreendida pelo público em geral: a estatina não indica necessariamente que a pessoa viverá mais. Uma pesquisa analítica conduzida pelo dr. Kausik Ray e seus colegas, publicada em 2010 na *Archives of Internal Medicine*, mostrou que esse fármaco não tinha efeito algum sobre as taxas de mortalidade em geral. A estatina funciona administrando um fator de risco: ela abaixa o nível do colesterol LDL do sangue, o lipídio de baixa densidade considerado "ruim". Porém descobriu-se que os níveis de LDL não influenciam significativamente a expectativa de vida. Devemos levar em consideração muitos outros fatores, tais como inflamação ou predisposição à calcificação.

Sem dúvida, o conjunto de riscos da DAC é desconcertante, pois não dá muita indicação de qual é o principal deles, quando estamos considerando mudanças no estilo de vida. Seria o colesterol na alimentação ou o estresse no trabalho? Seria o fato de usar computador o dia inteiro ou de estar acima do peso? Esse conjunto de riscos também não esclarece nada sobre outra questão importante: quando as pessoas envelhecem e adentram os anos mais críticos em termos de doença cardíaca, sua vontade de praticar uma atividade física, de seguir uma alimentação saudável e de conservar o peso ideal tende a diminuir. (Uma sondagem do Instituto Gallup de 2015, feita com 335.000 norte-americanos adultos, relatou que 51,6 por cento disseram se exercitar pelo menos três vezes por semana durante trinta minutos. Mas isso não satisfaz as recomendações oficiais, que aconselham 150 minutos de atividade física moderada a intensa por semana, mais duas ou mais sessões de atividade muscular que trabalhe os principais grupos musculares. Apenas 20 por cento dos adultos cumprem essa cota ideal, de acordo com os dados atuais dos Centers for Disease Control and Prevention [Centros de Controle e Prevenção de Doenças]. As pessoas que costumavam se exercitar mais tinham entre 18 e 26 anos, ganhavam mais de 90.000 dólares anualmente, viviam nos estados do Oeste e eram do sexo masculino. Apenas duas em cada cinco pessoas se exercitavam pelo menos três vezes por semana.)

Em uma abordagem holística, queremos eliminar esse conjunto de riscos e sua confusão. Para começar, vamos parar de isolar o coração como se ele fosse um órgão vulnerável, com o qual devemos nos preocupar sempre. O panorama mais amplo é diferente. De acordo com estatísticas dos Estados Unidos e da Europa, uma pessoa que já tenha 65 anos viverá em média mais dezenove ou vinte anos. A média é válida para homens e mulheres, mas sofre grande impacto se a pessoa for pobre, fumante ou se tiver um estilo de vida que não seja saudável. No entanto, se perguntarmos quantos desses anos a mais serão considerados saudáveis, a resposta é impressionante: apenas metade. Em geral, o homem de 65 anos conta com mais onze anos de vida saudável, e a mulher de 65 conta com um pouco menos. O termo "saudável" fica aqui sujeito a definições variadas, mas em geral o quadro é de uma década de menor qualidade de vida. Em última análise, é isso que precisamos melhorar. Uma abordagem saudável para o coração tem em mente o objetivo maior de bem-estar vida afora.

VARIABILIDADE DE FREQUÊNCIA CARDÍACA (VFC)

Se desejamos encontrar a cura holística, precisamos de boas bases. Vamos começar tratando de uma medida conhecida como variabilidade de frequência cardíaca (VFC). O som típico do batimento cardíaco é uma batida constante, formada de uma batida fraca seguida de uma forte: tum-TUM, tum-TUM. Na verdade, o coração saudável é flexível e altera seu ritmo de acordo com a situação. O batimento palpitante de um maratonista é muito diferente da quase suspensão de batimentos de um iogue indiano em meditação. Num nível mais sutil, nosso coração reage aos estímulos do estresse diário, mesmo os mais fracos. Se ficamos tensos, o batimento se torna mais parecido com uma palpitação constante, rápida e espaçada. Em termos médicos, isso significa que a VFC está baixa, o que não é desejável. No diabetes, uma frequência cardíaca baixa é associada a um coração pouco saudável e pode aumentar o risco de morte cardíaca súbita.

Uma VFC alta ocorre quando o coração reage de acordo com uma faixa de batimentos mais rápidos e mais lentos, dependendo do que estiver acontecendo com o corpo-mente. O coração humano costuma bater em torno de cem vezes por minuto, mas o efeito do sistema nervoso autônomo, que é responsável pelos processos inconscientes do corpo, reduz esse ritmo a cerca de setenta vezes por minuto. Em média, essa é uma velocidade de repouso desejável. Mas no fim das contas é o sistema nervoso que acaba sendo fundamental.

Quando a VFC está alta, o sistema nervoso autônomo está em equilíbrio. Os indícios que poderiam gerar uma reação do tipo luta ou fuga ou de estresse em geral são verificados pelos sinais de repouso e relaxamento. Quando a VFC está baixa, isso não só indica problemas cardíacos como também dá sinais para o diagnóstico de câncer, diabetes, derrame, glaucoma, entre outras doenças. O longo alcance dessas influências intriga quem estuda as respostas autônomas. É possível intervir e desacelerar o batimento pressionando os olhos, por exemplo, ou massageando as artérias carótidas dos dois lados do pescoço.

Com o surgimento de dispositivos portáteis que monitoram a pressão arterial, o batimento cardíaco e outros sinais vitais, resulta que a VFC é um dos melhores indicadores do estresse de uma pessoa. Com uma simples respiração profunda ou alguns momentos de meditação, as pessoas conseguem melhorar a VFC e ao mesmo tempo reduzir a reação ao estresse. Há dispositivos que monitoram e verificam essa alteração. Assim, a realidade subjetiva e a objetiva se unem, como já fazem na junção do corpo e da mente.

Digamos que você esteja atrasado para o trabalho e saia correndo de casa. A manhã é de frio e, quando você liga o carro, ele não pega. Naquele instante, os dois lados da realidade começam a produzir algum efeito. O lado objetivo é um elemento estressante externo – a bateria do seu carro – que leva a mudanças objetivas em seu corpo. Os hormônios do estresse, como a adrenalina e o cortisol, começam a agir; o centro emocional do cérebro, a amígdala, entrará em elevada atividade; a pressão arterial pode subir e a frequência cardíaca, aumentar. Tudo isso faz parte da reação do corpo ao estresse. Do lado subjetivo, a gama de reações é tão variada que elas são muito menos previsíveis. Você pode entrar em pânico, por exemplo, se esta for sua segunda semana no emprego e ser despedido seria desastroso. Por outro lado, você pode ser o dono da empresa e considerar isso uma chateação sem importância. Fora desse campo dos pequenos estresses do cotidiano, os estresses importantes que alteram a vida da pessoa abarcam tudo, desde luto e tristeza até medo extremo, depressão e tendências suicidas.

A maravilha é que o sistema é tão sensível e dinâmico que comanda o espectro todo. Mas no fundo o fator fundamental é o subjetivo. Como você compreende e interpreta o estresse determina o tamanho do efeito dele sobre você. Uma bateria de carro descarregada pode ser o início de algo maior ou pode não ser nada. Como você lida com uma medida que depende tanto de sua vida interior? Essa pergunta é importante, pois, em termos de fatores de risco, a VFC está relacionada a inúmeras doenças, tanto físicas quanto psicológicas. Como sinal de doença mental, a VFC baixa aparece mais ou menos em todas, de depressão a transtorno de ansiedade a estresse pós-traumático, transtorno bipolar e esquizofrenia. O coração sofre com a angústia mental. Do lado físico, a VFC baixa está associada à inflamação, abrindo o caminho para uma série tão ampla de doenças que, de novo, pode ser indício de doenças que parecem não ter nada a ver uma com a outra, como câncer, diabetes e doença cardíaca.

Obviamente, em termos médicos, é bom melhorar a VFC. Uma forma direta de conseguir isso é através da meditação e de outras práticas contemplativas, como já mencionamos. Se observar a ilustração da página 26, você notará que o coração está entre as mensagens "de baixo para cima", enviadas da região intestinal, e as mensagens "de cima para baixo", enviadas pelo cérebro. Para um fisiologista que esteja procurando uma parte específica da anatomia responsável pelo envio de mensagens em ambas as direções, o que se destaca é o *nervo vago*. Portanto, vamos examiná-lo mais de perto.

Estimulando o nervo vago

O termo "vago" deriva da palavra latina para "vaguear", que é o que esse nervo faz. Ele é um dos dez nervos cranianos que se propagam diretamente do cérebro para o corpo todo. Vai do cérebro ao intestino, com paradas ao longo do caminho, principalmente no coração e nos pulmões. Sua maior responsabilidade é regular o coração, os pulmões e as funções digestivas. Sendo o nervo mais comprido do corpo, ele apresenta duas ramificações principais, que descem à direita e à esquerda do pescoço. O nervo vago pode ser considerado conectado do intestino ao cérebro. As mensagens são enviadas pelo microbioma do intestino, as bactérias que ali habitam. Esse microbioma contém duzentas vezes mais genes do que o genoma humano (4 milhões *versus* 20.000).

Entre as principais características dos nervos, destaca-se o fato de que alguns deles enviam mensagens do cérebro (nervos eferentes, ou motores), enquanto outros conduzem as mensagens dos órgãos para o cérebro (nervos aferentes, ou sensitivos). Devido a inúmeras pequenas ramificações que chegam a quase todos os órgãos, o nervo vago é responsável por cerca de 80 por cento a 90 por cento dos impulsos aferentes. Em linguagem leiga, isso significa que a informação sensorial – sobretudo os efeitos da dor e do estresse – que percorre a via de informação do corpo transita por esse único nervo. Assim, quando a atividade do nervo vago está baixa, é sinal de que uma série de coisas pode estar andando mal – essa redução na atividade está associada ao maior número de mortes por infecção, artrite reumatoide, lúpus, síndrome do intestino irritável, sarcoidose (doença de causa desconhecida que causa inchaço nos nódulos linfáticos), traumatismo, depressão e estresse. A estimulação do nervo vago provoca um efeito instantâneo no batimento cardíaco e na VFC.

A essa altura, você já se acostumou com as listas de doenças que atravessam a fronteira entre corpo e mente. Observe que é significativo que o nervo vago seja uma via de mão dupla, enviando e recebendo mensagens do trato intestinal para o cérebro e vice-versa. Ele controla a reação intestino-cérebro, que por sua vez pode ser de grande importância em inflamações. Descobertas já publicadas indicam que a meditação e várias práticas contemplativas podem aprimorar a resposta imunológica ao estimular o nervo vago de tal modo que a inflamação diminui.

Uma interessante prova disso é dada com a estimulação física do nervo vago através do implante cirúrgico de uma pequena bateria do tamanho de um relógio. Normalmente, esse procedimento é feito em ambulatório, e o implante se dá no espaço abaixo da clavícula esquerda. Um fio corre pelo pescoço, por onde desce a ramificação esquerda do nervo, e esse fio é ligado no nervo. Quando a bateria é ligada – há configurações de forte a fraco –, ela envia um leve impulso elétrico que estimula o nervo vago.

O que impressiona, pensando do ponto de vista da prática clínica convencional, é como são amplas as possibilidades de benefícios com a estimulação do nervo vago. No momento, estão sob escrutínio nada menos que 32 problemas de saúde – de alcoolismo, batimento cardíaco irregular (fibrilação atrial) e autismo até uma galeria de distúrbios físicos e psicológicos: cardiopatias, transtornos afetivos como depressão e ansiedade, várias doenças intestinais, dependências e talvez até perda de memória e doença de Alzheimer –, e o resultado parece positivo. O nervo "que vagueia" atinge muitas partes do cérebro e do corpo, ou seja, ele pode ter efeito holístico na cura.

Kevin J. Tracey, neurocirurgião e especialista em medicina molecular, fez uma descoberta inovadora em relação ao nervo vago. Ele teve o *insight* de que o sistema imunológico do corpo deve ter evoluído a fim de conservar a homeostase, o equilíbrio geral do organismo. Quando ocorre uma inflamação, como parte da reação imunológica normal (o assim chamado "reflexo inflamatório"), o corpo se desequilibra, entrando no "modo cura". Há substâncias químicas específicas que regulam tal reflexo, que é controlado pelo núcleo das células. Um sinal importante de inflamação é dado pelo grupo químico das citocinas. Sabemos que essas substâncias podem extrapolar seu raio de ação e, quando isso acontece, o resultado é uma inflamação aguda ou crônica. É como se o corpo tivesse acendido um fogo que não se apaga e pode se inflamar ainda mais perigosamente.

Há muito se pensava que o sistema imunológico tomava conta sozinho do reflexo inflamatório, mas, a partir de 2011, Tracey e seus colegas demonstraram que a acetilcolina, um elemento químico cerebral, ou neurotransmissor, também controla quanta citocina deve ser produzida. Mais especificamente, eles relacionaram a acetilcolina com as células T de memória do baço. A via por onde essas mensagens trafegam é o nervo vago. (Em maio de 2014, um perfil de Tracey na *Sunday Magazine*, do *New York Times*, recebeu o apropriado título de "O sistema imunológico poderia ser hackeado?")

Em 2012, em um artigo que revelava a melhora em sintomas de artrite reumatoide que eram refratários a tratamentos medicamentosos convencionais, Tracey e sua equipe demonstraram os benefícios terapêuticos da estimulação do nervo vago. Esse trabalho abriu as comportas de muitas áreas de pesquisa. De repente, o eixo cérebro-intestino tornou-se o assunto mais quente em clínica médica. O paradigma das doenças está agora passando por uma revisão radical, e essa revisão tem ido na direção do holismo, enxergando o corpo-mente como um único sistema.

Por exemplo, milhões de pessoas sofrem de síndrome do intestino irritável, também chamada de cólon espástico, colite nervosa e colite mucosa. É uma doença terrível, que causa não apenas uma grave dor abdominal e irregularidade nos movimentos intestinais, mas também a aflição psicológica de nunca saber quando esses sintomas imprevisíveis vão surgir. Observada apenas como um problema puramente intestinal, essa síndrome apresenta inflamações que tornam a área do intestino muitíssimo sensível – qualquer pequeno estímulo pode gerar uma inflamação violenta.

O paradigma referente a essa doença mudou após a descoberta de que, através do nervo vago, diferentes áreas do cérebro, como o córtex somatossensorial, o córtex insular, a amígdala, o córtex cingulado anterior e o hipocampo, também têm relação com ela. Tanto as mensagens que saem do nervo como as que nele chegam participam do eixo cérebro-intestino e, já que o cérebro está envolvido nisso, é grande a chance de reações emocionais e de estresse. É por isso que muitos pacientes de síndrome de intestino irritável são encaminhados à psicoterapia: a disfunção na rotina cotidiana os deixa ansiosos e deprimidos.

Contudo, como agora sabemos que há uma sinalização cerebral invulgar nos pacientes com intestino irritável, não tem mais sentido separar os aspectos físicos da doença dos psicológicos. Um dos principais motivos de otimismo em relação ao tratamento dessa enfermidade é o implante de nervo vago, que iria melhorar a atividade do eixo cérebro-intestino. Além disso, há a perspectiva de dispositivos portáteis que, sem cirurgia, estimulariam o nervo vago, enviando através da pele leves impulsos elétricos até onde os nervos se conectam com o nervo vago – por exemplo, em volta da orelha.

O nervo vago é um exemplo convincente da ideia de que existe apenas um corpo-mente – na verdade, é uma linha vital para o coração, levando mensagens tanto de ocorrências físicas quanto mentais. Uma alternativa completamente não invasiva é a meditação, há muito comprovada na redução do estresse; existem relatos não científicos de pessoas com síndrome de intestino irritável que se sentiram melhor depois que começaram a meditar. A descoberta inovadora de que o cérebro afeta diretamente as células T do sistema imunológico foi impressionante, mesmo para especialistas da área. A medicina sempre colocou o sistema nervoso central num compartimento e o sistema imunológico em outro. Suspeita-se agora que existem várias escolhas de estilo de vida que podem estimular o nervo vago. E isso encaixa uma peça fundamental do quebra-cabeça, demostrando que o sistema imunológico está conectado ao cérebro, e não isolado em um sistema próprio. Mas todas as evidências físicas não devem nos levar a uma direção errada. A cura não é controlável apenas fisicamente. A chave é a consciência.

CONSCIÊNCIA E INFLAMAÇÃO

Não paramos de repetir que não é possível mudar algo de que não temos consciência. O elo principal de muitos problemas de saúde crônicos, inclusive a doença arterial coronariana – e talvez a resposta definitiva a respeito deles –, parece ser algo sobre o qual é difícil, ou impossível, ter consciência: a inflamação. Os efeitos iniciais são microscópicos no que se refere ao que acontece no coração. Isso demanda algumas explicações médicas. A camada que reveste internamente as artérias é conhecida como "endotélio", e esse revestimento não se destina a funcionar apenas como uma camada lisa. O endotélio é dinâmico e ativo. Secreta substâncias químicas, por exemplo, que repelem toxinas que fazem mal a ele, como os resíduos do tabaco. Ao contrário dos canos de água, os vasos sanguíneos se expandem e se contraem a fim de alterar o fluxo do sangue que passa por eles. A rigidez da placa que se forma nas doenças cardíacas é um problema, mas a questão subjacente é a aterosclerose, vulgarmente denominada "endurecimento das artérias".

Assim como folhas se juntam num bueiro no outono, quando o endotélio das artérias coronárias começa a apresentar fissuras, porções de colesterol LDL se fixam nele, e os depósitos de gordura vão lentamente se enrijecendo com cálcio e pequenos coágulos de sangue. Com o tempo, os glóbulos brancos que acorrem para lidar com o colesterol LDL nas paredes das artérias também se juntam à placa. (A aterosclerose não fica restrita às artérias coronárias, é uma doença sistêmica. Muitas vezes, a tendência de derrame é associada às placas das artérias carótidas, situadas do pescoço.) É sabido que a pressão alta, o tabagismo e níveis altos de LDL são causas de placa arterial.

Mas não é com elas que a doença começa. No nível microscópico, os primeiros sinais de aterosclerose são como camadas de gordura nas células musculares da artéria. Essas camadas de gordura aparentemente ficam inflamadas e é daí que se desenvolvem as fissuras do endotélio. Ninguém sabe a origem dessas camadas de gordura, mas é provável que, quando um paciente começa a se prevenir por meios convencionais, a doença já esteja bem adiantada. Porém, entre as camadas de gordura e as fissuras, o criminoso – a inflamação – pode ser atacado. Na verdade, pelo que sabemos, é a melhor abordagem holística.

A inflamação é um problema holístico, dos pés à cabeça. Mas, se não conseguimos detectá-la no dia a dia, como saber o que fazer? Ao contrário da vermelhidão, do inchaço e do desconforto de uma inflamação aguda (por exemplo, uma queimadura ou um ferimento), um nível baixo de inflamação crônica provoca poucos sintomas, isso quando os provoca.

Os indicadores de inflamação, sobretudo as citocinas, aparecem nas paredes das artérias atingidas pela aterosclerose. E é na área do estresse que a consciência pode fazer muita diferença, pois, como já está bem documentado, é ali que aparece a inflamação.

A meditação reduz o estresse ao agir no nível das reações inconscientes autônomas do cérebro. Mas, à medida que nos tornamos mais conscientes de nós mesmos, através de meditação ou de alguma outra via, começamos a captar tudo de negativo que faz o organismo ficar em um nível permanente de estresse. Em termos químicos, isso é complexo, mas a cadeia de ocorrências prejudiciais é clara:

Estresse → inflamação → aterosclerose → DAC

Se, em vez de "estresse", o primeiro elo da cadeia de ocorrências for "consciência de si", o resto da sequência será evitável ou reduzido, facilitando o tratamento. Anteriormente (ver página 55), apresentamos algumas formas de manter a autoconsciência no trabalho. Mas essa autoconsciência pode ser travada de várias maneiras. Usando o local de trabalho como exemplo:

- A pressão de prazos para a conclusão de tarefas produz um nível crônico de estresse, e nós nos adaptamos a ele bloqueando-o, e por fim considerando-o normal. Mas nossas células não têm esse mecanismo de bloqueio e começam a ser prejudicadas gradualmente.
- A variabilidade de frequência cardíaca sofre sob as exigências constantes de um dia de trabalho típico.
- A rotina sedentária dos empregos modernos, muitos dos quais requerem horas diante do computador, enfraquece o tônus muscular e colabora com a atual epidemia de obesidade.
- A repetição da rotina de trabalho entorpece a mente e gera monotonia.
- Tensões interpessoais no ambiente de trabalho provocam ressentimento, raiva, inveja e ansiedade – esses sentimentos acabam sendo ignorados sem de fato serem resolvidos.

- Emoções negativas não expressas e tensões são transmitidas e retransmitidas entre o cérebro, o coração e o intestino pelo nervo vago, gerando uma fragilidade que muitas vezes se manifesta na forma de dor de estômago, intestino irritado, constipação e outros sinais de inflamação.

Esses elementos estressantes próprios do local de trabalho oferecem um bom exemplo de como a vida "normal" na verdade funciona contra a cura, e estressores semelhantes também existem fora desse ambiente, por exemplo, em casa. Pouco importa que o andamento da disfunção seja lento, pois todo o organismo está pagando um preço constante que, pouco a pouco, vai se acumulando. Quando vamos para o trabalho, levamos conosco 50 trilhões de células, e o bem-estar *delas* determina *nosso* bem-estar.

A inflamação é um problema complexo que ocorre sobretudo num nível celular oculto, mas a reação de estresse é algo que podemos controlar no dia a dia. Ironicamente, é esse elemento que recebe a menor atenção das pessoas. Elas melhoram seu estilo de vida com dietas e exercícios, ao mesmo tempo que têm um cotidiano agitado e exigente, que é a raiz de seus problemas. O próximo passo em nossa jornada de cura é avaliar como o estresse e o processo de cura estão vinculados num nível muito profundo.

5

COMO DESACELERAR

Anos depois de a palavra "estresse" ter se tornado familiar, grande parte das pessoas ainda não a compreende – mas elas não têm culpa disso. Pergunte a si mesmo qual dos seguintes acontecimentos você consideraria estressante:

- O processo de um divórcio
- Ganhar na loteria
- Sair de férias
- Ter um filho

A resposta correta seria "todos os mencionados". O estresse pode ser definido como qualquer coisa que ative a reação de estresse do corpo. Psicologicamente, ele ocorre sempre que a ansiedade em relação ao futuro ou arrependimentos em relação ao passado são evocados. Um divórcio desgastante pode ser classificado como acontecimento negativo e ganhar na loteria, como positivo, mas não é assim que o cérebro de baixo enxerga as coisas. O cérebro de baixo, ou reptiliano, é uma herança evolutiva dos primeiros anos de vida na Terra e traz com ele as reações ancestrais de luta ou fuga. Uma ampla variedade de experiências cotidianas, de dar à luz à perda do emprego, de ter depressão no histórico familiar a quebrar a banca em Las Vegas, pode ser estressante. Os especialistas mencionam também o "eustresse" –

o prefixo "eu", em grego, significa "bom" ou "bem" – ou "estresse positivo", indicando que o estressor é um acontecimento feliz, mas mesmo assim desgastante.

Em um estilo de vida saudável, devemos considerar o estresse que se acumula com o tempo, e, como esse acúmulo não é visível e acontece lentamente, não há de fato diferença entre administração do estresse e administração da vida. Por exemplo, ainda que dar à luz seja motivo de alegria, mães novatas relatam que cuidar de uma criança é extremamente estressante – isso, aliás, não é nenhuma surpresa. Nós nos adaptamos ao estresse bom e à aflição, o bom e o ruim do espectro, porque temos que nos adaptar. Bebês precisam ser acalentados e nutridos, apesar do que isso custa aos pais em termos de estresse físico e mental.

A abordagem holística nos indica que aguentar o estresse não é o suficiente. Pais novatos são avisados por todos que já passaram pela mesma experiência que em algum momento os bebês vão parar de acordar no meio da noite, de chorar por causa da dentição e de dar trabalho demais aos dois anos. É verdade, mas sempre haverá alguma coisa estressante adiante, e isso vale para a vida em geral. Portanto, lidar com o estresse envolve duas coisas: eliminar o resíduo de antigos estressores do organismo e evitar que o impacto de novos estressores seja muito grave. Esses dois passos figuram com destaque na administração da vida.

COMO LIDAR COM O ESTRESSE AGUDO

Algumas coisas acontecem sem aviso e nos colocam diante de um estresse imediato – são os casos de *estresse agudo*. Ser demitido é um exemplo, e todos nós já vivemos a difícil experiência da perda de um emprego; é algo temido demais por milhões de pessoas. Também já vivenciamos as várias formas de autodefesa na hora de lidar com esse tipo de crise. Certa porcentagem de indivíduos simplesmente se recolhe e procura se distrair, na esperança de que o tempo cure a ferida. Estudos psiquiátricos descobriram, por exemplo, que o comportamento mais comum diante do estresse agudo é assistir a mais televisão (que hoje em dia corresponderia a jogar videogames sem parar), um fenômeno que se tornou endêmico entre operários mais velhos que foram despedidos e ficaram desempregados às vezes permanentemente. Já que esse comportamento também é observado em níveis altos de dependência de opioides entre homens brancos com mais de 50 anos e tem um aumento alarmante entre suicidas, usar a distração obviamente não é uma boa defesa contra o estresse agudo.

Na vida, quando somos atingidos pelo estresse agudo, como no caso de uma ruptura difícil ou do diagnóstico de uma doença potencialmente grave, um tanto de alheamento e distração é natural e é positivo. O tempo não conduz à cura completa, mas permite que emoções desestabilizadas recuperem certo equilíbrio. Voltar-se para comidas que consolam e "compensar os sentimentos" pode ser bom emocionalmente por algum tempo. Mas a certa altura é preciso lidar com o estresse agudo de forma saudável e proativa. Caso contrário, continuaremos sendo afetados por mágoas duradouras, lembranças ruins, baixa autoestima e outros estragos.

O caminho da cura pode ser demonstrado na hora do parto. Depois que a mãe dá à luz, seu cérebro gera níveis altos de dopamina e oxitocina, duas substâncias químicas associadas ao humor elevado, até mesmo à euforia. Assim como acontece com a primeira vez que sentimos qualquer prazer ou recompensa, queremos repetir a experiência. Um estudo de 2008 orientado por Lane Strathearn na Baylor University e publicado na revista *Pediatrics* demonstrou que, quando mães novatas sentem o prazer de ver seu bebê, são ativadas no cérebro as mesmas regiões acionadas pela cocaína – mas nesse caso o efeito é natural. Curiosamente, ver o rosto do bebê, estivesse ele com expressão feliz ou triste, dava prazer, como foi mensurado pelos sinais de recompensa no cérebro materno, desde que a mãe se sentisse segura em relação a si mesma e ao bebê. Em contrapartida, nas mães excessivamente estressadas em relação aos filhos recém-nascidos, diferentes regiões do cérebro eram ativadas quando o bebê chorava, regiões relacionadas à dor e ao desagrado. O nível de estresse da mãe pode ter efeitos dramáticos em sua interação com a criança e no próprio desenvolvimento do cérebro do bebê.

O estresse que acontece quando o recém-nascido vem ao mundo não vai simplesmente desaparecer. Durante um ano ou mais, ambos os pais levarão uma vida confusa, e surgem sinais típicos do estresse agudo, entre os quais cansaço, desgaste, sono ruim e uma sensação de ter perdido o controle. Especialistas em estresse afirmam que o aumento na imprevisibilidade da vida e a sensação de que não temos controle piora ainda mais o estresse agudo. É fácil perceber como a perda do emprego transforma o que era uma renda constante e o orgulho da realização de um bom trabalho no oposto, ou seja, não ter conquistas de que se orgulhar nem saber o que será do futuro. Mas ter um bebê tem essa mesma dimensão. A saúde da criança é imprevisível, e não há como os pais controlarem quando ela precisará de atenção imediata.

Alguns pais de recém-nascidos se saem muito melhor do que outros. Vejamos exemplos de como eles fazem isso:

A solução para o estresse agudo causado por bebês

A chave é lançar mão de mecanismos que qualquer um tem à disposição.

- Descansar e dormir bem.
- Arrumar diariamente um tempo para ficar sozinho e sossegado.
- Sair de casa para restaurar a conexão com a natureza.
- Manter uma vida ativa – não ficar preso à situação.
- Compartilhar deveres e responsabilidades. Pedir ajuda antes de se sentir sobrecarregado.

- Manter uma rotina – isso ajuda a compensar os acontecimentos imprevisíveis.
- Ter uma atividade na qual você sinta estar no controle.
- Ter um ou uma confidente com quem possa dividir os sentimentos sem ser julgado.
- Não se martirizar, assumindo mais obrigações do que pode.
- Lutar contra a vontade de se sentir vítima.
- Não se isolar – manter a atividade social.
- Procurar pessoas na mesma situação que possam ter empatia com você e lhe dar apoio.
- Não se julgar. Ser leve consigo mesmo, aceitando os altos e baixos emocionais como algo natural.
- Sempre que houver a possibilidade de alegria, fazer uma pausa para apreciá-la.

A chegada de um bebê é um acontecimento tão alegre que o lado positivo dessa experiência, que contrabalança o estresse, é óbvio e fica facilmente acessível. Isso não vale se você estiver atravessando um divórcio ou se perdeu o emprego de repente. Mesmo assim, o importante é ter consciência de que é possível aguentar o tranco usando os comportamentos descritos. Trata-se de um plano consciente, de autoconhecimento. Suas reações já internalizadas não darão conta disso por você.

Se você se vir em uma crise que leve ao estresse agudo, siga os seguintes passos:

1. Comece um diário sobre seu caminho para sair da crise.
2. Nesse diário, anote a lista de comportamentos que acabamos de apresentar. Talvez você possa abrir uma página para cada um.
3. Para cada comportamento, anote alguma coisa que possa fazer a fim de adotá-lo de imediato.
4. Monitore-se diariamente a fim de perceber quando esses novos comportamentos começam a funcionar.

Nenhum desses mecanismos usados para lidar com essas situações é complicado, a maioria é autoexplicativa. Mas o estresse agudo é uma perturbação tão grande que tira do eixo nossa consciência de nós mesmos. Acabamos fazendo coisas que, no fundo, sabemos que são contraproducentes, como ficar tempo demais a sós, assumir o papel de vítima e deixar que o medo e a ansiedade tomem conta quando reprimimos as emoções.

Já descrevemos como as pessoas que se sentem acolhidas têm uma probabilidade muito menor de ter angina do que as que não têm tal apoio (ver página 53). A conexão entre o bem-estar emocional e a saúde cardíaca é inegável. Isso também vale para enfrentar o estresse agudo, que ameaça a saúde e o bem-estar em todos os níveis, inclusive físico. Porém, na vida da maioria das pessoas, as situações que provocam o estresse agudo costumam ser inconstantes e, com sorte, raras. Essa discussão precisa incluir um tipo invisível de estresse cotidiano que costuma fazer mais mal do que as pessoas imaginam, pois depois de anos sem ser detectado acaba se mostrando desastroso. Estamos nos referindo ao inimigo oculto, o *estresse crônico*.

O ESTRESSE CRÔNICO E A HIPERATIVIDADE DO SISTEMA NERVOSO SIMPÁTICO

Como você está lidando com os pequenos estresses do cotidiano? Muita gente reclama de fatores estressantes que atormentam quase todo mundo nesta nossa sociedade moderna, sobretudo a correria, as longas horas de trabalho e a irritação inevitável causada pelos engarrafamentos no trânsito e trajetos entediantes, por exemplo. Tendemos a nos adaptar a esse estresse e seguimos adiante. Fazemos de conta que não percebemos a aceleração da vida (inclusive com exigência de mais velocidade no que se refere a internet e *smartphones*); ouvimos música para nos distrair da frustração do ruído do trânsito e das longas esperas no aeroporto; aceitamos a pressão no trabalho como algo necessário para avançarmos na carreira.

A adaptação humana é um milagre, mas a administração do estresse tomou um rumo equivocado no início, quando especialistas e médicos em geral se concentraram em dois fatores como sendo os mais importantes: o estresse físico e o estresse externo. Eles andam de mãos dadas. A teoria afirmava que alguns acontecimentos externos provocavam uma reação física do corpo, e nessa interação o principal problema do estresse se revelava. Então, se ouvimos tiros (fator de estresse externo) e imediatamente sentimos aumento dos batimentos cardíacos (reação física), a reação de estresse típica foi acionada. Esse padrão é bem comum. Já mencionamos anteriormente uma série de fatores externos que são bastante estressantes, tais como um divórcio ou ganhar na loteria.

Mas, do ponto de vista holístico, pelo menos metade da história não foi contada, pois o mundo interno dos acontecimentos subjetivos também gera estresse e é, ao mesmo tempo, a fonte do processo de cura desses efeitos. Examinemos um evento bastante estressante: a entrada num hospital para uma cirurgia. Do lado físico, a fator de estresse é o próprio procedimento médico, mas outros fatores têm impacto mental e emocional. Entre eles, os seguintes:

- Preocupação com o resultado da cirurgia
- Expectativas altas ou baixas
- Confiança ou desconfiança da assistência médica
- Estranhamento em relação ao ambiente hospitalar
- Interrupção das atividades diárias normais
- Espetadas e cutucadas invasivas e constrangedoras
- Perda de controle sobre os acontecimentos
- Ansiedade em relação ao futuro
- Medo do que vai acontecer com a família

Tanta coisa depende desses fatores que eles deveriam ser prioridade. Para o cirurgião, ou ele tem êxito ou não tem em uma cirurgia do coração, do fígado ou do cérebro doentes. Mas o resultado físico mal chega perto dos elementos invisíveis de estresse e como lidamos com ele.

Como já ficou comprovado que a abordagem interna do estresse, que inclui meditação e práticas de conscientização, é muito benéfica na sua redução, é razoável pensar que é pela via interna que as pessoas normalmente lutam contra ele. Mas seria um exagero acreditar que a meditação e a conscientização tenham sido profundamente assimiladas pelo estilo de vida ocidental. Por quê? Houve muita cobertura da mídia sobre a meditação e seus benefícios. O posicionamento negativo em relação a ela vem se diluindo gradativamente – pouca gente hoje em dia considera a meditação uma estranha prática esotérica vinda do Oriente. A resistência em adotar a meditação e a conscientização nos mostra um lado da vida que está preso a costumes antigos e atitudes que não apenas rejeitam a meditação, mas também bloqueiam um estilo de vida saudável em geral.

Muitas pessoas, a grande maioria, na verdade, se colocam num estado de extrema eficiência, sem perceber o prejuízo que isso lhes causa. O que isso significa? Em termos fisiológicos, a melhor referência é o sistema nervoso. Ele é o principal exemplo de como o corpo funciona sob um controle duplo, uma questão a que sempre voltamos. Qualquer processo sobre o qual não precisamos pensar é controlado pelo sistema nervoso autônomo, que, em linguagem leiga, já foi denominado (de modo um tanto equivocado) de sistema nervoso involuntário. Fundamentalmente, o sistema nervoso autônomo controla o funcionamento dos órgãos. O termo "involuntário" já teve sentido um dia, pois os nervos que controlam o coração, o estômago e o trato digestivo monitoram as funções que não necessitam de nossa cooperação voluntária. Não podemos mandar o coração parar de bater ou o intestino desacelerar e extrair menos calorias dos alimentos que ingerimos.

Mas a ideia de que não temos controle nenhum sobre o sistema autônomo é enganosa, pois o que acontece é que o sistema nervoso é mais adaptável aos nossos desejos, sentimentos, pensamentos e outras atividades mentais do que imaginávamos. O sistema nervoso autônomo é dividido em duas partes, conhecidas como sistema nervoso *simpático* e *parassimpático*. (Mais uma vez, os termos enganam um pouco, já que "simpático", nesse caso, não está sendo empregado com o mesmo sentido de "ser simpático" com alguém.) A função básica do sistema nervoso simpático é apresentar uma reação de luta ou fuga. Ainda que o cérebro de baixo seja a sede dessa reação, é preciso uma rede completa de nervos de todo o corpo, desde a medula espinhal, para ativar tudo que participa dessa única reação.

Muitos elementos estão envolvidos na reação de luta ou fuga: dilatação da pupila, aumento de suor, aumento na frequência cardíaca e elevação da pressão sanguínea. Ao mesmo tempo, a digestão fica temporariamente interrompida, o metabolismo muda de marcha e os músculos começam a operar em estado anaeróbico, isto é, sem precisar de oxigênio. Sendo temporárias, essas são apenas medidas de emergência. A evolução não nos equipou para reagir ao estresse constantemente. Além disso, quando uma reação de estresse completa é acionada, não há muito que fazer para anulá-la, pois os hormônios que são secretados, como o cortisol e a adrenalina, se engatam a receptores específicos na membrana celular e ativam uma cadeia de ocorrências incontroláveis dentro da célula. Por exemplo, no tutano dos ossos, o estresse crônico pode levar as células imunológicas a favorecer a inflamação, um processo que tem início com mudanças no nível dos genes. Se um determinado elemento estressante, como um vizinho barulhento, se manifesta todos os dias, o resultado pode ser uma inflamação crônica, que leva à doença cardíaca, ao câncer e a outras doenças. Felizmente, essas mudanças nocivas em nossas células em consequência do estresse podem também ser temporárias. Nesse quadro, em vez de dizer que as pessoas estão em ritmo elevado, deveríamos chamar isso de "hiperatividade simpática", pois muito está sendo exigido do sistema nervoso simpático. A reação de luta ou fuga fica parecendo um mecanismo de liga-desliga: os sinais são drásticos e inconfundíveis.

Se você já viu um mágico na tevê ou pessoalmente, deve ter reparado: quando ele faz o truque, seja tirando um ás de espada de trás da orelha de alguém seja adivinhando um número aleatório, muitos espectadores se afastam – podem até estar rindo, mas seu sistema nervoso simpático não aguenta a brincadeira e os força a escapar, pelo menos por um instante.

Entretanto, na verdade, a reação de estresse funciona em uma escala gradativa, e o sistema nervoso simpático pode chegar a um nível baixo que com o tempo vem a gerar uma ampla gama de efeitos prejudiciais.

Além do que é perceptível pela maior parte das pessoas, o estado de hiperatividade simpática as enfraquece diariamente. Podemos ilustrar esse problema com a história de Mara, uma mulher cuja vida não teve nada de trágico nem muito preocupante, mas que é um exemplo de quão longe as pessoas ficam de uma vida saudável sem se darem conta disso.

A HISTÓRIA DE MARA: ESTRAGOS IMPERCEPTÍVEIS AO LONGO DO TEMPO

Mara tem 40 anos, é uma mulher bem-sucedida e não tem muito do que reclamar. Soube logo cedo que era uma estudante brilhante, e as conquistas acadêmicas a acompanharam desde o colégio até sua graduação, com todas as honras, em uma universidade de ponta e prestígio acadêmico. Isso aconteceu em meados dos anos 1990 e, como muitos outros jovens encorajados por uma economia pujante, ela foi trabalhar no setor financeiro, obtendo um bom emprego em um grande banco. Sua vida começou a deslanchar como previsto.

"Eu ganhava muito bem e logo fui promovida", lembra Mara. "O preço disso era uma dedicação total à vida profissional, e, como todo mundo que eu conhecia, passava no mínimo sessenta horas no escritório toda semana. Levava serviço para casa e às vezes ia trabalhar aos sábados. Sinceramente, eu gostava. Quando ouvia falar de pessoas que progrediam com estresse, pensava comigo mesma: 'Sou assim'."

Mara desenvolveu essa atitude assim que percebeu como era competitiva a carreira que havia escolhido. Suas amizades logo se restringiram a colegas de trabalho do banco – tipos jovens e ambiciosos com quem ela gostava de conviver. Estavam determinados a vencer na vida. Fora desse grupo de pessoas, ela começou a sair com Frank, também da área bancária, que cursava Direito à noite.

"Frank era muito determinado", diz Mara, "mas também inteligente e divertido. Ele sabia julgar as pessoas e criticá-las se fosse preciso. Parecia que formávamos uma boa dupla."

Tendo estilos de vida e objetivos semelhantes, o namoro ficou sério e eles foram morar juntos. Com tanto foco no trabalho, decidiram só pensar em filhos a partir dos 30 anos.

Avancemos cinco anos. Aos 30, Mara tinha começado um novo relacionamento – avaliando os três anos que vivera com Frank, concluiu que provavelmente eles eram parecidos demais. Tinham temperamento forte, discutiam muito e nenhum dos dois fazia concessões. Porém, o motivo pelo qual a relação acabou se rompendo foi dinheiro. Quando Mara começou a ganhar mais do que Frank, ele se aborreceu e tentou compensar isso tornando-se mais dominador e agressivo e procurando pretextos para diminuí-la.

"Não fiquei muito abalada quando ele resolveu ir embora", relata Mara. "Achava que ele andava querendo outra pessoa mesmo. Eu me recuperei bem rápido e alguns meses depois conheci Jason, que não era ambicioso e cuja carreira não tinha nada a ver com o mundo financeiro. Jason é carinhoso, atencioso e não é competitivo na mesma medida que Frank era autocentrado, tenso e irritável. Assim que percebi a diferença, foi fácil mudar."

A carreira de Mara ainda avançava, mas ela começou a perceber que os homens de seu nível eram promovidos antes dela. Isso e outros indícios de sexismo tornaram o trabalho mais problemático, mas ela era uma profissional competente. Ela também começou a dar atenção à atividade física – corria regularmente agora – e ao peso, duas coisas que não fizeram parte de seu estilo de vida aos 20 anos.

Avancemos até os 40 anos. Mara casou-se com Jason e eles têm uma filha de 4 anos. Depois de tirar três meses de licença-maternidade, Mara estava de volta ao trabalho. Ela se sente bem em sua relação com Jason, mas há áreas de conflito. Especificamente, ele se revelou uma pessoa passiva e às vezes tem atidudes que ela considera passivo-agressivas, como se "esquecer" de pegar a filha na creche no dia posterior a uma briga com Mara. Na dinâmica desse casamento, Mara assumiu o papel agressivo, embora não goste disso, enquanto Jason se cala e vai assistir à tevê quando percebe qualquer tensão, ainda que ela implore para que ele lhe diga como se sente de fato.

"Vejo que as coisas não são perfeitas", diz ela. "Eu meio que caí na síndrome da supermãe, que tenta ser muito competente no trabalho e esposa e mãe atenciosa em casa. Tudo bem. Tem gente se saindo muito pior do que eu."

Há outros aspectos positivos de sua vida em que ela raramente pensa. A saúde de Mara é boa, tão sem problemas como aos 20 anos. Ela nunca teve uma ameaça de câncer e, estando no climatério, o estrogênio de seu corpo até agora a protegeu de doença cardíaca. É verdade que ela parou de correr durante a gravidez e nunca retomou essa prática, e também está sempre tentando perder os 5 quilos que ganhou na época. Mas, com a crescente maturidade emocional, ela agora consegue atravessar os altos e baixos do relacionamento, assim como criar a filha sendo uma mãe responsável e carinhosa.

Então, qual é o problema? Milhares de pessoas levam uma vida semelhante e não sentem nenhuma perturbação. Porém, se consideramos o que já sabemos sobre um estilo de vida saudável, o de Mara não é. Para que você fique atento, veja na lista abaixo se não há fissuras invisíveis que podem surgir na vida que você leva:

Como um estilo de vida "normal" atrapalha a cura

- A atividade diária é estimulada pelo trabalho, com sua exigência de metas e êxito juntamente com o medo de perdas e fracassos.
- A autoestima é construída de acordo com critérios externos, como promoções ou competitividade.
- Com tanto foco no que é externo, a vida é sentida num nível superficial. Os fatores externos vão ficando mais organizados, mas a vida interior não acompanha isso.
- As necessidades emocionais são deixadas em segundo plano ou nem são encaradas com honestidade.
- Pouca ou nenhuma atenção é dada aos níveis leves de estresse crônico.
- Os relacionamentos se acomodam em rotinas e hábitos.
- A atividade física e o contato com a natureza começam a diminuir com o tempo. A vida pouco a pouco se torna mais sedentária.
- Não existe uma visão mais ampla das possibilidades, devido ao fardo das constantes exigências e obrigações familiares e profissionais.
- A atenção às questões de saúde é temporária e descontínua. Em geral, pouco se faz até que os sintomas apareçam.

Essa é uma lista alarmante das coisas que achamos naturais – ou que tentamos aguentar –, ainda que elas nos mantenham em estado de hiperatividade simpática. O estresse é a consequência de cada item dessa lista, o que significa que ele é um problema muito maior do que imaginamos. Simplificando, milhões de pessoas dão um valor positivo a escolhas que na verdade são negativas quando consideradas de uma perspectiva holística.

Então, em que ponto estamos? É difícil perceber o próprio estresse simplesmente porque o sistema corpo-mente é muito bom em matéria de adaptação. Pode levar anos para que os prejuízos que o estresse está causando se tornem visíveis. Os especialistas no assunto reconhecem três estágios de estresse que acontecem um depois do outro. O estágio inicial revela efeitos psicológicos; o segundo estágio, efeitos comportamentais; e o terceiro, efeitos físicos. Apresentamos a seguir um resumo de cada um deles. Leia cada categoria para ver se percebe sinais de que o estresse está afetando você.

TRÊS NÍVEIS DE DANOS

Psicológicos e neurológicos

Danos psicológicos e neurológicos começam com coisas pequenas, como a sensação de cansaço mental e de pressão devido a prazos do trabalho. Quando as pessoas dizem que estão estressadas, em geral querem dizer que estão sem energia, o que pode mascarar estados mentais como depressão, ansiedade ou mesmo pânico. Como o cérebro está sendo atingido, há uma interrupção nos ritmos normais do sono ou a sensação persistente de falta de tempo, sintoma que o dr. Larry Dossey batizou de "transtorno do tempo". Com o cansaço mental vem a dificuldade de tomar decisões ou lapsos de memória, mas em geral o problema é a perda de concentração, de capacidade de focar. Emocionalmente, o estresse parece nos levar de volta à infância, pois ficamos sujeitos a explosões de raiva, angústia e irritabilidade. Quanto mais estresse acumulado menor o pavio das emoções negativas.

Comportamentais

É provável que as mudanças negativas no comportamento se manifestem em duas áreas principais: trabalho e relacionamentos.

O emprego estressante provoca em nós os comportamentos mais variados, desde fofocas no escritório até beber depois do expediente. À medida que o estresse aumenta, a bebida pode ficar mais pesada e a necessidade de distração, mais intensa. É inevitável levar esses sentimentos para casa, onde é fácil surgirem conflitos. O cônjuge que se sente negligenciado, destratado ou ignorado fica com a parte mais pesada do comportamento decorrente do estresse. O estresse faz uma pessoa perder o apetite e outra comer demais. Muitas vezes, o sono é agitado, e em alguns casos o resultado é insônia crônica. Esses e outros efeitos nocivos podem levar o indivíduo a ficar dependente de soníferos e outros remédios, numa tentativa de se livrar do estresse do trabalho e dar um jeito de voltar a uma sensação de normalidade.

Físicos

Quando o corpo não consegue se adaptar completamente ao estresse, surgem efeitos nocivos imprevisíveis. Muitas pessoas sentem cansaço físico. Também prováveis são dor de estômago, má digestão e dor de cabeça, bem como uma diminuição da resposta imunológica, o que leva a mais resfriados e a uma piora em alergias. Depois disso, a tendência é aparecerem problemas associados a inflamações, cujos efeitos podem chegar a qualquer área do corpo. Uma pessoa pode apresentar erupções cutâneas, outra, síndrome do intestino irritável, e outra, ataque cardíaco ou derrame. A essa altura, os danos causados pelo estresse já provocaram um sério colapso no organismo.

No cérebro, o estresse aciona uma rede neural específica denominada *eixo hipotálamo-pituitária-adrenal* (HPA). A ativação do eixo HPA leva ao excesso de produção de hormônios específicos, conhecidos como glicocorticoides, pela glândula adrenal. Os glicocorticoides são necessários ao desenvolvimento normal do cérebro e também são acionados durante os momentos de estresse agudo. Porém, níveis elevados podem ter o efeito contrário e causar neurotoxicidade, como demonstrado em pesquisas sobre o estresse durante a gravidez. Existe uma barreira natural, que não deixa os hormônios do estresse maternos serem transmitidos ao feto através da placenta. Tudo indica que, em uma gravidez estressante, essa barreira é atravessada, e um dos principais problemas decorrentes disso é a interferência no desenvolvimento e no funcionamento normal do cérebro – quando camundongos receberam glicocorticoides, o cérebro de seus filhotes não se desenvolveu de modo adequado.

Muito além do que se suspeitava no passado, uma gravidez difícil, que coloque a mãe em estado de estresse crônico, pode ter efeitos de longo alcance no nível celular e genético. No ser humano, o excesso de glicocorticoides no cérebro do feto afeta diretamente os níveis de dopamina, substância neuroquímica que, como já vimos, faz parte dos mecanismos de recompensa e prazer. O estresse pré-natal também pode ter efeitos colaterais à medida que a criança cresce, entre eles deficiências de aprendizado, maior suscetibilidade a abuso de drogas e aumento da ansiedade e da depressão. O estresse materno também já foi relacionado ao aumento da atividade do eixo HPA em diferentes idades da criança, entre as quais 6 meses, 5 anos, 10 anos e pela vida adulta em diante. É preocupante saber que, em pesquisas com animais, esses níveis elevados de glicocorticoides persistem geneticamente por uma ou mais gerações.

Não apresentamos essas informações para alarmar ninguém, apenas para mostrar que o estresse crônico merece ser visto como a epidemia da civilização. Tendo tentáculos que alcançam todo mundo, ninguém fica imune. Sendo tão difuso, o dilema é que o estresse crônico faz com que muitas coisas possam dar errado. Especialistas não descobriram nenhuma solução que seja capaz de dar conta dos desdobramentos imprevisíveis do estresse diário. Vejamos o que um estilo de vida saudável pode fazer nesse sentido.

A RESPOSTA HOLÍSTICA

Não é de surpreender que a resposta holística seja trazer consciência a esse panorama. Já que os primeiros efeitos nocivos do estresse crônico são psicológicos e neurológicos, é também ali que a cura tem início. Já mencionamos que aguentar o estresse e adaptar-se a ele não são boas estratégias. Nossas células não estão se adaptando, mesmo quando pensamos que *nós* estamos. Um bom exemplo disso são os trabalhadores noturnos. Longos períodos de trabalho noturno rompem o ciclo circadiano (ou diário). Consequentemente, o prejuízo mais óbvio é a perda de um sono bom, algo há muito sabido – o cérebro nunca se ajusta direito a uma programação sem sono noturno. Mas pesquisas adicionais revelaram sete outros danos a que trabalhadores noturnos estão sujeitos:

- Maior risco de diabetes
- Maior probabilidade de obesidade devido ao desequilíbrio hormonal que afeta a fome e a saciedade
- Maior risco de câncer de mama
- Alterações metabólicas negativas que podem influenciar o risco de doença cardíaca
- Aumento de ataques cardíacos
- Maior probabilidade de acidentes no local de trabalho
- Maior risco de depressão

Em resumo, todo o sistema é potencialmente afetado devido ao excesso de perturbações em um único biorritmo, que por sua vez é ligado a outros biorritmos, como o elo entre sono e fome e saciedade. Também parece que a solução óbvia – sair do emprego noturno – talvez não seja suficiente para reverter os danos, se alguém já passou muitos anos trabalhando à noite.

A lição básica a tirar disso é que os fatores de estresse não são algo isolado. Um comportamento ou atitude abrangente consegue espalhar de maneira ampla sua má influência. Digamos que você está no aeroporto e fica sabendo que seu voo foi cancelado. A companhia aérea não substituirá o voo e lhe informa que você deve esperar cinco horas por outro voo no qual possa ser incluído. Sem alternativa a não ser ceder diante dos maus-tratos da empresa, os passageiros assumem um ar de passividade enquanto esperam, mas, por dentro, muita gente (talvez você) reagirá da seguinte forma: com preocupação, queixas e pessimismo. Todas essas reações são de autossabotagem.

Preocupação é ansiedade autoinduzida. Não resolve nada e atrapalha a possibilidade de lidar com as coisas de modo mais positivo.

As queixas aumentam a tensão e a raiva. Como demonstração de hostilidade, elas encorajam outras pessoas a responderem de forma hostil.

O pessimismo leva à ilusão de que a situação não tem jeito. Ele favorece a crença de que esperar pelo pior sempre significa ser realista, quando na verdade não é.

Ao ter qualquer um desses comportamentos e atitudes, você se engana se acha que está se adaptando ao estresse. Do ponto de vista de seu corpo, você mesmo é o fator estressante. Isso acontece porque um evento externo (o voo cancelado) deve passar por uma interpretação interna antes de acionar a reação de estresse. Ao contrário de uma crise em que se perde o emprego, o atraso do voo está na categoria dos estresses cotidianos crônicos. O que significa que você tem uma escolha de como reagir. Preocupação, queixas e pessimismo são reações inconscientes. As pessoas presas a elas se tornaram vítimas de reações antigas que ficaram sedimentadas porque não foram reavaliadas. Alguns indivíduos lidam melhor com voos cancelados do que outros. Assim como apresentamos a "solução do bebê" para o estresse agudo, eis aqui a "solução do aeroporto" para estresses leves do cotidiano.

A SOLUÇÃO PARA O ESTRESSE CRÔNICO CAUSADO PELO AEROPORTO

Distancie-se do fator estressante. No aeroporto, as pessoas fazem isso lendo ou encontrando um lugar para ficar sozinhas.

Centre-se. No aeroporto, as pessoas fazem isso fechando os olhos e meditando.

Permaneça em atividade. No aeroporto, isso significa dar uma volta em vez de se jogar numa cadeira e esperar.

Procure escapes positivos. No aeroporto, isso significa fazer uma compra, uma massagem rápida ou ir a um restaurante.

Busque apoio emocional. No aeroporto, a forma mais comum de fazer isso é telefonando para um amigo ou familiar. (Uma breve ligação avisando que você vai se atrasar não lhe dará o apoio de que precisa. A chave, aqui, é uma conversa com alguém significativo na sua vida e que dure pelo menos meia hora.)

Vá embora, se for o caso. No aeroporto, se a atitude da empresa aérea for muito afrontosa, é melhor para seu estado psicológico reprogramar o voo e ir para casa. (Claro, nem sempre isso é prático ou viável economicamente.)

Todas essas são adaptações positivas, em oposição à negatividade da preocupação, das queixas e do pessimismo. Elas trazem a consciência em situações em que permanecer na aceitação passiva não é a melhor reação. Por trás da atitude de "eu tenho que aguentar" há estresse. Um voo cancelado normalmente não é algo determinado por você, e pode acontecer a qualquer momento sem aviso. Portanto, encaixa-se nas duas situações que pioram o estresse: imprevisibilidade e perda de controle.

Você tem a opção de reverter a situação ao não interpretá-la como azar, mas como um não estresse, ao qual você reage fazendo coisas que de fato quer fazer, como meditar, conectar-se com um amigo ou fazer compras. Quando você se torna perito nessa reviravolta, o estresse crônico é eliminado pela raiz. Você interrompe um processo que, do contrário, iria afetar seu corpo como na tortura chinesa, gota a gota.

A "solução do aeroporto" pode ser aplicada já. Ela descreve uma estratégia que tira você da hiperatividade simpática. Existe uma explicação fisiológica para o que acontece. O sistema nervoso simpático é equilibrado por um conjunto totalmente separado de nervos, com reações opostas, conhecido como sistema nervoso parassimpático. Em vez de tensão, ele traz relaxamento. De acordo com o planejado pela natureza, os sistemas nervosos simpático e parassimpático são antagonistas, digamos assim. A ação temporária e drástica do sistema simpático é contrabalançada pela atividade contínua e equilibrada do sistema nervoso parassimpático.

Sob estresse crônico, pedimos ao sistema nervoso simpático que fique de sobreaviso o tempo todo, até que ele sai de seu trilho normal e começa a prejudicar o estado de equilíbrio. Ao mesmo tempo, o estado tranquilo e normal do sistema nervoso parassimpático fica bloqueado ou deslocado. Para sair da hiperatividade simpática, precisamos intensificar o lado parassimpático dessa equação. Isso só pode ser feito através de escolhas conscientes, já que, se deixados por conta própria, dois antagonistas continuarão fazendo o que estão acostumados a fazer. Na ausência do estresse, esse ir e vir automático entre o simpático e o parassimpático dá conta de si, controlando-se sozinho. Metaforicamente, porém, o estresse é como nos encostarmos em uma parede até que a pressão constante a dobre.

Aplicada a um estilo de vida saudável, a "solução" para o estresse do aeroporto precisa ser ativada todos os dias, da seguinte maneira:

- *Distancie-se do fator estressante.* Certifique-se de ter períodos de maior inatividade e solitários.
- *Centre-se.* Pratique a meditação, a tática mais desejável, ou pelo menos arrume tempo ao longo do dia para fechar os olhos em um lugar tranquilo, respirando fundo até se sentir relaxado e centrado. A melhor técnica de respiração, que mencionamos ao tratar do local de trabalho (página 56), é inspirar contando até 4 e depois expirar contando até 6.

- *Permaneça em atividade.* Levantar-se e movimentar-se ao longo do dia estimula o nervo vago, uma das principais vias do sistema nervoso autônomo. A ioga é ainda mais estimulante e é a melhor atividade para sair da hiperatividade simpática para a atividade parassimpática aumentada.
- *Procure escapes positivos.* Nesse caso, a palavra "positivo" significa qualquer coisa que faça você feliz. Conseguir um tempo para ser feliz é uma estratégia holística, mas isso soa frio e abstrato. A felicidade é a pedra filosofal que transforma uma situação estressante em uma situação de cura. Em termos psicológicos, é por isso que o melhor jeito de ter uma vida feliz é criar dias felizes.
- *Busque apoio emocional.* A sociedade moderna nos isola cada vez mais, e isso já acontecia antes de a internet e o videogame acelerarem esse problema significativamente. Não existe substituto para o vínculo emocional, e o que sempre se descobre nas pesquisas sobre felicidade é que as pessoas mais felizes passam uma hora ou mais por dia em contato, pessoalmente ou por telefone, com amigos e familiares que são significativos na vida delas.
- *Vá embora, se for o caso.* Em geral, essa é uma escolha difícil para a maioria das pessoas, que aguentam situações estressantes até muito depois de ficar evidente que ir embora ou fugir seria a melhor opção. Situações graves, como violência doméstica, são fatores de estresse extremos. Em mudanças significativas na vida, como divórcio ou mudança de carreira, muitos elementos têm que ser levados em consideração. Porém, no dia a dia, você deve se dar a liberdade de se distanciar de discussões acaloradas, fofocas maldosas, *e-mails* rudes, pessoas que vivem reclamando ou que se preocupam demais sem motivo, e seja lá quem for que esteja criticando você abertamente.

Concluindo: sair da hiperatividade simpática, coisa que não acontece com muita gente, acaba sendo uma decisão muito importante, pois os benefícios holísticos são duradouros.

6

A ÚNICA COISA IMPORTANTE A CURAR

Já demonstramos o suficiente da abordagem holística para fazer uma afirmação ousada: mente e corpo são um só. Se há algo a curar na vida, deveria ser a separação entre mente e corpo. Neste instante, enquanto vivemos, o que denominamos "eu" ainda não tem bom domínio sobre o Eu curador. A principal razão disso é a perda da integridade. Fomos ensinados a enxergar o corpo como algo separado da mente, e isso não passa de crença. Quando nos olhamos no espelho, o que vemos? Sem pensar muito, alguém diria: "Meu rosto". Mas, na verdade, nosso reflexo não é algo que simplesmente vemos – nós o interpretamos.

Interpretamos os indícios de nosso humor, sejam de frescor sejam de cansaço, nossa idade e as marcas do tempo. Já mencionamos anteriormente um mapa mental invisível do funcionamento da vida e dos relacionamentos. Como um mapa visível, o rosto – e o corpo inteiro – simboliza as mesmas coisas. À medida que nossa história muda, muda esse mapa. Citando um inteligente axioma médico: se quisermos saber como eram os pensamentos de ontem, devemos olhar para o corpo de hoje. Se quisermos ver como será nosso corpo de amanhã, devemos observar os pensamentos de hoje.

Holístico virou um termo básico do movimento do bem-estar, mas até certo ponto é fácil viver a separação. Somos capazes de nos distanciar do que o corpo está fazendo. Um exemplo triste disso é que, diante da possibilidade de que determinada doença tenha um componente mental, alguns pacientes reclamam: "Você quer dizer que eu fiz isso comigo?" Para eles, a autocura vem acompanhada da acusação de que cometeram um erro. No entanto, há pessoas que levaram o corpo-mente a níveis extraordinários, e nesse caso novas possibilidades se abrem para todo mundo.

Possibilidades extraordinárias

Que tal se você pudesse acordar todo dia de manhã exatamente no mesmo horário durante anos? Isso aconteceu com William James, pioneiro psicólogo americano (mas parece que isso era uma capacidade inconsciente).

E se você pudesse fazer uma alergia desaparecer instantaneamente? Tal feito foi visto em pacientes com transtorno de personalidade múltipla, em que uma personalidade tem uma alergia que desaparece quando outra personalidade surge. Em um caso, uma criança apresentava erupções quando tomava suco de laranja enquanto sua personalidade alérgica surgia, mas não apresentava nenhum sintoma se outra personalidade estava presente.

E se você conseguisse passar a noite em uma caverna gelada vestido apenas com um roupão de seda? Tal feito foi observado entre monges budistas tibetanos que dominavam a meditação *tummo*, na qual a temperatura do corpo, que normalmente é involuntária, fica sob controle consciente. Num extremo disso, o holandês Wim Hof, que se submeteu a testes médicos, realizou a façanha de controlar a temperatura corporal ao escalar uma montanha durante uma nevasca, usando apenas *shorts*, ou de ficar mergulhado até o pescoço em água com gelo durante horas.

Hof tem uma explicação própria para essas proezas: "Decidi que o sistema nervoso autônomo não ia mais ser autônomo". A questão é que, de acordo com a compreensão da medicina convencional, o sistema nervoso autônomo não pode ser afetado voluntariamente. Um estudo importante feito na Holanda, porém, desafia essa compreensão com vigor e se posiciona ao lado de Hof.

O estudo, publicado em *Proceedings of the National Academy of Sciences*, em 2014, apresenta evidências da ativação voluntária em uma atividade vinculada ao sistema nervoso autônomo: a resposta imunológica. Durante dez dias, voluntários saudáveis "foram treinados em meditação (meditação do terceiro olho), em técnicas respiratórias (hiperventilação cíclica seguida de retenção respiratória) e exposição ao frio (imersão em água gelada)". O grupo de controle não foi treinado. Em seguida, os dois grupos receberam toxinas de uma variedade da bactéria *Escherichia coli*, normalmente chamada de *E. coli*. Ela normalmente habita o trato intestinal e é inofensiva, mas há variedades patogênicas que causam intoxicação alimentar, por exemplo.

Depois de receber a toxina, o grupo treinado fez uso de suas técnicas voluntárias enquanto o grupo de controle não fez nada. Foram retiradas amostras de sangue, e elas revelaram que o grupo treinado liberou menos substâncias químicas pró-inflamação, o que os pesquisadores relacionaram a um aumento maior do hormônio epinefrina, conhecido por diminuir inflamações. Além de mostrar que Wim Hof tinha entendido o elo entre seu extraordinário controle físico e o sistema nervoso autônomo, os resultados holandeses teoricamente poderiam ser usados por pessoas em constante sofrimento inflamatório, sobretudo aquelas com doenças autoimunes.

Ainda que esses exemplos pareçam muito exóticos, qualquer pessoa consegue fazer um ponto vermelho aparecer nas costas da mão ou as palmas esquentarem usando apenas *biofeedback*. Na era dos dispositivos que se podem vestir, inventores da área médica estão procurando formas de monitorar potenciais indícios de doença ou estresse através de aparelhos de pulso, que possam então nos auxiliar a retomar o estado de equilíbrio voluntariamente, mais uma vez usando simplesmente *biofeedback*.

A grande questão é como seria a vida estruturada em termos de corpo-mente e se ela geraria um salto quântico no bem-estar. Achamos que sim, como já aconteceu a esta notável mulher do relato a seguir.

A HISTÓRIA DE TAO: PAZ E PAIXÃO

Difícil imaginar um exemplo melhor de alguém que tenha levado uma vida saudável do que Tao. Filha de um francês com uma indiana, ela é uma figura de presença física impressionante, com seu tom azeitonado de pele e cabelos escuros. O mais surpreendente, porém, é sua personalidade, um tipo de serenidade sorridente que todos nós desejaríamos alcançar quando tivermos a idade dela, 98 anos. Tao é também a professora de ioga mais velha do mundo, segundo consta no *Livro Guinness dos Recordes*. Ela ainda dá seis a oito aulas de ioga por semana em um bairro de Nova York.

Se lhe perguntam sobre sua definição de ioga, Tao responde de imediato: "União, Unidade".

Se lhe perguntam se ela pretende se aposentar, ela responde, rindo: "Vou dar aulas de ioga enquanto respirar".

Se juntarmos os fatos da vida de Tao, vemos algo único e extraordinário demais, difícil de encontrar. Nascida Tao Porchon em 1918, ela vem de uma próspera família de Pondicherry, região da costa sudeste da Índia, colonizada por franceses. Sua mãe morreu durante o parto, e ela foi criada por tios. Quando fez 8 anos, entrou em um cômodo da sala e viu um homem sentado no chão enquanto visitantes e membros de sua família tocavam-lhe os pés, num tradicional sinal de respeito entre os indianos.

Tao conta suas experiências com uma voz nítida e articulada. "Fui enxotada do quarto, mas um dia meu tio me acordou de madrugada. 'Vamos viajar', sussurrou ele. 'Não conte a sua tia. Ela vai ficar preocupada.' Eu não tinha ideia de onde meu tio iria me levar, mas acabei tomando parte de minha primeira marcha, das duas de que participaria, com Mahatma Gandhi. Era ele o homem cujos pés todos estavam tocando naquele dia."

Esse acontecimento excepcional colocou Tao em um caminho que ela seguiria a vida toda, cujo princípio é a paz. A visão casual de jovens praticantes de ioga na praia despertou cedo seu interesse pela prática, mesmo que na época – anos 1920 – isso fosse muito restrito ao sexo masculino. Tao cresceu em um ambiente espiritualizado e, sob a orientação de sábios como Sri Aurobindo, o mais famoso guru indiano naquela parte do país na época, cuja reputação se espalhou pelo mundo, ela desenvolveu uma filosofia de vida própria, centrada fundamentalmente no coração, enxergando o amor como uma força universal que pode curar todas as formas de divisão.

Tao acredita muito em voltar-se para o mundo interno, em ouvir o coração. Mas há outro caminho que ela traçou que parece se contrapor a uma vida de meditação e ioga. De acordo com sua crença principal – "Não há nada que não possamos fazer" –, Tao transformou sua vida interior em uma série inacreditável de conquistas externas. Listar todas é quase um desafio à credibilidade. Ela foi pacifista, marchando com Martin Luther King. A atuação no teatro, que incluiu uma carreira em Hollywood, ocupou outra porção de sua vida a partir dos anos 1950, precedendo a de cantora de cabaré em Londres, durante a Segunda Guerra Mundial. Mas Tao desempenhou outros papéis na vida: como esposa, quando se tornou Tao Porchon-Lynch (ficou viúva em 1982 e não tem filhos); como dançarina de salão, especializada em tango, tendo conquistado o primeiro lugar em alguns campeonatos; e ainda, o mais improvável, especialista em vinhos e escritora.

A única coisa que não lhe interessa muito é sua longevidade. "Não foque na idade", diz ela com alguma impaciência. "Ela não existe."

Há muito mais, mas não estamos apresentando Tao apenas como uma conquistadora notável nem como um lindo exemplo de vida vivida com paz e paixão. É improvável que suas realizações possam ser repetidas por alguém, e esse seu tempo histórico, em que muitas vezes esteve perto de estrelas de cinema, escritores, ativistas e líderes políticos, não vai se repetir. Não é o que Tao tem de único que nos fascina, mas o que faz dela um exemplo que qualquer um pode seguir. Deixando de lado a singularidade, o que fica é que Tao passou quase um século *conscientemente moldando a própria vida*. Em consequência, se tirarmos uma foto de qualquer dia de sua longa existência na Terra, o que vemos é alguém que:

- Pôs em primeiro lugar sua vida interior.
- Confiou em seus sentimentos e em sua intuição.
- Valorizou o agora como fonte de renovação constante.
- Cultivou a resiliência emocional, recusando-se a ficar presa a velhas mágoas e reveses da vida.
- Ativou suas crenças fundamentais, pondo seus princípios em ação.
- Confiou sempre no amor e no crescimento espiritual.

Chamaríamos isso de modelo de vida saudável. O que não significa que Tao não tenha tido seu quinhão de experiências dolorosas, a começar pela morte da mãe, a perda do marido e, no plano físico, três próteses no quadril. Mas, em vez de converter essas vivências em sofrimento, ela fez o oposto conscientemente – tornou-se ainda mais dinâmica e resiliente. Podemos dizer que para Tao só existem dois tipos de experiência, não as boas e as ruins, os momentos de prazer e os de dor, mas, sim, as experiências que ela pode celebrar e as que pode curar. Você também pode levar a vida assim.

ALIMENTO PARA O PENSAMENTO

Eis aqui um exemplo corriqueiro de como a divisão entre mente e corpo gera dificuldades práticas na abordagem de um problema bastante conhecido: o controle do peso. Milhões de pessoas flertam com dietas da moda, e outros milhões lutam há anos para perder peso e conservar essa perda. Quantas vezes você já ouviu as seguintes afirmações? Talvez você mesmo as tenha feito.

"Olho no espelho e detesto o que vejo."
"Meu fraco é o chocolate – vai direto para minhas coxas."
"É inacreditável como ganhei 5 quilos tão rápido depois do divórcio."
"Já tentei de tudo, mas o peso não diminui."
"Perco alguns quilos e aí estabilizo e não perco mais nada."

Essas são expressões de uma sociedade na qual a obesidade se transformou em epidemia e os regimes não funcionam – menos de 2 por cento das pessoas que fazem regime conseguem perder pelo menos 2 quilos e conservar essa perda por dois anos. Editores sabem que conseguem aumentar as vendas de suas revistas com mais uma dieta da moda na capa, prometendo mais facilidades na perda de peso, ou seja, alimentando a fantasia em que todo mundo quer acreditar. Porém, com toda essa preocupação, decepção, frustração e desejo em torno da perda de peso, por que unir corpo e mente no corpo-mente faria alguma diferença?

Porque o problema subjacente não é a perda de peso. Observando os comentários típicos listados acima, todos têm em comum um "eu" que não está contente com "isso", o corpo, que transforma o ato normal de comer em uma batalha entre o que a mente está tentando conquistar e o que o corpo de fato está fazendo. Eis o que a mente da pessoa de regime está normalmente fazendo:

- Fantasiando sobre quanto peso vai perder.
- Acreditando que mais uma tentativa vai dar certo.
- Odiando a aparência de seu corpo.
- Lutando para ter mais força de vontade.
- Invejando quem tem um corpo "perfeito".
- Sentindo-se culpada ou envergonhada em relação ao excesso de peso.
- Prometendo sair-se melhor no futuro.
- Sentindo-se amarrada a maus hábitos alimentares difíceis de mudar.

É uma atividade mental imensa voltada a um projeto – perder 2 quilos e conservar isso –, que já está fadada ao fracasso no longo prazo. Tudo nessa atividade é inútil, pois ignora ou fragiliza a conexão corpo-mente. A mente está desconectada do que o corpo de fato está fazendo, o que se parece um pouco com:

- Processar mais calorias do que o necessário.
- Lidar com excessos de gordura e açúcar.
- Ajustar-se às toxinas do alimento, do ar e da água, cujos efeitos com frequência são desconhecidos.
- Lidar com níveis baixos de inflamação exacerbados por guloseimas e *fast-food*.
- Enfrentar os altos e baixos da alimentação irregular ao longo do dia.

A separação entre mente e corpo não é rara nem inofensiva. E está no cerne do motivo de os regimes não funcionarem. Trata-se de um problema desnecessário. Como corpo-mente, somos naturalmente equipados para fazer o que ambos, o corpo e a mente, de fato querem fazer: comer normalmente de acordo com os sinais de fome e saciedade.

No biorritmo normal, dois hormônios, a leptina e a grelina, são secretados. Quando o estômago está vazio, suas células secretam a grelina, enviando ao cérebro a mensagem que registramos como fome. Quando já comemos o suficiente, é resultado da mensagem da leptina, secretada pelas células de gordura, que equilibram o ritmo de fome e saciedade.

Na verdade, obesidade e leptina foram ambas associadas ao risco de doença de Alzheimer. Estudos epidemiológicos (isto é, de população) mostraram que níveis mais altos de leptina estão relacionados a risco menor de Alzheimer, enquanto níveis mais baixos de leptina foram encontrados em pacientes que já sofrem dessa doença. Os receptores de leptina se manifestam muito no hipocampo, região do cérebro responsável pela memória recente, que é destruída pelo Alzheimer. A suplementação de leptina na verdade levou a menos sintomas de Alzheimer nessa região do cérebro em estudos com camundongos. São mais evidências que estreitam o elo entre intestino e cérebro.

GANHO DE PESO: A CULPA NÃO É DO SEU CORPO

Uma das razões pelas quais as primeiras versões da cirurgia de perda de peso não tiveram êxito é que, no procedimento do *bypass* gástrico ou banda gástrica, o estômago ficava intacto, com um pequeno pedaço interrompido a fim de reduzir drasticamente a quantidade de comida que se poderia ingerir. Em vez de consumir um *cheeseburger* inteiro com fritas, menos de um terço dele já satisfaria a pessoa – ou deveria satisfazê-la. Os pacientes relataram que se sentiam extremamente famintos mesmo quando sua pequena bolsa estomacal estava cheia, e o motivo era que o estômago ainda secretava o mesmo tanto de leptina e grelina.

O que se depreende disso é que não comemos o bastante quando o estômago está cheio. Comemos o bastante quando o cérebro confirma isso, especialmente na região do hipotálamo. Porém, quando a mente e o corpo são separados, podemos passar por cima do cérebro, ou melhor, distorcer a relação com o cérebro. Em vez de compreender o biorritmo natural que governa a fome e a saciedade, nós impomos nossos comportamentos. Como temos livre-arbítrio, isso pode ser praticamente qualquer coisa, mas as regras sociais atualmente já estão distorcidas, o que significa que encontramos até crianças estabelecendo hábitos de vida a que o cérebro se adapta:

- Continuando a comer depois de estarem satisfeitas.
- Consumindo açúcar e gordura em excesso.
- Consumindo bebida alcoólica.
- Beliscando a qualquer hora.
- "Compensando os sentimentos".
- Ignorando as refeições regulares.
- Tendo uma dieta alimentar desequilibrada ou muito limitada (como dietas muito pobres em vegetais e fibras).
- Comendo demais porque já perderam a batalha do regime e não se importam mais.

Ironicamente, a culpa do problema recai sempre sobre o corpo. Quanto mais ele ganha peso e perde a forma, mais a pessoa julga que seu corpo não colabora. Mas essa falta de cooperação teve início em outro lugar, em uma conexão frágil entre a mente e o corpo. Vamos nos aprofundar mais nisso. Como já assinalamos, dois hormônios – a leptina e a grelina – controlam a fome e a saciedade. Quando o geneticista molecular Jeffrey Friedman e sua equipe descobriram a leptina em animais em 1994, o jornal *New York Times* relatou o fato com entusiasmo: "Parece bom demais para ser verdade: um hormônio que faz os animais, e talvez os seres humanos, comerem menos e se exercitarem mais. Mas pesquisadores afirmam que é exatamente isso que eles encontraram". A indústria farmacêutica ficou ávida para começar a produzir um remédio que aumentasse os níveis de leptina, que por sua vez iria avisar o cérebro para diminuir o apetite e aumentar a atividade física.

Mas essa história logo ficou mais complicada. Para começar, pessoas obesas já produzem níveis mais altos de leptina, porque apresentam mais células gordurosas do que pessoas de peso normal. Por que a leptina não refreia o apetite delas? Ninguém sabe ao certo. Os fatores relevantes incluem resistência à leptina, que ocorre quando os receptores desse hormônio específico ficam sobrecarregados, assim como a superprodução de insulina torna a pessoa menos sensível a ela. A leptina e a grelina também são substâncias químicas cerebrais conhecidas como neuropeptídios. A região receptora do cérebro provavelmente é afetada pelo excesso crônico de alimento, mas a história fica complicada porque a mesma região do cérebro que contém esses receptores, o hipotálamo, é também requisitada no equilíbrio do metabolismo em geral, controlando quanto alimento deve ser distribuído pelo corpo.

Há outros indícios que apontam para problemas nas vias que saem do hipotálamo depois de receber a leptina, além da possibilidade de a leptina que atravessa a barreira entre o sangue e o cérebro não ser suficiente. Acrescentemos a isso o fator genético. Pesquisas feitas com camundongos na Columbia University, em 2004, indicaram que os níveis de leptina no início da vida podem alterar os circuitos cerebrais, influenciando a quantidade de alimento que os adultos consumirão. Isso parece corroborar as descobertas segundo as quais crianças que são superalimentadas correm risco maior de se tornarem obesas futuramente. Até um ponto ainda desconhecido, a leptina talvez seja capaz de treinar o cérebro, alterando seus circuitos, o que levaria a alterações no apetite. Uma pessoa pode acabar em um ou em outro extremo: faminta devido a comida de mais ou de menos.

É curioso que a leptina possa fazer isso, mas você tem uma capacidade muito maior de treinar seu cérebro, pois pode fazer isso conscientemente. Se desejar acabar com a lacuna entre mente e corpo em relação ao modo de comer, tente os seguintes exercícios de conscientização.

Prática em prol da alimentação consciente

Quando você faz qualquer coisa conscientemente, inclusive comer, passa por cima das configurações do cérebro e se comunica diretamente com o cérebro de cima, que é responsável pelos pensamentos e ações conscientes. É comum nos alimentarmos inconscientemente, sem pensar nem pesar as consequências do que estamos fazendo.

Você pode alterar essa situação com uma simples prática de conscientização.

Da próxima vez que comer qualquer coisa, seja em uma refeição, seja em um lanche, faça o seguinte:

Passo 1: Faça uma pausa antes da primeira mordida e respire fundo.

Passo 2: Pergunte-se: "Por que estou comendo isto?"

Passo 3: Seja qual for a resposta, preste atenção a ela. Melhor ainda, anote-a. Você pode até começar um diário de conscientização alimentar.

Passo 4: Escolha comer ou não comer conscientemente.

Não há mais nada a fazer, mas essa prática simples pode gerar benefícios importantes. Seu objetivo é retomar um biorritmo normal de fome e saciedade. Quando faz uma pausa para escolher, sua razão para comer deveria ser "estou com fome".

Mas há uma porção de outras razões para desejarmos comer, como as seguintes:

"Estou entediado."
"Não consigo resistir."
"Preciso de consolo."
"Não tem sentido desperdiçar toda essa comida."
"Estou estressado."
"Estou com muita vontade."
"Estou deprimido."
"Estou ansioso."
"Não sei por quê."
"Estou só."
"Estou cheio de fazer regime."
"As outras pessoas que estão comigo estão comendo."
"Não sobrou muito. Acho que vou acabar com esse restinho."
"Quero comemorar."

Quando você se pergunta por que está comendo, é provável que seja por uma dessas razões. Você não deve julgá-las nem se forçar a rejeitar comida devido à culpa. A conscientização é um estado de consciência, nem mais nem menos. Nesse estado, você tem consciência de si mesmo, e isso é fundamental. Quando você tem consciência de si, as mudanças acontecem com menos esforço. Muitas vezes, parar de comer inconscientemente é o suficiente para transformar os problemas de peso da pessoa, sobretudo se forem leves ou moderados.

Como você pode ver, existe esperança além do regime, um avanço para aquelas pessoas que se queixam de que "tentaram de tudo e nada funciona". A abordagem holística para a perda de peso põe fim a essa batalha. Seu corpo deixa de ser o inimigo e você, a vítima.

REGIME CONSCIENTE

Não estamos desprezando o valor das pesquisas sobre o funcionamento da digestão. Uma carreira inteira de pesquisa pode ser dedicada ao estudo de um único hormônio como a leptina – já há quem faça isso –, e mesmo assim essa promessa de que ela venha a reduzir o peso pode continuar inatingível. (A indústria farmacêutica oferece uma porção de remédios para emagrecimento no balcão da farmácia, desde os que queimam gordura até os que suprimem o apetite, mas ou eles não estão comprovados ou são ineficazes, cheios de efeitos colaterais, ou, ainda, clinicamente insignificantes.)

Ao mesmo tempo, várias convicções que servem de autossabotagem deixarão de ter poder sobre você. Na psicologia de quem come em excesso, existe um círculo vicioso em funcionamento. Convicções dolorosas se transformam em desculpas. Como exemplo, pense na crença de que "eu sempre lutei com o meu peso, então acho que nasci para ser assim". Não há sabotagem maior do que essa atitude, e existe uma explicação científica que reforça essa convicção ainda mais. Há de fato elementos genéticos que indicam que algumas pessoas têm mais probabilidade de ganhar peso.

Por exemplo, é inestimável conhecer os genes específicos que regulam a produção de leptina, pois em alguns indivíduos obesos uma mutação nesse gene causa deficiência do hormônio, provocando um ganho de peso incontrolável. A história da leptina está entrelaçada com a história da obesidade das pessoas em geral, e vale a pena ir ao encalço de todos os indícios. Mas vimos como foram enganosas as primeiras promessas da leptina e, na mesma linha, a procura por um único "gene da gordura" foi igualmente infrutífera. Na melhor das hipóteses, os genes são responsáveis por apenas uma porcentagem das causas de sobrepeso – há outros fatores em andamento que podem ser alterados, tais como o fator psicológico, hábitos alimentares e atitudes transmitidas pela família na infância. Esses fatores estão sujeitos ao livre-arbítrio quando aprendemos como alterá-los. A boa notícia é que, quando a mudança ocorre, os genes correspondem, alterando a atividade deles no sentido da cura do problema.

Muitas outras convicções mantêm o círculo vicioso, transformando a culpa em desculpa. Em quantas das convicções a seguir você acredita?

- A certeza de que a comida faz você feliz quando está triste.
- A certeza de que estar empanturrado é um estado de plenitude.
- A certeza de que fatores de risco conhecidos (muita gordura, açúcar e sal) não se aplicam a você. Você está protegido por algum encanto.
- A certeza, dessa vez inconsciente, de que a comida de que você não se lembra de ter comido não conta.
- A certeza de que você não se importa muito com o peso.
- A certeza de que você não se importa com o que as outras pessoas pensam.

Todas essas convicções são duplamente negativas. Dão a você uma desculpa para ceder, mas as desculpas alimentam a derrota. Quanto melhor a desculpa pior o fracasso. Em nossa abordagem, ser realista significa que você rompe o círculo vicioso, trocando fantasia por realidade. Contamos com os aspectos positivos do realismo, mesmo que muitas pessoas enxerguem seus problemas de peso e tenham medo de se enfrentar – olhar no espelho já é bem complicado.

Leva tempo, mas a consciência é uma recompensa em si mesma. Em nossa própria experiência com a meditação, por exemplo, vimos pessoas voltarem ao peso normal sem esforço. O prazer de estar vivo e desperto tomou o lugar do comer, e quando isso acontece o organismo como um todo começa a se normalizar. Você só percebe como é fútil lutar contra seu corpo quando se livra da dualidade. Você está aqui para desfrutar de seus pensamentos, sentimentos, desejos e esperanças. Destacamos essas questões de peso porque elas são muito familiares, e porque fazer da perda de peso uma parte prazerosa do crescimento pessoal é algo que quem faz regime jamais imagina ser possível. Porém, em termos mais amplos, a meta é uma vida de consciência. Agora que já estabelecemos como é importante sanar a divisão entre mente e corpo, vamos nos estender sobre a enorme satisfação de levar a vida conscientemente sempre.

7

CONSCIENTE OU INCONSCIENTE?

Da última vez que nos encontramos com Ellen Langer, professora da Harvard University, ela estava surpreendendo o mundo da psicologia ao enviar homens de 70 anos a uma viagem no tempo e trazendo-os de volta rejuvenescidos. Mas viagens no tempo não são viáveis na vida cotidiana. Depois de provar seu ponto de vista de modo espetacular, Langer se voltou para uma causa mais ampla: conscientização. Também temos usado esse termo, mostrando como ter consciência vai além das antigas associações com práticas espirituais orientais. Langer ocidentalizou bastante esse tema com a seguinte definição, diante de uma plateia da área médica: consciência consiste no processo de observar novas coisas ativamente, renunciando a conceitos preconcebidos, e então agir de acordo com essas novas observações. Ao desenvolver a ideia de um estilo de vida saudável, nosso propósito aqui inclui as mesmas coisas.

Langer foi muito direta: o comportamento corriqueiro costuma não ser consciente. Um de seus exemplos preferidos vem de uma experiência pessoal: "Fazendo uma compra, entreguei meu cartão de crédito ao caixa, e ele viu que não estava assinado". Langer prontamente assinou o cartão e o caixa o passou na máquina. Depois pediu que ela assinasse o recibo. "O caixa então comparou as duas assinaturas para se certificar de que eram da mesma pessoa", relembra. Ela fez uma pausa, e a plateia ainda levou alguns minutos para começar a rir. Por que comparar duas assinaturas se você acabou de ver que elas foram feitas pela mesma pessoa? Pequenos casos de comportamento irracional nos amarram ao passado e bloqueiam a possibilidade de viver o presente, alertas a possibilidades que nunca veremos. Com efeito, Langer denomina sua busca pela consciência de "psicologia da possibilidade".

Neste livro, saltamos para a possibilidade máxima: ter consciência o tempo todo. Mas será que isso é viável quando somos inundados de prazos, contas para pagar, escola dos filhos e assim por diante? Com tanto estresse e tensão vindos de todos os lados e nos pressionando, a atenção fica embotada. Reagimos, mas não estamos atentos. Apesar das melhores intenções, é assim que a consciência se perde. Mas faça uma pausa e pense no seu dia. Se você for como a maioria das pessoas, vai se pegar gastando muito tempo nas reações em vez de prestar atenção e ter consciência do que está acontecendo. Em consequência disso, você vive sem consciência, achando que isso é normal. Qual dos seguintes aspectos se aplica a você?

Como é o dia inconsciente

- Você come qualquer coisa na correria.
- Você consome comida industrializada ou *fast-food*.
- Você se sente mal em relação ao seu corpo ou peso, assim como já se sentiu ontem e vai se sentir amanhã.
- Você age com pressa e sob pressão.
- Você não presta muita atenção ao que seu cônjuge e filhos dizem.
- Você reage de forma negativa diante de alguém sem avaliar se isso é necessário ou correto.
- Você não percebe nada de bonito durante o dia todo.
- Você se preocupa com um problema incômodo sem um plano para resolvê-lo.

- Você costuma ter uma visão sombria do futuro.
- Você é atormentado por alguma coisa dolorosa do passado.
- Você se sente amarrado e incompleto.
- Você se sente inseguro ou em perigo.
- Você é solitário.
- Você agride um amigo sem pensar.
- Você se faz de vítima.
- Você não consegue se posicionar.
- Você quer sempre agradar alguém – você concorda com o outro para viver bem.

É impressionante a quantidade de reações e comportamentos sem consciência que são considerados normais. A verdade é que a falta de consciência vem sendo a regra. Só percebendo isso é possível começar a mudar. Quando a pessoa decide não mais permitir que acontecimentos negativos inconscientes tenham poder sobre ela, ocorre uma mudança importante no sentido da vida saudável. Há um leque de possibilidades que pode ser ilustrado com um diagrama muito simples:

Inconsciente ↔ Consciente

Essa é uma forma não incriminadora de representar o desastre e a satisfação. No extremo esquerdo estaria uma vida totalmente sem consciência, em que tudo que deveria ser sanado não recebe atenção, o que no final das contas leva ao desastre. Na outra ponta está uma vida inteiramente consciente, em que todos os problemas potenciais recebem a devida atenção, abrindo espaço para a satisfação completa. Quase ninguém vive nos extremos, seja no céu, seja no inferno. Ficamos em algum ponto do meio: às vezes agimos de forma inconsciente; às vezes agimos com consciência. Essa zona sombria se torna normal e aceitável, sem a percepção dos prejuízos que ela vai causando ao longo do tempo.

A HISTÓRIA DE BRENDA: UM RELATO DA ZONA SOMBRIA

Há muitos anos, uma mulher que chamaremos de Brenda pegou um resfriado no inverno. O resfriado não passava. Ela lidou com ele, mas estava incomodada com a tosse que o acompanhava. De repente, surgiu uma febre. Ela também a ignorou, até que numa determinada noite a coisa ficou feia.

"Eu estava na cama, suando e muito fraca. Meu marido é um homem muito cuidadoso, me amparava, dizendo que tudo ia ficar bem. Mas eu sabia que estava muito doente. Uma amiga trouxe uma canja. Como ela era enfermeira, só de me olhar já me mandou para o pronto-socorro imediatamente", lembra Brenda.

Essa intervenção provavelmente salvou sua vida, pois o médico de plantão disse a Brenda que ela estava com pneumonia nos dois pulmões, comprometendo muito sua respiração. Na verdade, ela estava a ponto de ter um colapso respiratório e precisou usar uma máscara de oxigênio. O tratamento comum com antibióticos em geral derruba a infecção, mas um exame de sangue revelou que Brenda era diabética, coisa que ela não sabia. Ela vinha lutando com o peso desde o início da adolescência, e o diabetes tipo 2 é muito comum em quadros de obesidade. Para que ela não tirasse a máscara, os médicos a colocaram em um estado de inconsciência, às vezes denominado "coma induzido", à base de doses altas de Valium. Era um procedimento drástico, mas eles queriam controlar e monitorar com cuidado o tratamento.

"Fiquei atordoada. Dois dias antes era apenas um resfriado e agora estavam me dizendo que eu poderia morrer", conta ela. "Da noite para o dia, a minha vida virou um pesadelo."

Durante os dezenove dias seguintes, a situação esteve delicada. Momentos em que ela ficava completamente derrubada intercalavam-se com outros em que ficava num estado de vigília zonza. Os médicos fizeram isso a fim de verificar se ela estava melhorando, mas Brenda achou esse período um pavor.

"Eu despertava completamente ansiosa, achando que ia morrer. Não tinha controle nenhum sobre o meu corpo, ficava deitada cheia de agulhas, tubos e monitores bipando. Foi a pior coisa que já me ocorreu na vida."

Brenda não estava preparada para essa experiência tão difícil, e quando os médicos lhe disseram que estava fora de perigo, que não havia mais pneumonia, ela voltou para casa ainda se sentindo ansiosa. Ficava contando aos amigos como tinha passado raspando pela morte, reforçando seu pavor e a perda de controle. De certa maneira, ela permaneceu em estado de crise, que não era seu estado natural.

Aos 53 anos, Brenda se considerava uma mulher forte que tinha levado uma vida de muita luta. Era muito mais do que uma sobrevivente. Originária de uma família pobre de operários, ela nunca foi além do ensino fundamental, mas sentia que era diferente do resto da família. Tinha mais consciência do que a vida tinha a oferecer e, determinada, a partir dos 18 anos empenhou-se em construir sua própria história.

"Eu via as moças da minha idade ficarem grávidas muito cedo, se acomodando em casamentos que não desejavam ou que pensavam desejar. A maioria dos homens tinha empregos precários, e eles passavam muito tempo bebendo cerveja diante da tevê. Não foi difícil deixar tudo isso para trás", conta.

Brenda desbravou o mundo e fez algo por si mesma. Considerava-se dotada de um grande autocontrole. Era uma cuidadora, auxiliando qualquer pessoa necessitada. Tinha começado um serviço em que fazia comida para desabrigados e era líder em grupos de apoio comunitário. Ao longo de décadas, entre a saída de casa e a meia-idade, o lado consciente de sua vida não estava em falta. Mas depois do ataque da pneumonia tudo pareceu sair dos eixos. Brenda ficou deprimida e parou de ver os amigos como costumava fazer. Os jantares que preparava começaram a ficar menos frequentes. Na saúde, a taxa de açúcar no sangue foi controlada com injeções diárias de insulina, mas os médicos lhe disseram que não havia como reverter os prejuízos já causados pelo diabetes.

"Eu estava consultando três especialistas por semana. Minha retina tinha sido prejudicada, o que afetava a visão. Comecei a ter dores intestinais horríveis, e me disseram que era diverticulose. Meus pés ficavam frios devido ao menor fluxo sanguíneo das extremidades." Brenda ri, áspera. "Eu estava um bagaço. Inacreditável."

Essa queda aparentemente brusca na qualidade de vida não foi súbita – tudo tem uma história. A história mais longa era a da obesidade. A partir dela veio a história do nível elevado de glicose no sangue e outras histórias que prejudicaram a circulação, a digestão e a visão de Brenda. Ela merece empatia e cuidado – Brenda está à procura disso e até já encontrou –, porque o lado inconsciente de sua vida está cobrando um preço. Apesar da crise estressante, Brenda vinha levando uma vida normal com altos e baixos conhecidos. Porém, se observarmos bem, ela estava enfiada em uma zona sombria.

Antigamente, havia uma parlenda infantil, cantada antes que os automóveis substituíssem os cavalos, que começava com: "Por falta de um cravo" e era assim:

> Por falta de um cravo se perde uma ferradura.
> Por falta de uma ferradura se perde um cavalo.
> Por falta de um cavalo se perde um cavaleiro.
> Por falta de um cavaleiro se perde uma mensagem.
> Por falta de uma mensagem se perde uma batalha.
> Por falta de uma batalha se perde um reino inteiro.
> E tudo por falta de um cravo.

Então, qual foi o cravo que Brenda e muitas outras pessoas perderam? Elas perderam a conexão com o corpo, com a natureza e consigo mesmas.

Nada disso pode ser observado isoladamente. Você se relaciona com a natureza, com seu corpo, e quando essa conexão deixa de existir você deixa de ser você mesmo. Tornando-se cada vez mais consciente de que seus pensamentos atuais, de que as atitudes decorrentes dessas ideias e dessas emoções têm impacto no seu corpo em tempo real, sua vida é transformada em todos os níveis. A palavra "nível" é um pouco enganosa, porém, porque o corpo-mente funde tudo em uma única consciência de quem você é e o que está acontecendo com você. Sempre ouvimos que o que é do passado fica no passado. Porém, seu estado no presente é resultado do seu passado – os dois são inseparáveis. Não podemos mudar o passado, mas podemos mudar o presente.

Um cético contestaria. A história de Brenda tem a ver com questões médicas sobre as quais ela não tinha nenhum poder de cura. A conscientização é muito boa como um objetivo nobre, mas todo mundo tem problemas médicos que necessitam de tratamento. Como poderia alguém em uma situação difícil como a de Brenda se ajudar no momento em que foi paciente?

Essa foi uma versão educada da argumentação cética, que muitas vezes é grosseira e inflexível. O mito de que apenas remédios e cirurgia são a medicina "verdadeira" está morrendo. Todo mundo acaba indo ao consultório médico por uma série de razões. Isso não invalida o Eu curador, apenas dá a ele outra função.

PREOCUPAÇÃO E SISTEMA IMUNOLÓGICO

Como mencionamos anteriormente, a medicina convencional é biológica e acredita que a mente deve estar centrada apenas no cérebro. Na verdade, não apenas os médicos como também os cientistas que consideram esse assunto diriam que cérebro é igual a mente. Vimos firmemente quebrando a validade dessa suposição – e ela é uma suposição, não um fato –, indicando a inteligência disponibilizada pelo corpo-mente. A via expressa de informações do corpo-mente distribui mensagens que vão e vêm das células através dos mesmos elementos químicos das células nervosas.

Isso significa que as células são mais conscientes do que nós. Vejamos o exemplo do sistema imunológico. A menos que tenha alguma falha, ele nunca é insano. Mas, se você se empenha em comportamentos insanos, o efeito é de grande envergadura e pode comprometer a inteligência das células imunológicas. Vamos aprofundar essa interação apresentando o campo fértil da psiconeuroimunologia (PNI), que estuda a interação da atividade mental com o sistema imunológico. A PNI é uma das poucas áreas em que a divisão tradicional entre transtornos físicos e psicológicos não é compartimentalizada. Já comentamos como um luto prolongado cobra seu preço na saúde da pessoa (página 50), inclusive em sua capacidade de combater doenças. (Durante os primeiros dois semestres do luto pela morte súbita e prematura de seu pai, Rudy se lembra de ter sido constantemente assaltado por resfriados que não passavam. Na época, ele não conhecia a conexão entre mente e corpo, que transformava a tristeza em prejuízos para a imunidade.) Os efeitos nocivos do luto também podem ser bem céleres. Em um estudo com 100.000 pessoas cuja viuvez era recente, as taxas de mortalidade dobraram na primeira semana de luto.

Como a mente está em toda parte, em todas as células, a PNI pode potencialmente se aplicar a todos os estados mentais, já que eles afetam o sistema imunológico. Vamos nos restringir a uma atividade mental bem conhecida: a preocupação. A preocupação é inconsciente em vários sentidos. Ela ocupa a mente de maneira obsessiva e mantém a pessoa em um estado de ansiedade estressante. Bloqueia as soluções racionais para os problemas e nada faz para encontrar uma solução por si própria. Apesar de sua falta de utilidade, a preocupação é endêmica na sociedade. Nos Estados Unidos, depois da eleição presidencial de 2016, por exemplo, as sondagens do Instituto Gallup apontaram uma acentuada virada na preocupação. Mas turbulências políticas e disputas presidenciais em geral aumentam o nível de apreensão das pessoas. Aparece uma ansiedade em relação ao futuro, que é a marca de todas as preocupações.

A preocupação pode também ter um propósito. Ela nos motiva a nos prepararmos para o pior e para enfrentar os desafios ou ameaças que virão. Talvez por isso ela tenha sido preservada como um traço evolutivo. Mas, quando se torna constante e incontrolável, a preocupação crônica é muito prejudicial à saúde. Pesquisas em PNI, especificamente, mostraram que a preocupação excessiva pode comprometer o sistema imunológico e contribuir para uma série de transtornos, desde doenças cardíacas até o mal de Alzheimer. Ela está fundamentada no mal-estar e pode contribuir muito para acarretar doenças.

Para quem acha que basta substituir a preocupação pela esperança, é importante observar que se preocupar com a possibilidade de algo ruim ocorrer não é bem o oposto de esperar que algo bom aconteça. Em ambos os casos há uma incerteza e uma insegurança subjacentes em relação ao futuro, que são acompanhadas pela ansiedade. Porém, na medida em que a esperança é uma emoção positiva vinculada a outras emoções positivas, como o otimismo e a aceitação, a balança pende muito a seu favor. Enquanto as emoções crônicas negativas podem literalmente matar, uma perspectiva positiva pode ajudar nos efeitos de doenças tão variadas como câncer e HIV-aids. Doenças como asma e psoríase/eczema podem melhorar com sentimentos positivos e piorar com estresse, depressão e ansiedade.

Mas quais são os mecanismos que fazem esses efeitos, positivos e negativos, de fato funcionarem? Esse é o enfoque principal da PNI, cuja origem remonta ao trabalho do psicólogo Robert Ader, ex-diretor do Center for Psychoneuroimmunology Research [Centro de Pesquisa em Psiconeuroimunologia] da University of Rochester. Em 1974, Ader e seus colegas deram a camundongos de laboratório água adoçada com sacarina, acompanhada de citoxan (ciclofosfamida), uma substância química que reprimia o sistema imunológico deles, provocando enjoo. Mais adiante, quando os pesquisadores alimentaram os camundongos à força com sacarina, mesmo em pequenas quantidades, os animais morriam. Quanto mais sacarina ingeriam mais rapidamente morriam. Ader concluiu que, depois de condicionados, o sabor da sacarina bastava para reprimir o sistema imunológico dos camundongos, fragilizando a reação imunológica e, portanto, levando a infecções bacterianas e virais fatais que eles normalmente seriam capazes de combater. Pela primeira vez, a íntima conexão entre o cérebro e o sistema imunológico estava sendo revelada, dando origem ao campo da psiconeuroimunologia, termo cunhado por Ader. A noção de que o sistema imunológico era totalmente autônomo foi radicalmente contestada, e isso representou o início de muitas descobertas na mesma linha.

Em 1981, o neurocientista David Felten, então na Indiana University School of Medicine, e depois na University of Rochester, fez outra grande descoberta ao conectar nervos do timo e do baço diretamente a células do sistema imunológico. Em 1985, a então ainda não aclamada neurocientista e farmacologista Candace Pert promoveu um importante avanço na área ao descobrir miniaturas de proteínas especiais no sistema nervoso, denominadas neuropeptídios, que interagem com os neurônios do cérebro e com as células imunológicas. Os efeitos podem ser duradouros: os neuropeptídios reforçam as sinapses e até alteram a manifestação genética tanto nas células nervosas quanto nas células imunológicas. Os estudos revolucionários de Pert, fundamentais para a compreensão do funcionamento da rede de mensagens do corpo, foi adiante e provou que os neuropeptídios estavam envolvidos em uma ampla série de atividades, de comportamentos sociais à reprodução, bem como na reação imunológica.

Talvez nada tenha sido mais estudado na PNI do que os efeitos do estresse, que continuam aflorando em todos os aspectos das diferentes formas de cura das pessoas. Em relação à imunidade, o estresse crônico pode reprimir a defesa necessária para um combate rápido a infecções (imunidade inata) ou produzir anticorpos que protegem o organismo de germes invasores (imunidade adaptativa). O estresse crônico foi associado a infecções graves frequentes e também a prognósticos ruins de câncer, doença cardíaca e HIV-aids. A preocupação é uma forma de estresse que criamos e está associada ao medo. Na Parte 2 dedicaremos uma extensa seção à redução do estresse (página 233).

Embora as descobertas feitas pela PIN sejam intrigantes e venham identificando a biologia da conexão entre mente e corpo, o poder dessa conexão ainda é pouco valorizado. Relevante aqui é o caso de Norman Cousins, pacifista e antigo editor da revista *Saturday Rewiew*, que nos seus últimos anos de vida foi um autor muito influente em relação à conexão mente-corpo saudável. Sua descoberta espontânea de que o riso tem poder curador já foi muito debatida, mas vale a pena repetir os detalhes como estão relatados no site da Laughter Online University [Universidade do Riso On-Line]:

> Em 1964, depois de uma viagem muito estressante à Rússia, [Cousins] recebeu o diagnóstico de espondilite anquilosante (uma enfermidade degenerativa que causa degradação do colágeno), que o deixou com dores constantes. Seu médico lhe disse que ele morreria em poucos meses. Ele não concordou e argumentou que, se o estresse tinha contribuído de alguma forma para sua doença (ele não estava doente antes da viagem à Rússia), então emoções positivas iriam ajudá-lo a se sentir melhor.
>
> Com o consentimento do médico, ele teve alta hospitalar e foi para um hotel do outro lado da rua, onde começou a tomar doses extremamente altas de vitamina C, enquanto se abandonava a um bocado de filmes cômicos e "assuntos risíveis" semelhantes. Ele depois afirmou que dez minutos de gargalhadas lhe garantiam duas horas de sono livre de dor, sendo que nada mais, nem mesmo morfina, conseguia ajudá-lo. Seu estado foi melhorando e aos poucos ele recuperou as funções dos membros. Em seis meses, estava de novo de pé e, em dois anos, conseguiu voltar ao trabalho de período integral na *Saturday Review*. Sua história deixou perplexa a comunidade científica e inspirou inúmeras pesquisas.

Cousins iniciou uma cruzada pessoal para divulgar sua notável recuperação e as implicações dela para a medicina. Foi bem acolhido pelo grande público, mas recebido com muita resistência pela comunidade médica, que ainda estava a dez anos da experiência de Ader com os camundongos que morriam ao provar sacarina. A história de Cousin é prima do efeito placebo/nocebo. Mais de cinquenta anos depois, descobrir como ligar a conexão mente-corpo com a cura permanece como algo mais do campo do mistério do que da ciência. Mas talvez a lição mais simples seja a que Cousins aprendeu no início: transformar preocupação e ansiedade em gargalhada pode fazer muita diferença.

NO CONSULTÓRIO MÉDICO: DEFENDA SEUS INTERESSES

Existe uma lição maior para ser aprendida com a cura de Cousin, que tem a ver com não aceitar o tratamento passivamente. Como ele relatou em uma entrevista em uma rádio:

> Perguntei [ao meu médico] sobre minhas chances de recuperação completa. Ele foi franco comigo, admitindo que um dos especialistas havia dito que eu tinha uma chance em quinhentas. O especialista também tinha afirmado que ele nunca testemunhara uma recuperação de um estado tão abrangente da doença. Isso me fez pensar muito. Até aquela altura da vida, eu sempre estivera disposto a deixar que os médicos se preocupassem com minha doença. Mas senti muita vontade de entrar em ação. Ficou claro para mim que, se eu tivesse que ser um em quinhentos, era melhor deixar de ser apenas um observador passivo.

Quando uma pessoa comum vai ao médico, vai ao pronto-socorro ou dá entrada num hospital, a possibilidade de controlar o que vai acontecer é mínima. Nós nos colocamos nas mãos da máquina da medicina, que na verdade depende de indivíduos – médicos, enfermeiros, assistentes e assim por diante. O comportamento humano é cheio de lapsos e enganos, que ficam maiores na assistência médica, em que um engano ao ler o prontuário do paciente ou a não observação de um sintoma específico pode significar vida ou morte. O grau de risco da medicina *high-tech*, como a terapia gênica e tratamentos intoxicantes contra o câncer, aumentou drasticamente, pois quanto mais complexo o tratamento mais ampla é a faixa de erros. Sendo justo, os médicos fazem o máximo para salvar pacientes que estariam fadados a morrer uma geração atrás, mas eles só se saem bem em uma parte do tempo.

Risco e erros andam juntos, mas o público em geral tem uma visão limitada de alguns fatos inquietantes:

- Estima-se que erros médicos causem 440.000 mortes por ano só nos hospitais norte-americanos.* Acredita-se que esse número seja bastante impreciso, pois incontáveis erros não são registrados – os registros de morte apresentam apenas a causa imediata e muitos médicos se unem para proteger a reputação profissional.
- O total das despesas com "eventos adversos", como são conhecidos os erros médicos, está estimado em centenas de bilhões de dólares anualmente.
- As despesas indiretas, como perda de rendimento econômico devido a mortes prematuras e doenças desnecessárias, ultrapassam 1 trilhão de dólares por ano.

As estatísticas mal esbarram no medo envolvido quando o paciente pensa na possibilidade de estar ou não no meio de algum erro médico. Ele só tem plena consciência da visita do médico, que ocorre num piscar de olhos. Em 2007, uma análise sobre as

* No Brasil não é tão diferente. Estima-se que só em 2016 mais de 300.000 pessoas tenham morrido em consequência de "eventos adversos" nos hospitais do país. Um levantamento da Anvisa aponta que, a cada hora, pelo menos três pacientes sofrem algum incidente nas unidades de saúde brasileiras. (N. da E.)

visitas no nível básico de assistência médica verificou que elas duram em média dezesseis minutos. Entre um e cinco minutos é o tempo gasto na conversa sobre cada tema levantado. Esse número figura no extremo mais alto da estimativa, já que, de acordo com outros estudos, o tempo que de fato dura o contato pessoal com o médico ou outro profissional da saúde não passa de sete minutos em média. Os médicos culpam sobretudo o aumento nas exigências no preenchimento de prontuários e os detalhes dos pedidos de pagamento de convênios. Os pacientes tendem a achar que os médicos querem atender o máximo possível de pacientes pagantes ou simplesmente que os pacientes, como indivíduos, não têm grande importância para eles.

Nesse sentido, em 2016, os drs. John Levinson e Caleb Gardner, renomados cardiologistas, publicaram um artigo no *Wall Street Journal* intitulado "Desliguem o computador e escutem o paciente", no qual sustentavam que a introdução de prontuários eletrônicos, atualmente exigidos pelos sistemas de saúde e pelo governo, "degradaram o relacionamento entre os médicos e seus pacientes" e contribuíram para o "corporativismo – e a desprofissionalização da assistência médica dos Estados Unidos". Preocupados com essa situação, ambos apoiam o Lown Institute, de Boston, uma instituição sem fins lucrativos voltada para a recuperação do profissionalismo e do cuidado na assistência médica. Embora acreditem haver um espaço adequado para a informática na medicina, ressaltam que os médicos vêm gastando tempo demais em formulários em vez de em conversas com seus pacientes.

Consequentemente, há um novo movimento em ação para estabelecer um defensor pessoal que acompanhe o paciente no consultório. Esse defensor seria basicamente alguém que representasse os melhores interesses do paciente em qualquer situação médica. Pode ser um parente bem-intencionado que ajude um paciente mais velho a compreender o que está acontecendo ou que se encarregue de providências como cuidar das receitas e organizar as contas médicas. Mas cada vez mais se percebe a necessidade de um defensor que seja profissionalmente treinado para amortecer o acumulado de riscos da assistência médica, na qual cada vez se gasta menos tempo com a relação médico-paciente. No caso de Brenda, a falta de um defensor acabou sendo crítica em muitos aspectos. Antes de mais nada, ela nunca foi informada sobre a relação entre obesidade e diabetes tipo 2. Se isso tivesse sido levado em conta anos antes, a linha descendente de sua saúde poderia ter sido evitada. Brenda entrou e saiu de consultórios médicos várias vezes, mas só foi tratada de acordo com os sintomas que apresentava na semana em questão. Ninguém juntou todas as peças da história – e nem era a mais complexa das histórias. Então, o que aconteceu?

Seria função de um defensor descobrir e, desnecessário dizer, isso gerou hostilidade por parte de alguns médicos. Acostumados a mandar em seu espaço com total autoridade, poucos médicos desejam um supervisor fazendo perguntas, dando opiniões e, talvez, percebendo falhas. Na pior das hipóteses, o espectro de um processo por negligência. O movimento em prol de um defensor profissional, que é bem recente, insiste em que cuidar dos interesses do paciente é benéfico. Os profissionais da medicina têm suas dúvidas.

Por ora, se os pacientes desejam um defensor, devem eles mesmos desempenhar esse papel. No cerne do problema está a passividade. Quando nos rendemos à assistência médica, no consultório médico, no pronto-socorro ou no hospital, não deveríamos renunciar a tudo. Cutucar e espetar é invasivo. Fazer muitos exames pode ser estressante. Assim que passamos pela porta, viramos anônimos – um conjunto ambulante de sintomas toma o lugar da pessoa. Existem médicos e enfermeiros que levam a sério esses efeitos negativos e tomam iniciativas mais pessoais. Deveriam ser cumprimentados pela compaixão humana em meio a um sistema que se preocupa cada vez mais com a eficiência impessoal.

Talvez você goste do seu médico e sinta que ele é um profissional que se preocupa com seus pacientes, mas isso não descarta a possibilidade de você ser seu próprio defensor. Ao contrário, o estresse inerente ao tratamento médico é o que devemos combater.

Primeiro vem o estresse causado pela apreensão e pela antecipação, comumente denominada de síndrome do jaleco branco. Todos nós nos lembramos do medo que sentíamos na infância quando precisávamos tomar uma injeção ou sentar na cadeira do dentista, antes mesmo que ele ligasse o motorzinho. Estudos já verificaram que a antecipação do estresse de uma situação pode provocar uma reação tão intensa quanto o próprio estresse. Em uma pesquisa realizada com dois grupos de sujeitos, os participantes do primeiro grupo foram instruídos a fazer um discurso em público; aos do segundo grupo, também foi dito que teriam de fazer um discurso, mas depois eles receberam a informação de que não falariam. Os sujeitos dos dois grupos ficaram estressados, mas os pesquisadores queriam avaliar como se dava a recuperação do estresse.

A recuperação envolvia três aspectos: o retorno à normalidade da frequência cardíaca e da respiração, bem como o registro da diminuição da ansiedade e de outras reações emocionais. A recuperação foi semelhante nos dois grupos, indicando que o estresse que antecipamos, mas pelo qual na verdade não passamos, pode ser tão prejudicial quando o fator estressante real. Além disso, o fato de os participantes descreverem seu estado emocional ao mesmo tempo que se recuperavam forneceu uma boa previsão do funcionamento de seu coração e respiração. Em outras palavras, se nos sentimos emocionalmente estressados, o corpo também se sente – e isso não é nenhuma novidade.

E o que isso tem a ver com a ida ao médico? Em primeiro lugar, como já mencionamos, existe o estresse da antecipação, além do estresse do momento em que estamos no consultório. Em segundo lugar, quando sob estresse as pessoas ficam mentalmente confusas e distraídas. Em terceiro lugar, é provável que o estresse seja maior quando o médico ou a enfermeira entram na sala, justamente na hora em que precisamos estar bem lúcidos. Sendo seu próprio defensor, você não quer sucumbir ao estresse em momento algum. Seu objetivo é fazer as perguntas certas, ouvir respostas úteis e compreender qual é a perspectiva. (Todo mundo conhece a frustração de ter saído do consultório e só então se lembrar das coisas que deixou de perguntar, seja por esquecimento, seja devido ao forte estesse durante a consulta.)

Um segredo para superar o estresse proveniente do atendimento médico é perceber que ele está influenciando você e como isso se dá. Tenha consciência dos principais fatores que pioram o estresse: repetição, imprevisibilidade e perda de controle. Em termos de ida ao consultório ou ao hospital, a repetição significa que há uma ocorrência estressante atrás da outra, tais como vários exames em seguida ou ter que responder às mesmas perguntas a diferentes pessoas. A imprevisibilidade significa que você não sabe o que o médico e os exames vão revelar. A perda de controle está no fato de que tudo que está acontecendo é comandado por forças externas. Verifiquemos esses fatores um a um.

Repetição: No ambiente clínico, você pode se sentir como um objeto empurrado em uma esteira, na qual o estresse se repete a cada parada. É difícil evitar que uma bateria de exames precise ser feita ou que pessoas diferentes venham fazer as mesmas perguntas. Provavelmente, a pior repetição é ter que voltar ao consultório ou ao hospital por causa da mesma doença ou tratamento. Uma solução é sair mentalmente dessa esteira, ou seja, retomar uma sensação de vida normal, mesmo que você esteja em um local estranho. Algumas atitudes simples, como conversar com outras pessoas, meditar, ouvir um audiolivro, fazer algum trabalho ou conversar com amigos por mensagens – em outras palavras, atividades corriqueiras que você associe com algum tipo de conforto –, o trazem de volta ao mundo normal.

Imprevisibilidade: Na era da internet, a assistência médica não precisa ser tão imprevisível e estranha como era antes. Existem muitas fontes de informação sobre doenças e saúde de que milhões de pessoas podem se beneficiar. O melhor uso dessas informações é esperar até saber o que você tem. O pior uso é tentar adivinhar qual é o problema baseando-se nos sintomas que tem ou que pensa ter. Quando estiver no consultório ou no hospital, tente saber o que você deve esperar em relação às etapas seguintes. Esperar passivamente por uma ocorrência imprevisível leva ao acúmulo de estresse. (Dentistas, que têm bastante consciência da ansiedade de seus pacientes, agora costumam explicar os passos do procedimento, renovando a segurança ao longo do processo. Eles também tentam ser realistas em relação ao grau de dor ou de desconforto, pois adoçar esse aspecto do tratamento prejudica a confiança, o que é em si uma forma de estresse.)

Perda de controle: É imenso o estresse de se entregar às mãos de um estranho, mas isso deve ser feito em tratamentos médicos. Sabendo que estará nessa situação, há uma série de maneiras de você se sentir um pouco mais no controle:

- Informe-se sobre sua doença. Não descarte as oportunidades de saber exatamente o que você tem. Isso não significa contestar seu médico. Caso tenha vontade de informá-lo sobre alguma coisa que viu na internet, isso não é confrontação, e muitos profissionais já estão acostumados com pacientes bem informados.
- Se a doença não for temporária e de pouca importância, entre em contato com alguém que tenha recebido o mesmo diagnóstico e esteja passando por um tratamento como o seu. Talvez isso signifique um grupo de apoio, e há muitos deles *on-line*, ou simplesmente conversar com outro paciente da sala de espera do consultório ou do hospital.
- Se está enfrentando um quadro prolongado, entre em um grupo de apoio em sua região ou *on-line*.
- Faça um diário dos desafios de sua saúde e do progresso que fizer enquanto se tratar.
- Busque o apoio emocional de amigos ou pessoas de confiança que sejam compreensivos e queiram ajudar (ou seja, não dependa apenas de quem aguenta você).
- Crie um vínculo com alguém que faça parte do seu tratamento – o pessoal da enfermagem e assistentes em geral são mais acessíveis e têm mais tempo do que os médicos. O ideal

é que esse vínculo se baseie em algo que vocês têm em comum – família, filhos, passatempos, outros interesses –, não apenas sua doença.
- Resista à tentação de sofrer em silêncio e sozinho. O isolamento oferece uma sensação falsa de controle. O que funciona de fato é manter, tanto quanto possível, a vida normal e os contatos sociais.

Esses passos ajudam muito no que se refere à defesa do paciente, que é atender aos interesses dele da melhor forma, sempre. Mas permanecem as dificuldades desconhecidas, a possibilidade de um erro médico. Estudos demonstraram que os eventos adversos estão relacionados a fatores que o paciente não pode controlar, como o cansaço decorrente das longas horas e da rotina extenuante que enfermeiros, estagiários e residentes enfrentam. Na correria da rotina hospitalar, é inevitável que alguns pacientes recebam menos atenção, sejam esquecidos ou tratados inadequadamente.

Em um artigo para a *Journal of the American Medical Association* em 2009, o dr. Tait Shanafelt afirma: "Inúmeros estudos internacionais com quase todas as especialidades médicas e cirúrgicas indicam que aproximadamente um em cada três médicos terá um esgotamento a qualquer momento". No site The Happy MD, dedicado ao alívio do esgotamento médico, o dr. Dike Drummond explica que, para entender o problema, podemos comparar o suprimento de energia do profissional a uma conta bancária da qual ele retira: energia física (necessária para seguir adiante); energia emocional (necessária para continuar empenhado e solidário); e energia espiritual (necessária para se lembrar dos propósitos e dos motivos de fazer o que faz como médico). A cada paciente, há uma retirada dessa conta bancária de energia. A estratégia é ter o suficiente na conta em benefício do paciente seguinte.

Como paciente, quanto mais informado e inquisitivo você for, melhor. Ao saber o que deveria estar acontecendo, tem mais condições de perceber se há algo errado. Mas essa questão dos erros médicos é uma área tensa, e não é nada desejável ter um relacionamento belicoso com as pessoas que devem tratar de você. Segue um resumo do que fazer e do que evitar.

O que fazer

- Envolva-se no seu tratamento.
- Informe ao médico e à equipe de enfermagem que você gosta de se envolver no tratamento.
- Peça mais informações quando precisar.
- Peça para consultarem o médico quando tiver dúvidas – por exemplo, sobre um remédio que você não tenha certeza de ser o certo.
- Comunique a alguém quando se sentir fora de sua zona de conforto.
- Seja educado em todos os momentos acima citados.
- Elogie o médico e a enfermagem quando for o caso. Demonstrações de agradecimento são bem-vindas.

O que não fazer

- Não aja de maneira hostil, desconfiada ou excessivamente exigente.
- Não conteste a competência dos médicos e enfermeiros.
- Não resmungue nem fique se lamentando, independentemente de sua ansiedade. Deixe a expressão desses sentimentos restrita a alguém da família, um amigo ou algum membro de um grupo de apoio.
- Não faça de conta que sabe tanto quanto as pessoas que estão tratando de você (ou mais do que elas).
- Quando hospitalizado, não chame a enfermagem sem parar nem vá até a sala dela. Confie na rotina desses profissionais.

Saiba que a principal razão para os pacientes chamarem a enfermagem se deve à ansiedade, não a necessidades reais.

- Não faça papel de vítima. Demonstre aos seus cuidadores que está mantendo um senso de segurança e controle normal e até um certo ânimo, mesmo sob circunstâncias penosas.

Provavelmente, a descoberta mais importante em relação aos erros médicos é que eles frequentemente são causados por falta de comunicação. O problema ocorre sobretudo entre médicos e outros membros da equipe à medida que as ordens são transmitidas de modo confuso, impaciente, ou se são mal enunciadas ou desencontradas. Como já foi dito, se você estiver bem informado sobre sua doença e o tratamento, estará na melhor posição para perceber enganos na comunicação. Porém, sendo realista, os pacientes não conseguem fazer muito nessa área, e os profissionais da medicina são muito relutantes em lidar com esse problema ou até em reconhecer a seriedade dele.

As categorias sociais dos pacientes são importantes aqui. Os erros médicos tendem a ocorrer com mais probabilidade em situações nas quais os grupos já sofrem desvantagens. Se a pessoa for idosa, pobre, tiver menos formação ou pertencer a uma minoria racial, ela não está na mesma posição de alguém mais jovem, branco, de formação superior e boa situação financeira. Não é surpresa nenhuma: privilégios geram privilégios. Mesmo assim, cada um de nós deve se responsabilizar pelo que um paciente pode de fato fazer para minimizar a falta de comunicação adequada, e isso significa:

- Ser claro ao descrever seus sintomas.
- Falar de suas expectativas de modo realista. Você quer alívio para a dor, a cura, alguns sinais de progresso ou ter certeza de que o pior não vai lhe acontecer? Os pacientes têm expectativas diferentes, e você precisa ser claro em relação às suas para que os médicos e outros profissionais saibam disso.

- Deixe claro quando não compreender algo sobre sua doença.
- Pergunte sobre os efeitos colaterais dos medicamentos que lhe forem receitados.
- Não tenha vergonha de questionar alguém caso não obtenha respostas para suas perguntas.

Fomos detalhistas nesse tema porque ele vai além do consultório médico. Quando você se torna defensor de si mesmo, está sendo consciente em vez de inconsciente, está valorizando o cuidado pessoal tanto quanto o cuidado de outra pessoa e, com essa atitude de cuidar de si mesmo, está sendo um curador.

Esse movimento do defensor do paciente levanta suspeitas entre os médicos porque subverte a rotina da assistência ao doente, em que o médico tem responsabilidade total. É provável que as mudanças venham devagar, com uma resistência articulada. Do mesmo modo, se você diz ao médico que é um curador, é provável que a reação dele não seja positiva. É muito provável que venha a supor que você quer usurpar o lugar dele. Mas, depois de ler este livro até aqui, esperamos que você acredite que não estamos alimentando essa disputa. Nosso corpo já nos fez curadores. Nossas escolhas conscientes e inconscientes determinam se estamos auxiliando ou prejudicando as reações saudáveis.

A escolha mais básica entre todas é ser consciente em vez de inconsciente. Nada nessa decisão representa um ataque à profissão médica. Se você se envolve no próprio tratamento e um médico ou assistente fica ofendido, eles já estão cometendo um erro médico. Bons médicos acolhem pacientes que, além de se envolverem no tratamento, também demonstram autonomia e confiança no profissional. Essas duas atitudes não se excluem, pois no fim das contas médicos e pacientes estão juntos na mesma atividade, promovendo uma reação saudável da melhor forma possível.

8

O PODER OCULTO DA CRENÇA

Mesmo com o progresso constante da inteligência artificial, os computadores jamais apresentarão uma das principais características da inteligência humana: a crença. A realidade do computador é inteiramente baseada em fatos que podem ser traduzidos na linguagem digital de 1 e 0. Se a frieza dos cálculos representa uma modalidade melhor de pensar do que a mistura confusa de razão e emoção, trata-se de uma suposição em que defensores da inteligência artificial acreditam e céticos, não. A crença nos torna mais humanos – nenhuma outra criatura apresenta essa qualidade mental –, mas como as crenças de fato funcionam ainda é um mistério.

Qual das seguintes frases é mais verdadeira: "Vou acreditar quando puder ver" ou "Você vai ver quando puder acreditar"? Nenhuma delas, pois são meias verdades, no máximo, apesar de serem opostas. Qualquer clínico já presenciou o fenômeno de pacientes que morrem por causa do diagnóstico. Isso demonstra como ouvir más notícias é muito traumático, pois a saúde da pessoa declina apesar de os sintomas serem tratáveis, ou pelo menos permitirem meses ou anos de sobrevivência. Nesses casos, ver não significa acreditar. Duas pessoas com diagnóstico de câncer do pulmão podem apresentar exames de raios X bastante parecidos, porém não será possível prever sua sobrevivência, nem o oncologista pode esperar que ela seja a mesma em ambos os casos.

Segundo uma antiga piada das faculdades de medicina, uma mulher vai ao médico para fazer o *checkup* anual e diz a ele que teme estar com câncer. Ele pede uma bateria de exames e depois lhe dá boas notícias. Ela está muito bem de saúde e não há sinal de câncer. No ano seguinte, ela volta e, de novo, diz achar que está com câncer. De novo, os exames não revelam nenhum sinal de malignidade. E assim por diante, anos a fio. Chega um dia, afinal, em que a mulher, agora com 75 anos, vai fazer o *checkup* e o médico diz: "Sinto muito, mas você está com câncer". "Eu não disse?!", exclama ela, triunfante.

Como transformamos nossas crenças em sintomas físicos? Eis o mistério. Muitos médicos aferram-se a uma explicação inteiramente física, mencionando mudanças no sistema imunológico ou no cérebro. Mas essas mudanças em nossa fisiologia são a prova do que o corpo-mente está fazendo. Assim que começamos a lidar com as crenças, não é possível evitar a difícil expressão "por quê?" Por exemplo, está bem documentado que acontecimentos psicológicos traumáticos, como a perda do emprego ou de um ente querido, enfraquece a reação imunológica das pessoas. Também já ficou demonstrado que o cérebro pode, por si mesmo, "acreditar" obstinadamente em inverdades. É o que ocorre num fenômeno conhecido como "membro fantasma", quando um braço ou perna foi amputado, mas o paciente continua a sentir a forma do membro perdido. Esse fantasma costuma vir acompanhado de dores e desconforto. Mesmo que a mente saiba da verdade, o cérebro está preso ao equivalente físico de uma crença.

Muitas vezes, quando nosso corpo faz algo de que não gostamos, o "por quê?" fica mais pessoal: "Por que isso está acontecendo comigo?" Nenhuma resposta que dependa apenas de causas físicas é digna de confiança. Mesmo em casos corriqueiros do cotidiano, é preciso uma abordagem holística. No inverno, por exemplo, pegar um resfriado não é só uma questão de estar exposto ao vírus (rinovírus). Algumas pessoas têm uma "imunidade emocional" que as protege mesmo se receberem uma dose pura de rinovírus diretamente no nariz.

Foi exatamente isso que uma equipe da Carnegie Mellon University e da Pittsburgh University fizeram num estudo com 276 sujeitos. O vírus entrou na corrente sanguínea desses indivíduos e infectou quase todos. Apenas certa porcentagem acabou desenvolvendo sintomas de gripe. Por quê? A hipótese dos pesquisadores era que a razão da diferença estaria nos relacionamentos. A conclusão acabou sendo essa mesmo, e, não só isso, o efeito podia ser quantificado. Perguntaram aos participantes do estudo quantos relacionamentos sociais eles tinham, incluindo aí familiares e amigos e também colegas de clubes, escola, igreja e trabalho voluntário – um total de doze categorias. Cada relação na qual o contato do indivíduo, fosse pessoal, fosse por telefone, ocorria pelo menos uma vez a cada duas semanas recebia um ponto, de modo que a contagem máxima seria doze.

A principal descoberta foi que os sujeitos que relataram apenas de uma a três relações apresentaram quatro vezes mais probabilidade de ter sintomas de gripe do que os que relataram seis ou mais relacionamentos. Não seria nenhuma surpresa se um indivíduo com uma mãe carinhosa que lhe oferecesse conforto e canja apresentasse maior imunidade do que um viúvo solitário. Mas esse estudo se mostrou um tanto desconcertante, pois o que importava era o número e a diversidade de relacionamentos, não seu nível de intimidade. Fazer parte de uma ampla rede social gerou imunidade emocional, mesmo quando fatores de risco físicos, como tabagismo, anticorpos, atividade física e sono eram considerados.

Mais uma vez, encontrar provas do fenômeno corpo-mente não é difícil. É o "por quê", cuja origem está na mente, que precisa ser desvendado. O melhor lugar para começar é com o efeito placebo, um termo bastante conhecido, mas que ainda precisa ser explicado, apesar de anos de tentativas.

SENDO O PLACEBO DE SI MESMO

Os avanços da medicina dependem de sabermos com segurança o que funciona e o que não funciona. Ninguém quer tomar um remédio ou um suplemento ineficaz. Você pode estar pensando em um produto homeopático vendido sem receita médica. Vai funcionar para você? É aceitável se ele funcionar apenas com certa porcentagem de pessoas? Essas são perguntas básicas, mas há um fator X a considerar. Se você tomar a homeopatia e se sentir melhor, talvez o produto em si não esteja de fato provocando a melhora, mas apenas sua crença em que isso ocorreria.

O fato é que nossas crenças, nossos condicionamentos desde a infância e até os genes herdados de nossos pais fazem parte desse fator X. O remédio homeopático – e qualquer outro medicamento ou suplemento – só determina em parte como alguém responderá ao tratamento. O efeito placebo, que cura sem nenhum ingrediente medicinal ativo, é muito cativante. Se você deseja ser o placebo de si mesmo, a forma mais segura de cura está a sua disposição. Todas as células de seu corpo sabem exatamente do que necessitam e não exigem mais nada. Será que isso vale também para o corpo-mente como um todo? Se sim, só precisaríamos entrar em contato com o nível do eu que auxilia nossas células por completo, oferecendo conscientemente o que elas precisam.

Antes de concluir se essa possibilidade é viável, vamos examinar com mais profundidade esse fenômeno. Entre os médicos, o efeito placebo tem sido visto como fascinante, confuso e frustrante ao mesmo tempo. Na prática médica, poucos profissionais, ou nenhum, ousariam tratar um paciente com um comprimido inócuo em vez de com um que funcione. Mas em testes clínicos de medicamentos o efeito placebo deve ser excluído; caso contrário, a eficácia do fármaco não pode ser comprovada.

A palavra *placebo* significa "vou agradar" e era usada em uma oração – *Placebo Domino* significa "vou agradar o Senhor". A associação com a religião sobrevive ainda hoje, pois parte do efeito placebo consiste no ritual de receber a medicação das mãos de um médico de jaleco branco no ambiente de seu consultório ou no hospital. Foi só a partir do século XVIII que o termo "placebo" passou a significar "remédio falso". Na medicina moderna, Henry Knowles Beecher, um pioneiro da anestesiologia norte-americana, levou a cabo, nos anos 1950, um dos mais antigos estudos sobre o efeito placebo.

Beecher servia como médico nas frentes de batalha da Segunda Guerra Mundial quando observou que alguns dos soldados gravemente feridos aparentavam não sentir tanta dor a ponto de pedir analgésicos. Mais tarde, no Hospital Geral de Massachusetts, na Harvard Medical School, Beecher propôs, em um inspirador artigo de 1955, que a percepção da dor nem sempre depende da gravidade do ferimento ou da doença. Hoje em dia, esse princípio é bastante aceito – sabemos que a única forma confiável de medir o nível da dor é pedindo ao paciente que a classifique. Em uma escala de 1 a 10, em que 10 é uma dor torturante, o que é sentido como 10 para uma pessoa será classificado como 7 ou até menos por outra.

Beecher se perguntou se a percepção da dor poderia ser influenciada pelas crenças da pessoa e suas expectativas envolvendo um placebo. Ele orientou uma série de estudos clínicos para testar sua hipótese, concluindo por fim que, em cerca de 35 por cento de tratamentos bem-sucedidos, o efeito placebo estava em ação. Essa descoberta balançou o mundo médico da época, mas essa onda só se propagou nas décadas seguintes. Em trabalhos recentes, descobriu-se que o efeito placebo é muito mais dominante, respondendo por até 60 por cento dos efeitos terapêuticos. Por exemplo, em um estudo com os principais antidepressivos (quimicamente conhecidos como fluoxetina, sertralina e paroxetina), 50 por cento dos resultados positivos se deveram ao efeito placebo e apenas 27 por cento, aos próprios remédios.

As descobertas de Beecher também tiveram efeitos indiretos na profissão médica. Por exemplo, ao longo do meio século seguinte, a atitude dos médicos em relação a dizer a verdade para os pacientes mudou radicalmente. A prática aceita era não informar o paciente de um diagnóstico fatal devido ao medo de que a notícia lhe fizesse mais mal do que bem. Quando Hirohito, imperador do Japão, recebeu o diagnóstico de câncer intestinal, em setembro de 1987, ele não foi informado pelos médicos da corte e nunca soube da doença que o matou em janeiro de 1989, mais de um ano depois. Vivemos hoje em uma época em que se conta a verdade, e os pacientes, aliás, esperam ser informados do diagnóstico. Mas a outra faceta do efeito placebo, o efeito nocebo, também é válida: a convicção de que as coisas vão acabar mal exerce uma influência poderosa.

O efeito nocebo pode ser autoinduzido. Em 2017, em um estudo com mais de 1.300 pacientes com diagnóstico de intolerância ao glúten, 40 por cento acabaram revelando que não tinham nenhuma sensibilidade ao glúten quando testados em um ensaio clínico em ocultação – isto é, os participantes da pesquisa não sabiam se estavam ou não recebendo glúten. Só foram encontrados sintomas de sensibilidade ao glúten em 16 por cento dos casos, apesar dos testes prévios de diagnóstico. A conclusão foi que os 40 por cento que não tiveram sintomas depois de receber glúten deviam estar sob efeito nocebo quando apresentavam os sintomas em sua vida cotidiana.

Uma forma estranha e fatal de efeito nocebo aconteceu em uma epidemia de mortes durante o sono em 1980. Nesse caso, grande número de imigrantes sul-asiáticos, homens com uns 30 anos, estavam morrendo, sempre durante o sono, a quilômetros de distância de sua pátria. Esse misterioso acontecimento afetou homens do povo de Hmong, uma tribo de regiões montanhosas que se espalhava do Laos até a China. O que eles tinham em comum é que eram originários do Laos. Esse mistério clínico recebeu o nome de síndrome da morte súbita e inesperada noturna (ou SUNDS, do inglês *sudden unexpected nocturnal death syndrome)*.

Depoimentos posteriores revelaram que os homens Hmong estavam sendo mortos devido a sua crença no mundo espiritual.

Estavam sofrendo um ataque cardíaco durante o sono enquanto literalmente "morriam de medo", conforme relatado por sobreviventes. A característica clínica era a "paralisia do sono", algo natural e inofensivo que acontece com todo mundo durante o sono profundo, quando os membros ficam imóveis. Mas nesse caso a paralisia fazia parte de um sonho lúcido, ou desperto, em que o sonhador acreditava não estar dormindo, mas, para seu pavor, descobre estar paralisado.

Em muitas culturas a paralisia do sono sempre esteve relacionada a algo maligno noturno. Na Indonésia, é chamada de *digeunton* ("pressionar"), na China, de *bei gui ya* ("preso por um fantasma"). A palavra *nightmare* ["pesadelo" em inglês] deriva do alemão *nachtmerrie*, na qual "*mare*" é um ser sobrenatural feminino que se deita no peito do sonhador e o sufoca.*

Em algumas regiões do Ocidente, essa síndrome é conhecida como "Old Hag", ou síndrome da bruxa velha. O pavor de não conseguir se mexer, aliado à crença já existente na cultura local de que esse estado é oriundo de um ser maligno, foi o suficiente para induzir o ataque cardíaco entre aqueles homens do povo Hmong.

Como o placebo é uma faca de dois gumes, surgem várias questões. Por exemplo, ele pode acabar tendo um efeito contrário e prejudicar o paciente? Consideremos uma pesquisa que testou os limites da eficácia dos antidepressivos, sugerindo que até 75 por cento do êxito no tratamento da depressão se devia ao efeito placebo. As pessoas reagiram mal ao título "Antidepressivos não funcionam", pois ele abalava a fé em um comprimido que desejavam que funcionasse. Saber que no

---

* Na cultura brasileira, sobretudo paulista e mineira, é a Pisadeira, mulher que pisa na barriga de quem está com o estômago cheio. (N. da T.)

fundo estavam sendo enganadas fez muitas delas se sentirem sós, isoladas e desamparadas diante da depressão. Mas a dependência de medicamentos para essa doença continua em níveis altos. A Nação Prozac não estava preparada para se tornar a Nação Placebo – e não fez isso. O marketing dos antidepressivos mais conhecidos só aumentou.

Além disso, nem é necessário um comprimido para criar um efeito placebo. Quando pacientes de síndrome do intestino irritável fizeram um tratamento com acupuntura simulada, no qual as agulhas não penetravam de fato na pele, para surpresa dos pesquisadores, 44 por cento dos indivíduos relataram melhora dos sintomas, entre os quais os problemas digestivos e a dor associada ao intestino irritável. E mais: quando esse pseudotratamento foi combinado com reforço positivo e incentivo por parte do acupunturista, 62 por cento dos indivíduos no total relataram melhora.

Durante muito tempo, explicar o efeito placebo foi como entrar numa caixa preta, termo científico dado a fenômenos que não têm uma ligação de causa e efeito. Nesse caso, ninguém sabia o que acontecia entre o momento de administração do placebo e a posterior observação do efeito ou a falta dele. A medicina ficava presa a coisas incomparáveis, pois a natureza física de uma pílula de açúcar não combinava com a natureza psicológica do que quer que ela fizesse. Numa abordagem holística, não ficamos sobrecarregados com esse dilema, pois não há caixa preta. O efeito placebo funciona porque ele cruza a fronteira artificial entre mente e corpo. Eis um diagrama do que ocorre:

Placebo → interpretação → resultado

Nada de estranho ocorre com o efeito placebo, ao contrário. *Qualquer* experiência que tenhamos passa pela interpretação antes de fazer *qualquer* efeito. Em um experimento clássico sobre placebo, pacientes com enjoo crônico receberam um medicamento para fazer a náusea passar, e isso aconteceu em cerca de 30 por cento dos casos. O que não lhes foi dito é que o remédio em questão na verdade gerava enjoo. O poder da interpretação ultrapassou o das pílulas de açúcar, que melhoravam os sintomas ainda que fossem inócuas; os pesquisadores viram melhorias apesar da ação física da droga. Ainda que as descobertas de Beecher tenham sido muito chocantes, essa novidade ainda não causou o impacto que deveria sobre a área médica.

Não é preciso apresentar uma série dos inúmeros testes de placebo/nocebo que chegam juntos à mesma conclusão. Mas, a fim de enfatizar como esse efeito é incontestável, queremos mostrar sua abrangência – ele não se restringe apenas aos medicamentos falsos, passa também por procedimentos tão drásticos quanto cirurgias simuladas, em que o organismo todo fica potencialmente sujeito ao efeito placebo, muito além das primeiras observações sobre a dor. Eis alguns destaques:

- Em um experimento de 2009, pacientes receberam tratamento para o alívio da dor devida à osteoporose; o procedimento consistia em restaurar as vértebras com problemas por meio de injeções de material ósseo. O grupo placebo não recebeu as injeções; em vez disso, o médico pressionava a coluna dos participantes, enquanto permitia que eles sentissem o cheiro do material ósseo. Os dois grupos relataram o mesmo nível de alívio da dor. No final, os resultados do placebo ajudaram a invalidar a eficácia do procedimento verdadeiro, pois para ser eficaz ele teria que superar os resultados do procedimento simulado. (E ainda há a questão sobre se seria válido aliviar a dor apenas confiando no efeito placebo.) Mas e se quem recebeu placebo se beneficiou simplesmente devido à própria fé na promessa do tratamento?
- Em sua carreira de importante pesquisador de doença de Alzheimer, Rudy estudou os níveis genéticos da doença a fim

de descobrir como combater as placas senis que entopem o cérebro dos pacientes e destroem as células nervosas. Ele participa ativamente do desenvolvimento urgente de remédios que interrompam o acúmulo dessas placas. Um pequeno teste foi feito com um novo e promissor medicamento desenvolvido na Austrália e denominado PBT2, cujo objetivo era eliminar as placas existentes.

- Como placebo, os indivíduos receberam uma pílula vermelha inócua e o nível das placas foi registrado antes e depois do tratamento, através de tomografia cerebral. Os sujeitos que receberam PBT2 apresentaram menos placas, em média, depois de tomar o medicamento, mas o mesmo ocorreu com o grupo placebo, em menor escala. Infelizmente, isso foi o suficiente para que o teste do fármaco fosse considerado um fracasso. Em termos mais amplos, porém, é notável que um placebo consiga provocar uma mudança fisiológica de fato, não apenas uma sensação subjetiva de menos dor e incômodo. Se fé e expectativa podem alterar o cérebro, até onde vai esse poder?
- Como a crença é tão importante no efeito placebo, pareceria até que o engano é necessário para provocar a confiança do paciente na substância que ele vai tomar. Mas em Harvard, Ted Kaptchuk, um proeminente pesquisador de placebos, está investigando a possibilidade de eliminar o elemento do engano. Ele diz com franqueza aos pacientes que eles vão tomar placebo, mas também os informa sobre seu efeito poderoso e eficaz. Em um teste com síndrome do intestino irritável, descobriu-se que cerca de 59 por cento dos que sabiam estar em tratamento com placebo relataram melhora, em comparação com 35 por cento do grupo de controle, que não receberam nenhum tratamento. Os resultados podem ser pequenos, mas confirmam que receber placebo não é o mesmo que não fazer nada, um preconceito que persiste entre alguns setores médicos.

COMO MUDAR SUA INTERPRETAÇÃO

Embora a causa real do efeito placebo seja desconhecida, não há dúvidas sobre o papel decisivo da crença, da expectativa e da percepção. Já em 1949 o pioneiro pesquisador Stewart Wolf sugeriu que o efeito placebo sofria grande influência da percepção pessoal, e escreveu que "os mecanismos do corpo são capazes de reagir não só à estimulação física e química direta, mas também a estímulos simbólicos, palavras e acontecimentos que de alguma forma tenham significado especial para o indivíduo".

Em geral, não achamos que símbolos moldam nosso senso de realidade, muito menos nosso corpo. Mas, na infância, quando ficava de cama adoentado, ao tomar um comprimidinho branco com a expectativa de melhorar, você adentrava o mundo simbólico. Você não sabia do conteúdo do comprimido, mas simbolicamente ele representava a melhora, e outros símbolos começaram a se fixar em sua cabeça. Faça uma pausa e veja se concorda ou discorda das seguintes afirmativas sobre médicos:

- *Concorda/Discorda*: Se quer continuar bem, fique longe dos médicos.
- *Concorda/Discorda*: No que depender dos médicos, os valores da assistência médica nunca vão baixar.
- *Concorda/Discorda*: Os médicos nos pedem que confiemos neles, mas isso fica difícil diante de pesquisas clínicas que afirmam A e outras que afirmam o oposto de A.
- *Concorda/Discorda*: Os médicos são influenciados pelas grandes empresas farmacêuticas.
- *Concorda/Discorda*: A maior parte dos médicos quer que você saia do consultório o mais rápido possível.

Racionalmente falando, cada uma dessas afirmações pode ser confirmada, mas a maioria das pessoas logo concordará ou discordará com base em outros critérios – uma experiência boa ou ruim com a assistência médica, histórias que ouve na mídia, preconceitos adquiridos com amigos e familiares, sentimentos bons ou ruins em relação a pessoas que ganham muito dinheiro etc. É raro nos preocuparmos em analisar nossas razões para julgamentos precipitados, tampouco gostamos de recuar quando os fatos realmente têm fundamento. Essas afirmações negativas sobre médicos os transformam em símbolos de características negativas: ganância, incompetência, egoísmo, insensibilidade e até desonestidade pura e simples.

Símbolos são tão fortes que a mente racional tem muita dificuldade em enterrá-los. Comparadas com a certeza e a simplicidade dos julgamentos precipitados, as objeções contra essas mesmas afirmações negativas são enfadonhas e prudentes. Por exemplo:

- Nem todos os médicos se encaixam nessa descrição generalizada.
- Seriam necessários estudos estatísticos para verificar quantos médicos de fato apresentam essas características negativas.
- É provável que tais pesquisas não sejam confiáveis porque os preconceitos são muito subjetivos.
- O médico deveria ter o direito de relatar a versão dele da história a cada atitude ruim de que fosse acusado.

Poderíamos ter apresentado um conjunto de afirmações positivas, que fazem dos médicos símbolos positivos de profissionalismo, educação, cuidado, dedicação, compaixão e altruísmo. Um médico picareta e inescrupuloso que frauda o sistema público de saúde, vendendo receitas de narcóticos de maneira inapropriada ou sem razões médicas numa clínica na Flórida, simboliza algo muito diferente de um membro da organização Médicos Sem Fronteiras que combate o surto de ebola no oeste da África. Dependendo de nossa reação a esses símbolos desde a infância, eles ficaram enraizados em nossas crenças, hábitos, condicionamentos, medos e preconceitos. Todos estão em uma escala que varia de muito positivo a muito negativo. Portanto, a noção de placebo/nocebo ultrapassa as definições comuns. Ninguém tem autoridade para afirmar como um símbolo que parece tão abstrato e impalpável consegue provocar alterações fisiológicas. Mas nossa argumentação sobre o efeito placebo não deixa dúvida sobre o fato de que as experiências pessoais são metabolizadas tanto quanto o alimento, o ar e a água. Teoricamente, podemos acompanhar todas as moléculas de um pedaço de brócolis para ver aonde elas vão parar no corpo, mas isso não vale para as vivências, pois os elos entre a mente e o corpo são, antes de mais nada, invisíveis e só provocam efeitos físicos em um estágio mais avançado da reação química.

Alia Crum, psicólogo da Stanford que em 2017 orientou um estudo exigindo mais pesquisas sobre os aspectos não físicos da cura, exprimiu muito bem o tema: "Há muito tempo somos confundidos pelo efeito placebo. Mas ele não é uma reação misteriosa a um comprimido de açúcar. Trata-se do efeito sólido e mensurável de três componentes: a capacidade de cura natural do corpo, a mentalidade do paciente e o contexto social. Quando começarmos a enxergar o efeito placebo como ele realmente é, vamos parar de desprezá-lo como algo clinicamente supérfluo e explorar deliberadamente seus componentes subjacentes a fim de melhorar os cuidados com a saúde".

Ser seu próprio placebo obviamente não seria possível se você tivesse que se enganar. A estratégia de Kaptchuk de eliminar o engano abre as portas para uma abordagem diferente, mas, mesmo assim, o efeito simbólico de um médico nos dizendo que um placebo pode ser um medicamento poderoso é válido. Não é viável você dizer a si mesmo que vai aliviar a enxaqueca ou diminuir a dor nas costas com uma pílula de açúcar – se for assim, basta tomar um copo de água e dispensar a pílula. Mas você pode ativar o efeito placebo ao se convencer da única coisa que o estimula: a crença positiva na cura.

As características da crença na cura

- Deve ser convincente o suficiente para inspirar confiança.
- Deve dissipar crenças negativas.
- Deve ter um significado pessoal.
- Deve produzir resultados positivos.
- Deve ter efeitos confiáveis e passíveis de serem repetidos.

Esses critérios são realistas, não místicos. Ainda que haja quem vá argumentar que os efeitos poderosos de fenômenos como cura pela fé, cura psíquica e cultos nativos, como vodu, estão enredados nessa lista. Sem defender a cura pela fé, endossamos o poder de ter fé em si mesmo – é de onde vem o controle da reação de cura. Mas uma crença pode estimular muitos níveis de confiança. Um amigo dizendo: "Tenho certeza de que você vai ficar bom" não faz muito efeito se comparado com um médico muito respeitado dizendo a mesma coisa. Porém, nada é tão poderoso quanto criarmos um conjunto próprio de crenças e, mais ainda, saber que o conjunto de crenças das pessoas é dinâmico e pode mudar num instante. Imagine que um amigo o convida para uma festa e, no caminho, sem saber o que esperar da festa, você lhe pergunta quem vai estar lá. Talvez seu amigo responda:

"Só umas pessoas chatas do meu trabalho."
"Todo o elenco do musical *Hamilton*, da Broadway."
"Um grupo de ativistas dos direitos humanos."
"Alguns ex-presidiários recém-saídos da cadeia que querem recomeçar a vida."

Essas respostas provocarão efeitos muito diferentes sobre sua crença de que vai gostar ou não da festa. Elas desencadeiam o que já falamos do efeito placebo, incluindo expectativa, percepção, resultado e símbolos. Juntamos tudo sob o título de "interpretação", o processo que transforma os dados de uma experiência em uma experiência de fato. A interpretação pode ser vista como uma série de filtros. Quando lançamos o olhar em alguma coisa, ouvimos palavras ou enfrentamos uma situação do cotidiano, esses filtros nos perguntam:

- Quero ter essa experiência ou devo bloqueá-la?
- Vai ser bom? Vai ser ruim?
- Já passei por isso antes? Se sim, como reagi?
- Isso precisa de atenção imediata?
- Preciso dizer ou fazer alguma coisa?
- Eu por acaso me importo com isso?

Uma vez que estejamos conscientes do processo da interpretação, podemos mudar qualquer aspecto dele. No extremo oposto, podemos reagir sem consciência com uma resposta predefinida, como quando uma criança não gosta de espinafre apesar de todo o empenho dos pais. A questão neste ponto é que nossas células estão ouvindo essa interpretação e reagem a isso como sendo *uma experiência delas*. "Detesto espinafre" pode acionar um reflexo faríngeo (ou o fingimento de um) e, por associação, a pressão sanguínea dos pais poderia subir.

Então vamos admitir que todas as suas convicções e todos os outros elementos de interpretação estejam acionando reações corporais o tempo todo. Trata-se de uma escolha consciente fazer de qualquer situação uma situação saudável, começando pela escolha de crenças. As crenças mais saudáveis seriam:

- Espero ser feliz e ficar bem.
- Estou no controle.
- Seja lá o que for preciso enfrentar, estou pronto para o desafio.
- Sinto-me seguro e sem medo.
- Tenho o apoio dos familiares e amigos.
- Sou amado e amo também.
- Aceito quem eu sou.

Observemos que só a primeira crença – "Espero ser feliz e ficar bem" – toca no tema da saúde, e mesmo assim apenas como inferência. As outras dizem respeito a como nos identificamos. O principal tema deste livro é que tudo está relacionado ao eu. Nosso "eu" é em grande parte um conjunto de crenças. Uma crença não é como um casaco que vestimos ou tiramos. É um pedaço de um código genético invisível que participou da criação da sua pessoa.

Entre as crenças que atrapalham a cura, quase todas são simplesmente o contrário das saudáveis:

- Espero ser infeliz e ficar doente mais do que outras pessoas.
- Não tenho controle de minha vida – muito depende de pessoas e circunstâncias além do meu poder.
- Meus desafios seriam muito difíceis de enfrentar.
- Sou propenso à ansiedade e me preocupo com as coisas ruins que podem acontecer comigo.
- Estou muito só e preciso cuidar de mim mesmo sem o apoio de ninguém.
- Não tenho muito amor na minha vida.
- Eu me condeno.

Percebemos que nos dois lados da equação, o positivo e o negativo, essas afirmações não são enunciadas no formato "Eu acredito em X". Mas revelam o sentimento que está sendo expresso, e até o que parece ser a confirmação de um fato ("Aceito quem eu sou" ou "Sou propenso à ansiedade") pode ser reconstituído em uma crença que está sendo mascarada. "Sou propenso à ansiedade", por exemplo, pode mascarar qualquer forma de crença, como: "O mundo não é um lugar seguro", "É razoável ter medo", "O medo me deixa atento e alerta" ou "Sempre fui assim", entre outras possibilidades.

O processo que transforma nossas crenças em cura não tem mistério. Ele apenas desmonta as crenças negativas passo a passo.

1. Quando você se pegar dizendo qualquer coisa negativa, faça a pergunta: "Isso é mesmo verdade?" Confrontar um reflexo automático com um questionamento racional é um passo importante para se livrar dele.
2. Quando começar a analisar uma crença negativa que tenha surgido, faça a pergunta: "Isso está mesmo me ajudando?"
3. Distancie-se das crenças negativas das outras pessoas – contaminações desse tipo ocorrem com frequência.
4. A cada crença negativa que exprimir, ofereça a si mesmo duas positivas.
5. Faça um registro de sua trajetória de autoconhecimento. Anote as mudanças que perceber em seu conjunto de crenças ou simplesmente as que você deseja que aconteçam.
6. Passe mais tempo com pessoas solidárias, carinhosas, inspiradoras e positivas. Evite o tipo oposto.
7. Valorize essa ideia de cuidado consigo mesmo e de aprimoramento de seu bem-estar.

Queremos reforçar principalmente o passo 4: A cada crença negativa que exprimir, ofereça a si mesmo duas positivas. Trata-se de uma maneira poderosa de se transformar no criador de um conjunto de crenças próprio. Se não fizer isso, você aceitará passivamente crenças infundadas de segunda mão, e elas continuarão no comando. Tente criar novas crenças, anotando-as. Gaste algum tempo pensando em crenças em que sente alguma confiança, não em possibilidades aleatórias ou abstratas. Por exemplo:

- *Crença negativa*: Consigo prever o pior cenário, e ele está prestes a acontecer.
- *Novas crenças*: Não posso prever o futuro. Insistir no pior cenário não me ajuda. Se eu me abrir para outras possibilidades, é mais provável que encontre um resultado melhor. Muitas vezes achei que o pior cenário vingaria e isso não ocorreu.
- *Crença negativa*: Não funciono em uma crise.

- *Novas crenças*: Pedir ajuda não significa ser frágil. Posso aprender a lidar com a crise consultando alguém que tenha passado pela mesma situação. Ninguém é obrigado a fazer nada sozinho. Já passei por muita coisa. Uma crise também pode significar uma oportunidade. Existe solução para tudo se avaliamos a situação com profundidade.

Ainda que cada uma dessas crenças, negativa ou não, não seja o mesmo que a confirmação de um fato, ela tem a propriedade encantadora de se transformar em uma profecia que se cumpre. A realidade chega aonde a crença leva. Como? Para um grupo de pesquisadores da área médica, essa questão leva à genética, que pode ter grande influência na predisposição para o efeito placebo/nocebo. Prever quem tem maior probabilidade de se beneficiar de um placebo é bem importante em testes clínicos de novos medicamentos. Na procura por ligações genéticas, um conjunto de genes já foi denominado "placebioma", de acordo com o termo *genoma* e os ramos mais recentes como o *microbioma*. A identificação e caracterização do placebioma ainda está no início, mas já surgiram alguns indícios convincentes. Os genes envolvidos com a substância química cerebral dopamina, associada a risco e recompensa, bem como outros genes envolvidos em opioides, alívio da dor e até canabinoides (moléculas produzidas no cérebro que são análogas aos princípios ativos da maconha) estão comprometidos com ele. Diante da natureza holística do efeito placebo, é provável que uma complexa rede de processos provavelmente entre em funcionamento, chegando até o nível dos nossos genes.

Ninguém sabe aonde o caminho genético pode levar. Enquanto isso, para quem tem um estilo de vida saudável, sem que as crenças negativas sejam reveladas não há mudança possível. É fascinante descobrir que as palavras que empregamos com o sentido de estar consciente – alerta, vigilante, ligado, desperto – também se aplicam às nossas células. Como veremos no capítulo seguinte, é muito fácil adotar o papel do curador quando percebemos que estamos apenas expandindo um dos maiores presentes da natureza: a sabedoria do corpo.

9

O CURADOR SÁBIO

É um passo importante compreender que o corpo e a mente devem ser considerados como corpo-mente, remediando assim a separação entre eles. Mais um passo e alcançaremos um nível de cura mais profundo. Não apenas mais profundo como mais fácil e mais natural. Esse passo envolve a sabedoria do corpo, que muitos ignoram ou em que não acreditam. Se o corpo e a mente fossem sócios, em um cartão de visitas a mente fatalmente viria em primeiro lugar, pois é consenso que ela é sempre o sócio majoritário.

Por outro lado, muitos supõem que o corpo não entende nada de nada. No Gênesis, a imagem de Adão sendo criado por Deus a partir de um punhado de barro ainda é bastante aceita, embora saibamos hoje que o punhado de barro não passa de um aglomerado de células. Pare um instante para responder às seguintes perguntas:

- Quem é mais inteligente, o corpo ou a mente?
- Quem é mais criativo?
- Quem é mais sábio?
- De quem você mais se orgulha neste exato momento, do corpo ou da mente?

Se, neste exato momento, ainda pensamos que a mente é superior ao corpo (quem tem mais de 50 anos gosta disso), significa que velhos conceitos ainda predominam e precisam ser revistos. A inteligência do corpo é milhões de anos mais antiga e muito mais profunda do que a mente racional.

O corpo merece equidade na parceria corpo-mente. O resultado prático dessa compreensão é se tornar um curador sábio.

O CONTROLE DO HOSPEDEIRO

A sabedoria do corpo existe em toda parte. Cientistas e advogados têm o hábito de exaltar o cérebro como a morada da inteligência. Já tendo visto como funciona a via expressa de informação do corpo, sabemos que a transmissão da mensagem é um processo contínuo que envolve 50 trilhões de células. Mas isso não muda os olhares de adoração voltados para o cérebro. Será que uma célula do fígado seria capaz de compor a "Quinta sinfonia" de Beethoven? Ou uma célula renal decifraria a equação $E = mc^2$? O fato é que o corpo realiza proezas de inteligência que superam esses dois exemplos.

Como nosso assunto é a cura, concentremo-nos no agente central de proteção do corpo, que é o sistema imunológico. A medicina faz referência ao "controle do hospedeiro" para explicar que, se um organismo doentio (patogênico) penetra no corpo, apenas certa porcentagem de pessoas será infectada e outra porcentagem apresentará os sintomas. Nem todas adoecem porque o corpo possui defesas em vários níveis que controlam tudo que acontece em seu interior. O controle do hospedeiro é um fenômeno natural, que começa em uma série de defesas físicas que existem há milhões de anos. Uma ferida aberta corre alto risco de ser invadida por agentes patogênicos; pensando bem, nossos pulmões ficam expostos tanto quanto uma ferida aberta.

A diferença é que o sistema respiratório é envolvido por muco, que absorve a poeira e os germes invasores como se fosse um papel mata-moscas. Além disso, nossa respiração tem que percorrer um longo e sinuoso caminho para alcançar as membranas delicadas que transformam o oxigênio em dióxido de carbono e bloqueiam ou repelem invasores.

O crânio e a coluna vertebral são excelentes muralhas defensivas, pois são poucos os agentes patogênicos que conseguem atravessar os ossos. A pele é uma barreira muito mais frágil, porém é mais defensiva do que se pode imaginar: sua superfície seca e o sal produzido pelo suor criam um ambiente desfavorável à multiplicação de agentes patogênicos. As aberturas naturais na pele também possuem medidas defensivas, como as lágrimas, que lavam os resíduos dos olhos, ou a acidez da secreção vaginal. Lágrimas, saliva e secreção nasal contêm lisozima, uma enzima que destrói as paredes da célula da bactéria.

Infelizmente, essa primeira linha de defesa não é de todo eficaz, porque o mesmo processo evolucionário que criou os mecanismos de defesa também criou invasores bem equipados para rompê-los. Quando um patógeno entra no corpo, em geral como bactéria ou vírus, um confronto direto se faz necessário. Lembremos aquele vídeo em que células brancas avançam sobre os invasores, cercando-os e devorando-os. Quem faz isso são as células do sistema imunológico, os chamados macrófagos ou células macrofágicas (ou "devoradoras"). Por trás desse processo, que lembra uma serpente engolindo sua presa, acontece uma transmissão de mensagens químicas bastante complexa. Vamos nos deter nesse único aspecto para demonstrar que não é exagero dizer que a reação imunológica é inteligente.

Tomemos um exemplo bem simples: o resfriado. Sabemos que pegar um resfriado é um processo físico. A pessoa fica exposta ao vírus do resfriado, que entra na corrente sanguínea, geralmente por inalação, e se multiplica; assim dá-se o confronto entre o vírus e o sistema imunológico do corpo. Se a criança ou o adulto forem saudáveis, o sistema imunológico vencerá. Por alguns dias o sangue ficará contaminado por toxinas do vírus e por resíduos mortos do vírus e dos glóbulos brancos que o devoraram. Em uma semana o corpo estará livre do invasor, novos anticorpos se formarão para se proteger de outros vírus e voltaremos a nos sentir bem.

Tudo isso parece ser apenas físico, mas voltemos ao momento em que o vírus do resfriado, inalado num dia gelado por uma criança que voltava da escola, deu de cara com uma célula macrofágica, o soldado do sistema imunológico do corpo. Um combate acontece, mas não antes que dois pacotes de conhecimento colidam primeiro. Um dos pacotes de conhecimento está embutido no DNA do vírus do resfriado, o outro, no DNA da criança. Quando os pacotes se encontram, trocam informações entre si. Se o vírus do resfriado, que é um dos organismos com mutação mais rápida que existem, trouxer algum dado novo, a célula macrofágica será pega de surpresa e não saberá o que fazer.

Nesse momento, então, o maior conhecimento do vírus do resfriado lhe permitirá fazer o que pretende, que é se espalhar em grande número pela corrente sanguínea. Mas o sistema de cura do corpo é milhões de vezes mais inteligente que o vírus do resfriado, e se adapta mais rapidamente às alterações do que o vírus sofre mutação. No centro da imunidade – no sistema linfático, que tem seus próprios métodos, independentemente da corrente sanguínea –, é recebida uma mensagem urgente. A célula macrofágica informa o sistema imunológico qual é exatamente o novo agente químico que ela não consegue bloquear, em geral uma proteína.

Agora, um tipo específico de glóbulo branco, o linfócito B, sofre uma "hipermutação" e imediatamente produz um anticorpo específico codificado para bloquear a proteína disfarçada que permitiu que o vírus do resfriado rompesse as defesas do corpo. Levou muitos anos para que a pesquisa médica descobrisse e descrevesse esses processos microscópicos (que envolvem também células T assassinas, células T auxiliares e outras), mas o ponto-chave é que o corpo é muito sábio e sabe como usar o conhecimento. A sabedoria do corpo é real, mas invisível. Ou seja, tal e qual a sabedoria de um filósofo, um sábio, um cientista. Quando a inteligência é usada para resolver um problema, isso é um sinal de consciência. As células imunológicas reconhecem os corpos estranhos, agem com objetivo, criam novas defesas, leem e recebem mensagens e as interpretam com acuidade. Em cérebros de pacientes com Alzheimer, Rudy e seus colaboradores concluíram que as placas senis patológicas não são mero lixo químico letal, mas têm a função, por exemplo, de proteger o cérebro de infecções causadas por vírus (veja na página 327 outras conclusões importantes). O que mais pode ser dito além de que isso tudo é consciência?

A pesquisa médica nos tem prestado um serviço fundamental ao investigar o corpo em nível microscópico, porque na vida diária o que percebemos são principalmente as respostas que ocorrem em nível macro, como o que sentimos durante um treino na academia: suor, respiração ofegante, aceleração dos batimentos cardíacos. Outras adaptações se dão em nível micro, como o processo mais sofisticado de levar oxigênio às células musculares e remover produtos descartáveis – isso também acontece durante os treinos. A ciência médica dedicou milhares de horas à pesquisa para entender em detalhes cada uma dessas adaptações. Mas a abordagem do sistema integral volta-se para um mistério muito maior: como o corpo *sabe* o que fazer?

Nosso corpo usa a inteligência em inúmeras frentes, simultaneamente, para se manter equilibrado, forte, protegido, eficiente, coordenado e atento a tudo que acontece em trilhões de células. O controle do hospedeiro tem tudo isso na ordem do dia. Além do mais, cada elemento está sendo trabalhado em sincronia com todos os outros elementos, 24 horas por dia. A mente racional não está equipada para estar à altura da sabedoria do corpo. Vamos considerar o que é minimamente necessário para sair do caminho e parar de boicotar o corpo.

No espírito de cooperação

ESCOLHAS QUE AUMENTAM A SABEDORIA DO CORPO:

- Reduzir o estresse.
- Combater inflamações crônicas de baixa intensidade.
- Praticar atividade física diariamente.
- Evitar alimentos, água e ar tóxicos.
- Manter uma dieta de alimentos integrais e naturais.
- Ter boas noites de sono.
- Conservar o bom humor.
- Reservar momentos diários para estar só e em silêncio.
- Manter-se centrado, sem distrações indevidas.
- Evitar a hiperatividade simpática, como vimos no Capítulo 5.
- Encarar os desafios da vida diária em tranquilo estado de alerta.

Até aqui, nenhuma surpresa, mas queremos destacar dois pontos importantes. Primeiro, os mecanismos de adaptação do nosso corpo foram programados para cada uma dessas ações à nossa revelia. Nossa cooperação aumenta o *status* do corpo-mente em todas as frentes; a inação diminui o *status* do corpo-mente em todas as frentes. Uma boa noite de sono parece não ter nada a ver com imunidade a resfriados, respostas musculares mais rápidas, o ritmo de comer e saciar-se sem ganhar peso. Mas, holisticamente falando, dormir bem afeta tudo isso.

O segundo ponto, consequência do primeiro, é que não podemos escolher fazer uma coisa durante um tempo e então passar para outra. O corpo opera em todas as frentes o tempo todo simultaneamente. Enquanto estamos focados em comprar espinafre orgânico no supermercado ou ir à academia fazer exercícios, o que não for feito estará sendo igualmente trabalhado no nível das nossas células.

Uma resposta natural seria: "Não consigo fazer tudo de uma vez". É verdade, e essa é a grande falha da saúde holística – ninguém consegue abraçar o corpo-mente por inteiro. Fazemos uma coisa e ao mesmo tempo deixamos outra de lado. Na superação desse obstáculo é que deve entrar a sabedoria da mente, não com listas de boas intenções, mas com uma maneira realmente holística de aumentar a sabedoria do corpo.

A HISTÓRIA DE BRITT: O INÍCIO DA SABEDORIA

Britt é uma bela sueca com lindos cabelos loiros; ela parece muito mais jovem do que é aos 48 anos. Até pouco tempo atrás, quem a visse diria que Britt era uma mulher de sorte. Além dos atrativos físicos, tinha uma sólida vida familiar ao lado de Poul, um investidor bem-sucedido que migrara para os Estados Unidos aos vinte e poucos anos (Poul conheceu Britt nos Estados Unidos e se divorciou de sua primeira mulher para ficar com ela). Juntos eles tiveram três filhos, agora independentes, que lutaram para estudar e trabalhar. Poul é um pai amoroso, e as meninas, já adultas, são felizes e estudiosas.

Cinco anos atrás, sem que ninguém esperasse, quando a família estava reunida num jantar de Ação de Graças, Poul anunciou que ia embora. "Eu não amo mais a mãe de vocês", disse, sem rodeios. "Será melhor para todos se nós nos separarmos."

Não foi só a notícia chocante que deixou Britt arrasada. "Ele fez o anúncio na frente das crianças, e não a mim em particular. E o fez com toda a calma e segurança."

Houve muito choro e questionamentos. Os filhos tomaram partido; as meninas culparam Britt por não fazer o pai feliz, o rapaz tentou protegê-la. Poul, no entanto, não recuou. Já tinha alugado um apartamento na vizinhança e, para espanto da esposa, sugeriu que continuassem sendo uma família, fazendo tudo juntos como sempre fizeram, mas que ele moraria em outro lugar.

Um ou dois meses se passaram, e Britt continuou trabalhando em seu escritório de relações públicas. "Eu não podia abandonar tudo e entrar em depressão", disse ela. E Poul fez o que queria. Saiu de casa, mas voltava para as refeições e para ver os filhos. Quando Britt exigiu uma explicação para a mudança de atitude, ele revelou que desconfiava dela. Em uma viagem a trabalho alguns anos antes, uma noite ela não atendera a um telefonema dele no quarto do hotel em que estava hospedada. Poul teve certeza de que ela estava com outro homem.

Embora decidida a não se entregar, Britt começou a se sentir cada vez mais ansiosa, e o que provocava essa ansiedade era algo muito básico: ficar sozinha. Por fim, sem conseguir dormir, sentindo medo durante a noite e sem saber a quem recorrer, ela consultou um psicoterapeuta. Ele receitou tranquilizantes e lhe perguntou se tinha ideia do que a deixava tão ansiosa quando estava só. Ela não soube responder e concordou em retornar para outras sessões – tomar remédio, sabia, não ia resolver o problema.

Nos meses seguintes, um padrão de comportamento ficou mais claro. Britt tinha se sacrificado durante vinte anos para ser a esposa perfeita e a profissional de carreira. O peso de ser uma supermulher não a incomodava; na verdade, tinha orgulho do próprio sucesso. Mas o terapeuta apontou algo que a assustou.

"Você desistiu de si mesma", disse ele.

"Como assim?", perguntou ela.

"Você põe as necessidades de todos adiante das suas", explicou ele.

Britt já ia dizer: "É o que as mulheres fazem", mas parou para refletir. "Tudo o que faço é por amor à minha família. Nos Natais, nos meus aniversários, eles diziam que eu era o centro em torno do qual todos giravam, a estrela guia."

Ela começou a chorar. Não há nada de misterioso aqui: tendo ocupado o lugar dela no centro da vida familiar, Poul abalou a segurança de Britt ao dizer que não a amava mais. Sua função se esvaziou.

"Você se adaptou à outra pessoa, é o que acontece em todo casamento, é inevitável. Mas aconteceu de apenas um lado. Seu marido determinou como seria. E assumiu o controle. Tomou decisões importantes. Ao se ver totalmente no controle, ele saiu de casa sabendo que você acabaria aceitando", disse o terapeuta.

Houve muitas conversas sobre as coisas de que Britt teria aberto mão em todos aqueles anos, como a autoestima, a dignidade e o direito de tomar as próprias decisões. É a história de uma mulher que retoma a própria vida após um rompimento avassalador – só isso. Um dia ela fez uma pergunta crucial ao terapeuta: como voltar a ser a pessoa que deixamos de ser?

O terapeuta se surpreendeu. "Está mesmo decidida a fazer isso?", perguntou. Em sua prática de aconselhamento de casais em processo de separação, o foco costumava ser a reconciliação, a superação dos sentimentos de traição e amarguras, a recuperação emocional. Coisas que levam anos para acontecer, e nem todos passam pelo processo de recuperação de maneira emocionalmente tranquila.

"Você disse que eu desisti de mim mesma", insistiu Britt. "Pois quero de volta o que é meu."

Britt queria se sentir inteira, recuperar sua vida interior sem abrir mão da sua força, da sua autoestima e da liberdade de ter as próprias convicções e opiniões. Ela buscou a cura no nível do Eu. Mas qual dos Eus? Existem várias versões com as quais podemos nos identificar, e como seremos dependerá de qual das versões será reforçada. O Eu é mais fugaz do que as pessoas pensam. Vejamos quatro possibilidades.

- *O Eu externo*: É a persona social com a qual nos identificamos se o foco forem coisas aprovadas socialmente, como dinheiro, carreira, morar no melhor bairro, em uma boa casa, e assim por diante. Esse Eu está ligado aos rótulos relacionados a tudo isso, de modo que "importante cirurgião com consultório na Park Avenue, esposa socialite e currículo invejável" definem um ser diferente de "mãe solteira, operária, vivendo às custas da previdência social".

- *O Eu privado*: É o que somos a portas fechadas. O Eu privado se identifica com sentimentos e relacionamentos. Os valores mais importantes incluem casamento feliz, vida sexual satisfatória, filhos para amar e de que se orgulhar, e assim por diante. No outro extremo estão os sofrimentos e as provações da vida. O Eu está vinculado às esperanças e aos temores da vida diária, que para algumas pessoas se traduzem em inseguranças, ansiedade, depressão e esperanças frustradas que não podem ser evitadas.
- *O Eu inconsciente*: É o Eu que não conhecemos na vida desperta. É governado por instintos e intenções que a maioria das pessoas não quer demonstrar. Em seu lado mais assustador, o Eu inconsciente é chamado de "sombra", é onde residem os piores sentimentos humanos, como ódio, violência, inveja, vingança e o medo existencial, todos profundamente arraigados. Quanto à "sombra", ou mantemos oculto o lado escuro do Eu inconsciente ou procuramos convertê-lo em luz. Artistas, músicos e poetas fazem isso. Eles se aproximam do Eu inconsciente não como um reino amedrontador, mas como fonte de criatividade que aguarda para vir à luz.
- *O Eu superior*: É o Eu que aspira estar acima dos conflitos e das confusões do dia a dia. Sabemos por experiência que as outras versões do Eu – o externo, o privado e o inconsciente – estão em permanente conflito. Por isso a civilização vive insatisfeita, segundo um termo freudiano. As erupções do inconsciente resultam em guerra, crimes e violência. A infelicidade privada tolda o sucesso público. A arte aponta para imensas possibilidades criativas, mas poucos conseguem usufruir delas. Nas sabedorias tradicionais, as lutas entre tantos conflitos não podem ser vencidas por nenhum deles. O Eu tem que renunciar a todas as manifestações do ego, públicas ou privadas, para buscar o estado superior da consciência.

Não era incomum o fato de Britt não se envolver em brigas. Uma crise como a criada pelo marido intensificou os desentendimentos e as discussões, mas a rotina do dia a dia mascarava as situações de conflito, que eram as mesmas. Também não era incomum o fato de Britt fazer as escolhas que fez. Ao optar por um Eu externo que parecia perfeito para enfrentar o mundo, ela desistiu do poder dos seus Eus privado, consciente e superior. O incomum foi a incrível rapidez com que ela compreendeu tudo isso depois que o marido saiu de casa.

O terapeuta ajudou muito. "Tudo aquilo de que você abriu mão pode ser retomado", disse. "É uma viagem de volta para recolher os pedaços que você deixou pelo caminho."

As sabedorias tradicionais deste mundo, que definimos simplesmente como tradições da consciência superior, pregam isso. A sabedoria começa pelo reconhecimento de que corpo-mente não diz respeito só a células, tecidos e órgãos, nem só a pensamentos, sentimentos e sensações. Corpo-mente diz respeito à união entre corpo, mente e espírito. Quando nos apaixonamos, é criada uma biologia do amor no corpo. Assim como há uma biologia da ansiedade, da depressão, da felicidade. A visão do sistema holístico baseia-se nisso, embora seja difícil compreender uma biologia mutável para atender às necessidades do momento. Nossas células sabem o que fazer em qualquer situação, e isso corresponde ao mais fantástico nível de inteligência existente na natureza.

O Eu com o qual nos identificamos é como uma lente de aumento que concentra em um único ponto os raios de sol. Esse Eu interpreta cada experiência e a personaliza. O Eu é um pacote de esperanças, medos, desejos e sonhos. Abriga memórias que ninguém mais possui, e nos escaninhos da memória estão hábitos, crenças, velhos traumas e antigos condicionamentos. É uma multiplicidade espantosa, daí o aforismo "Conhece-te a ti mesmo", que é, na verdade, a razão para se estar vivo – até saber de onde vem o Eu, ninguém sabe quem realmente é.

Britt levou muito a sério a "viagem de volta". Apesar de todas as vantagens que tinha na sua vida exterior, não conseguia fazer o que era mais básico, que era ficar só. Sem essa vida que a mantinha ocupada cuidando de outras pessoas, o Eu era um projeto aterrorizante, pois implicava uma grande cura no inconsciente, lá onde espreitam não só os demônios, mas também a criança ferida. A viagem de Britt nos cinco anos que se seguiram passou basicamente pelos seguintes estágios:

- *Controlar a ansiedade.* No começo, Britt precisou de tranquilizantes, mas se livrou deles através da terapia e, mais importante, da meditação e da ioga.
- *Contar consigo mesma.* Britt disse a Poul que ele não podia mais aparecer em casa como se a vida em família estivesse normal. (Logo veio à tona que ele tinha uma namorada.) Ela pediu o divórcio em seus próprios termos e no próprio ritmo, levando quase dois anos para se sentir pronta para caminhar com as próprias pernas.
- *Ter um novo relacionamento.* Britt conheceu outra pessoa, uma experiência estranha para uma mulher que não saía com ninguém havia 25 anos. Quando descobriu que podia ser feliz de novo, voltou a dançar, paixão adquirida quando as filhas eram adolescentes. Aos poucos foi fazendo novos amigos fora do círculo de casais com que ela e Poul conviviam.
- *Buscar um caminho espiritual.* Britt levou muito a sério a prática da meditação, olhando muito além de questões como estresse, relaxamento e saúde. Ela absorveu profundamente as lições que acontecem quando a pessoa desiste de si mesma e se torna inconsciente. Sob a ansiedade causada pela solidão existia uma espécie de torpor. A vida ativa, ocupada e bem-sucedida absorvia toda a sua energia. Atrás disso, nada se movia. A mulher interior estava imobilizada havia muitos anos.

Somos muito parecidos com Britt, não nos detalhes específicos da sua história, mas na viagem de volta que temos que fazer para nos curar. O Eu tem que despertar outra vez para a possibilidade de uma existência vibrante, em que o verdadeiro curador é a luz da consciência. Quando estamos conscientes, as experiências que se seguem são possibilidades reais, e podem acontecer a qualquer momento:

As riquezas de uma vida consciente

TUDO O QUE É POSSÍVEL FAZER HOJE:

- Ajudar alguém.
- Notar alguma coisa bela.
- Fazer ou dizer algo gentil.
- Oferecer serviços a quem precisa.
- Sorrir e apreciar algo.
- Perdoar uma ofensa.
- Fazer alguém rir.
- Ter uma boa ideia.
- Encontrar a solução para um problema.
- Ter um vínculo forte com outra pessoa.
- Meditar.
- Reservar um tempo para estar só e valorizar a privacidade.
- Animar alguém.
- Ser divertido e gostar de se divertir.
- Caminhar junto à natureza e se sentir renovado.
- Praticar atividades físicas revigorantes.
- Respeitar o limite alheio sem que o outro precise solicitar isso.
- Sentir-se leve e vigoroso.
- Ter momentos de pura alegria.
- Valorizar o outro.

Não é preciso explicar por que essas experiências são desejáveis; é indiscutível que cada uma delas gera um momento de felicidade. A pergunta é como fazê-las acontecer. Cada versão do Eu tem um ponto de vista diferente, suas próprias metas.

O *Eu exterior* não se volta para dentro porque tem como objetivo ser feliz alcançando o sucesso no mundo exterior e acumulando dinheiro, posses, *status* e assim por diante. O Eu privado só se volta para dentro para sentir os altos e baixos das emoções. Busca alcançar a felicidade sentindo mais prazer do que dor. A felicidade perfeita seria um constante estado de prazer. Mas sabemos que isso não é nada realista e jamais será alcançado. Ainda assim, muitas pessoas gastam muito tempo e energia fazendo o que podem para ser mais positivas e menos negativas na vida, não importa como sejam definidos esses termos.

O *Eu privado* pode experimentar algumas das benesses de uma vida consciente, pois os esforços que fazemos para sermos amáveis e gentis, por exemplo, em geral têm suas raízes na nossa vida emocional. É bom ser gentil e amável, por isso apreciamos a experiência. Mas há limites. O Eu privado é egoísta e inseguro. Se tiver que escolher entre sua própria felicidade e a de qualquer pessoa, escolherá a dele. Se a pessoa amada nega ao outro seu amor, como Poul negou a Britt, o Eu privado experimenta uma sensação de perda e sofrimento. E a perspectiva de uma vida agradável voa pela janela, ao menos por um tempo.

O *Eu inconsciente* é uma parte misteriosa da psique, uma região que amedronta a maioria das pessoas. Ninguém sabe quais são suas intenções ou o que é preciso para fazê-lo feliz. Os maiores embates da psicologia moderna giram em torno dessa questão. Sigmund Freud veio a acreditar que o inconsciente era o domínio do id, uma força primordial e indomável. O id não é contido pela culpa ou pela vergonha; as regras sociais não o atingem. Uma criança de 2 anos de idade fazendo birra dentro de uma loja é um bom exemplo de manifestação do id. A criança não tem vergonha de exibir sua raiva e não se importa com que alguém se incomode ou se envergonhe. A raiva, assim como o id, não é nem imoral nem egoísta. O id simplesmente não tem governo, e essa ingovernabilidade nos amedronta. Freud atribuiu as forças negativas – ódio, agressão, apetite sexual, atração pela morte e pela violência – ao inconsciente.

Mas seu discípulo mais famoso, o psiquiatra suíço Carl Jung, não concordava com isso e acabou se afastando dele. São discordâncias complexas, mas uma das questões mais importantes foi a defesa de Jung de que o inconsciente não abriga só forças negativas. Abriga inúmeros padrões ou modelos de comportamento que ele chamou de arquétipos. Toda a raça humana possui esses padrões no *inconsciente coletivo*. Como prova disso, Jung chamou a atenção para o fato de que todas as sociedades possuem heróis, mitos, deuses, jornadas em busca da luz, buscas, modelos fixos de masculinidade e feminilidade, e muito mais. Ele aceitava que o inconsciente podia irromper em guerras e violência, pois em seu entender isso era expressão de um arquétipo (como Marte, o deus romano da guerra). Mas no plano dos arquétipos também está Vênus, a deusa romana do amor.

Jung trabalhou muito próximo de Freud entre 1907 e 1913, mas ao longo desse período o relacionamento deles foi se tornando cada vez mais tumultuado. Quando se afastou de Freud, Jung começou a trabalhar no que muitos consideram sua obra-prima, *O livro vermelho* ou *Liber Novus* (o Novo Livro). Em grande parte, o livro foi baseado nos pesadelos vívidos e perturbadores que Jung teve quando servia no exército suíço. Muitos acreditam que ele praticava sonhos lúcidos, isto é, mantinha-se desperto enquanto sonhava, e descrevia esses sonhos em belas narrativas manuscritas e desenhos incríveis com detalhes impressionantes. Ele acreditava que os sonhos eram uma janela aberta para a atividade do inconsciente e os descreveu durante dezesseis anos. Antes de morrer, em 1961, Jung disse a um entrevistador:

> [Quando] busquei essas imagens interiores [foi] a época mais importante da minha vida. Tudo que veio em seguida decorreu delas. Toda a minha vida consistiu em elaborar o que brotava do inconsciente e me inundava como uma corrente enigmática e ameaçadora. Foi substância e material para muito mais que uma vida. Depois vieram meras classificações secundárias, elaborações científicas e integração na vida. Mas o início sublime, no qual tudo aconteceu, foi naquela época.

O livro vermelho, escrito à mão e com capa de couro, foi composto entre 1915 e 1930, mas só publicado em 2000. (Fac-símiles gratuitos com as elaboradas ilustrações são encontrados *on-line* em formato PDF.) Vários comentaristas, entre eles seu tradutor Sonu Shamdasani, veem o livro como a tortuosa busca para salvar a própria alma através do diálogo interior com o inconsciente, que Jung chama de "espírito das profundezas". Outros defendem que *O livro vermelho* resultou de um surto psicótico quando Jung e Freud se separaram. Os seguidores de Jung alegam que ele enfrentou a própria psicose com coragem, confrontando o que vinha das profundezas da psique através dos sonhos e emergindo mais forte e mais inteiro.

Esse conflito essencial entre o id de Freud e os arquétipos de Jung teve grande influência no campo da psicologia durante muitas décadas, e continua tendo até hoje. Essa influência talvez não diminua nunca, pois todo mundo experimenta desejos, apetites, raivas e tentações de violência no dia a dia que provocam transtornos pelos quais ninguém quer passar. O Eu exterior retira grande parte da sua força reprimindo o Eu inconsciente. Quando saímos de casa, nós e todos ao redor vestimos nosso Eu exterior. Alternativas inaceitáveis, como assédio sexual e hostilidade explícita, são reprimidas ao máximo. A conclusão dessa descrição tão extensa é que o Eu inconsciente não está aberto para a vida cotidiana. Como diz o próprio Jung, se você pensa que existe algo de belo e gratificante na exploração do inconsciente, experimente abrir suas portas.

O que nos resta, então? Apenas o Eu superior tem acesso às ricas experiências a que chamamos de vida consciente. Sua meta é viver à luz da consciência, o que é bem diferente de sentir-se bem o tempo todo. A consciência é livre e sem filtros. Abrir-se para toda experiência é um ato de fé. Mas quem praticou esse ato, aí incluídos os sábios, santos e mestres espirituais de todas as culturas, afirma que o Eu superior é real – é, na verdade, o único Eu real. As demais versões do Eu não são confiáveis. Fazem promessas falsas, têm inseguranças, temem perder o controle, ocultam demônios, e no fim não conseguem alcançar nenhum estado permanente de felicidade.

Britt descobriu isso durante uma crise pessoal. Ela é uma das muitas pessoas que escolheram trilhar um caminho diferente e descobrir por si mesmas se podem encontrar o Eu superior. Britt tomou um caminho de cura, porque já estava nele quando a crise foi deflagrada. Mas não foi a crise que deu início à jornada. De repente, a única coisa sem a qual não podemos viver – um eu – muda e não é mais confiável. Talvez nem percebamos, mas trocamos de lealdades o tempo todo. O Eu exterior nos convoca a trabalhar, a nos divertirmos em uma festa, a comprarmos uma nova casa. O Eu privado nos convoca para os assuntos do coração, os momentos de depressão ou ansiedade, nossa vida em família. O Eu inconsciente faz o que quer, e, por mais que queiramos ignorá-lo, todo mundo sabe o que é um apetite sexual, um ranger os dentes de raiva, um pesadelo – estes últimos talvez sejam os encontros mais verdadeiros com o lado escuro do inconsciente.

A instabilidade e a imprevisibilidade do Eu, esse Eu que damos como certo, é o desafio final para a cura. Algo que parece tão simples – sair do caminho para que o corpo-mente se cure – acaba sendo muito difícil. O corpo tem uma incrível sabedoria, mas nós o fragilizamos através do estresse e da imprevisibilidade do cotidiano. Em vez de ter um relacionamento saudável com o Eu, nós nos perguntamos constantemente quem somos. Mergulhamos em situações que não podemos resolver e em relacionamentos repletos de conflitos não revelados. As tentativas que fazemos para ter autocontrole são temporárias e só funcionam em parte. Se conseguimos manter o controle, o preço a ser pago são as emoções negativas que empurramos para longe de nós.

Resumindo, a situação é caótica. Para ser um curador sábio temos que resolver os problemas criados pelo Eu, que não são poucos. Mas como é possível o Eu ser a solução e ao mesmo tempo ser a origem de tantos males? Pedir que o Eu cure a si mesmo é quase como pedir ao cirurgião que use o bisturi para remover o próprio apêndice. Não é preciso dizer que a maior parte das pessoas jamais solucionará esse paradoxo – elas vivem dia após dia com um Eu que segue em frente como pode. As experiências vêm e vão. Um dia acontecem coisas boas, no dia seguinte tudo piora. No fim, as pessoas chegam a um estado de saúde e bem-estar meio inexplicável. E se contentam com o que têm. No próximo capítulo veremos se essa situação pode ser alterada. Tem que existir um caminho melhor, e existe.

10

O FIM DO SOFRIMENTO

Se o Eu curador terminasse com o sofrimento, seria um milagre. A vida traz consigo certa dor, e o lado mental da dor, que é o sofrimento, vem junto. Ninguém escapa ao drama interior da psique, não importa se na superfície a vida pareça feliz. (No capítulo anterior mostramos como Jung aceitou abertamente seu drama interior.) Nossa abordagem de um sistema holístico se fundamenta na condução de um estilo de vida saudável, ou seja, um estilo de vida em que a consciência venha em primeiro lugar. Basicamente, se não estivermos conscientes, não nos curamos. Nossos juízes costumam recompensar a dor e o sofrimento, mas ambos não são a mesma coisa. Podemos ter uma dor física forte e nos adaptarmos a ela psicologicamente, o que reduz o quociente de sofrimento num grau muito maior do que no caso de quem não se adapta.

Simplesmente antecipar futuros fatos negativos gera um nível de estresse no corpo-mente capaz de provocar dores físicas (por exemplo, uma conversa com o patrão para avaliar seu desempenho pode provocar dores no peito, de cabeça, de estômago). Em algumas pessoas, além desses sintomas, também pode haver sofrimento mental, como medo, ansiedade e depressão. Em outras, não. Ou seja, o sofrimento é mais pessoal e indefinível do que a dor física, que todos notam. Seria muito ruim se a consciência do nosso sofrimento nos prejudicasse diante de alguém que prefere negá-lo. Infelizmente, essa é uma crença arraigada e bastante comum. "O que desconheces não te machuca" causa suas próprias feridas no longo prazo. O medo costuma ser acionado por memórias subconscientes de dores e sofrimentos do passado e causar mais sofrimento no futuro.

O sofrimento não é um tema fácil para a maioria das pessoas, mas existem bons dados da felicidade em todo o mundo que se equiparam aos do sofrimento. O Instituto Gallup, mais conhecido por pesquisas políticas, também faz levantamentos mundiais sobre o grau de felicidade das pessoas. Isso é feito de duas maneiras, ou pedindo aos entrevistados que se autoavaliem em relação à felicidade ou fazendo uma pergunta objetiva: se no dia anterior à entrevista eles riram ou sorriram muitas vezes. O grau mais alto de felicidade do Gallup é "progresso". Nos Estados Unidos, pelas estimativas atuais, apenas 51 por cento dos entrevistados disseram estar progredindo, ocupando a 14ª posição entre os 142 países incluídos na pesquisa. Apenas 4 por cento dos norte-americanos responderam que estavam sofrendo, enquanto 45 por cento disseram estar se esforçando. (Em comparação, na Índia, que ocupa o 127º lugar em felicidade, apenas 8 por cento dos entrevistados disseram estar progredindo e 28 por cento, que estavam sofrendo; a grande maioria disse estar se esforçando.)

Especialistas acreditam que as pessoas talvez supervalorizem a felicidade, pois a infelicidade tem causas ocultas ou não declaradas. Aproximadamente um em cinco norte-americanos apresentará um episódio de depressão grave ao longo da vida. A violência doméstica é notadamente omitida e está entre os fatores que não são levados em conta pela medicina atual. Mesmo nos dois países mais felizes do mundo, Noruega e Dinamarca, onde 68 por cento das pessoas dizem que estão progredindo, 30 por cento estão se esforçando. Por outro lado, há 3 milhões de norte-americanos que precisam se livrar urgentemente do sofrimento, seja terminando um relacionamento violento, seja abandonando um emprego que não lhes faz bem.

No final do capítulo anterior apresentamos uma nova possibilidade, o Eu superior, que descreve como deve ser a consciência fortalecida. O termo "superior" tem uma conotação espiritual que precisa ser explicada antes de seguirmos adiante. A separação entre o corpo e a mente é artificial, e a fusão corpo-mente tem forte apoio da ciência médica. Até aqui, tudo bem. A consciência "superior" talvez cruze a fronteira dos domínios de Deus, do espírito e da alma, dos quais a ciência médica não trata. Todo hospital tem um capelão, mas ele não fica na sala de cirurgia com os cirurgiões.

Para que o Eu curador ponha fim ao sofrimento, outra fronteira deve ser cruzada. A pesquisa da meditação, hoje totalmente aceita, usa práticas espirituais. Talvez pareça estranho que personalidades populares da televisão nos Estados Unidos, como o dr. Oz e o dr. Phil, se unam ao dr. Buda, mas isso é bastante plausível. Buda mostrou um caminho para acabar com o sofrimento baseado na consciência, sem apelar para Deus, ao espírito ou à alma. Meditação é medicina fundada na consciência. Tudo o que fazemos ao meditar (ou orar, praticar ioga, manter-se atento etc.) fica registrado na atividade celular, primeiro no cérebro, depois no resto do corpo.

Isso nos leva a uma conclusão muito simples, mas inquestionável: o fim do sofrimento é uma solução consciente para um problema consciente. Ninguém sofre porque está sentindo dor. O sofrimento é uma interpretação fundamentada em tudo o que estamos discutindo: crenças, hábitos, velhos condicionamentos e a luta entre agir com atenção ou com distração. Se a interpretação mudar, o grau do sofrimento também mudará. O Eu superior representa uma grande mudança no âmbito de "Quem sou eu?" Ao nos identificarmos com o Eu superior, encontramos o caminho para sair do sofrimento, porque descobrimos em nós mesmos que o que se segue é verdadeiro:

- Há um nível de consciência que não sofre nunca. As experiências dolorosas são registradas, mas não se prolongam como sofrimento.

- A dor física existe como sensação, mas é um sinal de cura, e não um flagelo.

A fonte do sofrimento é a mesma que a da cura: o estado da consciência. Ninguém aqui está negando os benefícios das pesquisas sobre a dor e da necessidade de aliviar a dor física. A primeira pergunta que o médico faz ao paciente é: "Onde dói?" O objetivo de ambos é acabar com a dor. Nosso objetivo neste capítulo é nos livrarmos do sofrimento, o que só pode acontecer em nível consciente. (O dr. Buda diria a mesma coisa.)

O PARADOXO DA DOR

Há poucos médicos especializados em dor. Para o médico padrão, a dor é algo para ser sentido, e não para ser entendido. Mas entender os mecanismos da dor física não é tão simples. Às vezes a dor é como uma pedra no sapato, que imediatamente tiramos para aliviar o desconforto, ou como uma dor de dente que nos faz procurar o dentista. Outras vezes, a dor física não é logo debelada e ainda menos com facilidade. Realmente, uma dor que sinaliza um mal antigo em alguma parte do corpo é, em geral, o último sintoma a aparecer. Muitas doenças comuns para as quais a medicina ainda não encontrou a cura, como os problemas coronários ou o câncer, levam anos para dar sinais de dor, quando a prevenção não adianta mais.

Consideremos os idosos, que costumam ter uma cota de dores e desconfortos. Estes não precisam se converter em sofrimento; quando acontece, o elemento-chave são as crenças da pessoa. Nas sociedades que gastam milhões de dólares para encontrar alívio para a dor e nas quais a maioria das pessoas tem dificuldade de enfrentar o sofrimento, as crenças têm um poder oculto. Nelas, em geral acontece uma típica cadeia de raciocínio:

- A dor gera sofrimento.
- Quanto mais intensa é a dor maior o sofrimento.
- À medida que envelhecemos, as dores e os desconfortos aumentam.
- Portanto, o envelhecimento aumenta o sofrimento.

Essas crenças têm pouca relação com a realidade, mas, se você estiver apegado a elas, o corpo-mente as converte na *sua* realidade. Para começar, vamos conferir se dor e sofrimento de fato caminham juntos. A dor por si só pode ser trabalhada ou ignorada. O *ethos* dos esportes "sem dor não se vence" é um excelente exemplo. Os maratonistas se dispõem a suportar dores lancinantes para alcançar a meta desejada, que é vencer. A vitória é tão importante que traumas severos e perigosos são tolerados, bem como os repetidos socos na cabeça no boxe e os embates violentos no futebol e no rúgbi, desde os times infantis, quando a saúde futura da criança é posta em risco.

Na ânsia da sociedade de fazer da dor uma inimiga, dar atenção a uma dor ou a um desconforto, que é a principal razão de o corpo enviar sinais dolorosos, ou passa a ser algo secundário ou simplesmente não acontece. Isso significa que nossas prioridades não estão claras. Uma vida sem sinais de dor no corpo está longe de ser afortunada. Existe uma condição genética que priva certas pessoas de toda sensação dolorosa, e os portadores dessa doença sentem a vida cotidiana como assustadora.

Conhecida como analgesia congênita, a doença afeta Jason Breck desde o nascimento. É bastante rara, há apenas vinte casos documentados na literatura médica. Os pais de Jason a descobriram quando ele ainda era bebê e cortou a língua com uma mordida. Já adulto, Jason relatou: "Um incidente de que me lembro foi quando quebrei o pé no dia do meu aniversário. Ele ficou inchado e ferido, então peguei fita adesiva, enrolei nele e continuei brincando". Por algum tempo duvidou-se da existência desse distúrbio, mas hoje sabemos que a síndrome resulta de uma mutação em um único gene, o SCN9A – e, o que é mais incrível, apenas uma molécula é responsável pelo controle da dor. O mecanismo está ligado ao fato de o SCN9A se encontrar nos neurônios responsáveis pela sensação de dor.

Como, em geral, também há uma insensibilidade à temperatura, as pessoas com essa doença correm perigos que não nos ameaçam. "É preciso ter muito cuidado com as tarefas do dia a dia para não se ferir", diz Jason. Sem os sinais de dor, outras estratégias precisam ser adotadas para a pessoa saber que se machucou. A sensação de toque em geral não está prejudicada, mas uma suave pressão ou batida repentina já as alerta. E também é perigoso. Quando criança, Jason batia a cabeça na parede para sentir a vibração, algo de que ele gostava. Crianças com analgesia congênita precisam usar capacetes para evitar acidentes. (No caso de Jason, ele consegue sentir se algo é quente ou frio, mas não sente cheiro – outro perigo se, por exemplo, alguma coisa queimar na cozinha.)

É preciso herdar a mutação do SCN9A tanto do pai quanto da mãe para ter a condição de Jason, portanto é uma probabilidade genética muito baixa. Mas essa informação genética também poderia servir como um poderoso analgésico. Se os sinais enviados pelo SCN9A normal fossem bloqueados temporariamente após uma cirurgia ou um ferimento grave, por exemplo, isso aliviaria por completo a dor e, no melhor dos casos, sem efeitos colaterais. Outro exemplo: uma grande porcentagem de pacientes terminais que escolhem o suicídio assistido sente dores terríveis para as quais não existem analgésicos suficientemente fortes. Nesses casos, o tratamento genético seria um imenso alívio.

Se considerarmos o contexto mais amplo, porém, esses exemplos estão relacionados com o paradoxo da dor. Por evoluir como uma sensação que contribui para nossa preservação, mas também nos faz sofrer, a dor é uma das coisas com que é mais difícil de lidar. Não podemos nos esquecer de que ela, por si só, não é a causa do sofrimento. No que acreditamos ou deixamos de acreditar não importa nesse caso. Em um estudo emblemático de 2013,

Antoine Lutz e colaboradores queriam testar se estar aberto para a experiência da dor – em outras palavras, consciente – funcionaria melhor do que a tática usual de evitar a dor e ficar ansioso antes de senti-la.

Como perceberam os pesquisadores, pouco se sabia sobre como a atenção afetava a atividade cerebral associada à dor. Eles tomaram como sujeitos um grupo de "meditadores experientes" que tinha mais de 10.000 horas de prática de meditação, e usaram ressonância magnética funcional para acompanhar a atividade do cérebro responsável por antecipar-se à dor, experimentá-la e acostumar-se a ela. Quando expostos a um estímulo doloroso, os meditadores experientes sentiram dor na mesma intensidade que os meditadores novatos, mas relataram ser ela menos desagradável – ou seja, sofreram menos. Quanto ao que acontecia no cérebro deles, os pesquisadores observaram que "a diferença estava associada à intensificação da atividade na ínsula anterior dorsal e no córtex cingulado médio anterior, situados na rede de saliências". Em neurociência, *saliência* refere-se a quanto alguma coisa se destaca de outras semelhantes.

Mas por que os meditadores experientes perceberam a dor mais rapidamente e a sentiram com menos intensidade? A explicação é que eles tinham um parâmetro de dor inferior ao dos sujeitos do grupo de controle, não criavam tantas expectativas sobre a intensidade da dor e por essa razão ficavam menos ansiosos. Então, quando sentiram dor, rapidamente a registraram e logo se acostumaram a ela. Essa é uma história bastante técnica contada por exames de imagens cerebrais. Mas coincide com os relatos subjetivos dos meditadores, que se mostraram calmos, centrados e tranquilos.

O fato é que essas descobertas são muito simples: a consciência pode intervir para reduzir o sofrimento, mesmo que o grau da dor física não se altere. O que isso nos ensina? Que se curar é se livrar do sofrimento, e, se não é possível atingir esse ideal imediatamente, podemos tentar chegar o mais perto possível dele. Vejamos alguém que conseguiu alcançar essa meta.

A HISTÓRIA DE DARREN: MUDANÇA E RENOVAÇÃO

Darren tem 45 anos, é casado, mora no Colorado e não estava preocupado em renovar sua identidade. Mas aconteceu, e os resultados foram impressionantes – os amigos da época da faculdade ficaram surpresos com a mudança.

"Eu não tive um passado ruim nem uma família problemática", diz Darren. "Era um garoto perfeitamente normal – impetuoso, competitivo, queria ser advogado ou médico. Algo que fosse bom para mim e desse dinheiro."

Com um objetivo tão vago na cabeça, Darren se sentia preparado para ser bem-sucedido, embora os outros, em segredo, o achassem um jovem agressivo demais e até arrogante. Os colegas de classe o deixavam fazer o que quisesse, não necessariamente porque gostassem dele, mas porque ele era obstinado e se vingava se alguém o contrariasse. Darren sorri, arrependido. "Eu era um valentão e ninguém imaginava que eu pudesse mudar."

Então ocorreu uma tragédia familiar. Seu irmão mais novo, que se alistara no exército, foi convocado e não voltou. "Corri para casa para estar com meus pais", relata. "Fiquei arrasado, entorpecido. Nem conseguia chorar. No dia em que dois soldados bateram na porta para entregar as medalhas póstumas de bravura do meu irmão, meu pai mal conseguiu atendê-los. Quando saíram, ele abriu a caixa e disse: 'Veja pelo que seu irmão morreu'."

Talvez essa grande ruptura na vida de Darren tenha sido tão relevante porque ele tinha 20 anos e ainda estava em formação. Numa fase em que a identidade entra em crise na maioria dos jovens, o choque abalou-o terrivelmente.

"Passei a me odiar – e não estou exagerando. Comecei a beber demais, jogava videogame até de madrugada e nada diminuía a culpa que eu sentia. Eu deveria proteger meu irmão mais novo e não tinha dado a devida atenção a ele. Não conseguia dormir me questionando por que não o impedi de se alistar, até me dar conta de que nem mesmo sabia quais tinham sido suas razões. Será que ele tinha outras opções? Ou tinha sido um surto de patriotismo?"

Darren então entrou em uma fase introspectiva. Em vez de ingressar direto na faculdade de medicina ou de direito, resolveu dar um tempo e sustentar-se com serviços temporários como pintor de casas. Não teve nenhum relacionamento sólido, estável e, em um ou dois anos, parou de namorar.

"Eu descobri uma coisa. Se eu não me cuidasse, só teria duas opções: ou não sairia do lugar pelo peso de uma bagagem emocional insuportável, ou fingiria para mim mesmo que estava tudo bem – mas e daí?"

Nos cinco anos que se seguiram Darren deu o grande passo de voltar-se para dentro de si e investigar quem realmente era. "Eu não tinha como me autopsicanalisar, mas não se tratava disso. Eu só queria poder me sentir bem comigo mesmo, e para isso teria que enfrentar o fato de que me tornara uma pessoa que nunca quis ser – não só um valentão, mas um homem sem vida interior."

A decisão de Darren não é original. Muita gente resolve, por centenas de razões, afastar-se da sociedade e trilhar o caminho da vida interior. Seja um caminho espiritual seja um de cura, para trilhá-lo é preciso ter um novo tipo de consciência para o qual poucos estão preparados. Como reorganizar nossa vida interior, com tantas memórias, hábitos, feridas e condicionamentos? Tudo "aqui dentro" é invisível. Emoções indesejáveis, medo e depressão caminham soltos em tempos de crise.

Apesar das dificuldades, Darren se manteve motivado por uma única coisa: a renovação de si mesmo. "Recusei-me a aceitar a ideia de que eu era um produto acabado, que apareceria em um encontro da classe dali a vinte anos e as pessoas diriam: 'Você não mudou nada'. Seria insuportável."

Buscar a renovação pessoal é uma decisão consciente, e não acontece de uma só vez. A renovação das células é um processo constante e virtualmente automático, e assim também é a renovação pessoal. O notável mestre espiritual Jiddu Krishnamurti fez um comentário provocativo sobre a meditação. As pessoas se afastam por um período do dia para meditar, disse ele, mas não percebem que a verdadeira meditação acontece durante 24 horas. O mesmo é válido para a cura. As células não veem essa função ininterrupta como um obstáculo.

Entretanto, a cura ininterrupta parece impossível no nível pessoal. Se prestarmos atenção, curar-se durante 24 horas não é o mesmo que passar dias e noites assistindo à televisão ou encestando uma bola de basquete. Curar-se é mais como respirar, é um processo mantenedor da vida que funciona automaticamente, mas que pode ser melhorado (com os exercícios respiratórios da ioga, por exemplo). Por ser a cura um processo automático, estamos totalmente imersos nela. Afinal, o que foi que Darren escolheu? Como saber se seu projeto de mudar a si mesmo funcionou? Ele começou acreditando em algo que todos deveriam acreditar: que não existe um único Eu nem um Eu fixo. Depois disso nunca mais seremos a mesma pessoa. Portanto, é inútil prender-se ao Eu como uma jangada solta em alto-mar em plena tempestade. O próprio Eu *é* a tempestade. Somos todos jogados de um lado para o outro por forças de todo tipo, internas e externas, e em meio à tormenta o corpo-mente é levado pelas correntezas da mudança. É claro que a mente consciente não consegue acompanhar tanta turbulência. Felizmente, a evolução desenvolveu uma resposta de cura tão perfeita que viver no piloto automático impede que sejamos machucados pelas mudanças que nos assaltam.

O que Darren e milhões de outros indivíduos descobriram é que a evolução pode tomar uma nova direção: tornar-se consciente. Isso põe a cura sob uma nova luz. Em vez de o principal foco serem as escolhas de estilo de vida positivas (e que são benéficas), a pessoa se dilui no processo de cura e se transforma no próprio processo. Sua meta é evoluir e ser um "curador superior", digamos assim. Eis o que isso implica:

Como é a cura superior

- Damos alto valor à felicidade.
- Vivemos a partir de um centro estável.
- Paramos de lutar e resistir.
- Buscamos harmonia servindo de exemplo para o outro, sem tentar controlá-lo.
- Buscamos a ressonância, e não a dissonância, no outro.
- Estamos abertos para o aqui e o agora.
- Temos uma concepção da melhor vida que podemos ter, baseada em princípios superiores.
- Ficamos atentos aos sinais sutis de angústia e desconforto.
- Nós nos livramos dos males do passado.
- Olhamos para o futuro com otimismo.
- Estamos em constante processo e gostamos disso.

Essas são as características de uma evolução consciente. Ao estabelecer como objetivo crescer e evoluir todos os dias, formamos uma parceria iluminada com tudo que nos acontece, sem autojulgamentos e sem condenar o que a vida nos apresenta. Como os processos do corpo-mente são auto-organizadores e autorrenovadores, a maneira mais evoluída de se viver é permitir que o desenvolvimento ocorra com naturalidade. Palavras como "fluir" e "entrega" nos vêm à mente, mas pouco se aproximam do que realmente significa estar aberto para a renovação constante. Lao-Tzu, pai do taoismo, nos ensina que devemos receber o que a vida nos apresenta como o bambu exposto ao vento. Se nos curvamos sob as pressões e permitimos que o curso natural dos fatos nos molde, nós suportamos. Se insistimos em permanecer firmes e eretos, somos derrotados.

"Olhando para trás, vejo que não há outro caminho", diz Darren. "A vida é confiável? Pode cuidar de si mesma? Digo isso porque a morte do meu irmão trouxe uma profunda sucessão de dúvidas. Levei um soco da vida – e daí? A maioria das pessoas também leva, se levanta como pode e depois junta os cacos da sua versão de vida normal. Mas nunca responde à pergunta que está por trás de tudo. Podemos realmente confiar no que a vida nos apresenta? Se não pudermos, é melhor erguer uma muralha a nossa volta e esperar pelo pior." Alguns diriam que isso é uma filosofia de vida, mas na verdade é algo muito mais profundo.

O MISTERIOSO EU

Como vimos, ninguém tem um Eu fixo. Estamos sempre mudando. Observamos isso quando acalmamos um bebê cujos dentes estão nascendo ou temos que comprar roupas novas para nossos filhos adolescentes porque as que eles usavam até a semana passada não servem mais. Na verdade, nada que nos diz respeito é exatamente igual ao que era ontem. Quem somos nós, então? "Sou um processo" pode soar estranho para muitos, mas examinemos a ciência que há por trás dessa resposta.

Em uma conferência TED de 2016, Moshe Szyf, um respeitado geneticista da McGill University, descreve um interessante estudo com ratos e como eles são cuidados pelas mães. Uma "boa mãe" rata demonstra seus cuidados lambendo o filhote recém-nascido muito mais do que a "mãe ruim", que não executa essa tarefa ou o faz de maneira muito displicente. Quando os filhotes crescem, observa-se uma grande diferença entre eles. Os que tiveram uma boa mãe são mais tranquilos, menos estressados e têm comportamento sexual diferente do dos ratos nascidos da outra mãe. Normalmente, um geneticista diria que há um gene específico que determina o tipo de mãe que uma rata será.

Mas Szyf é especialista em epigenética e estuda como os genes com os quais viemos ao mundo são afetados pelas experiências de vida – o epigenoma é constituído de todos os fatores que controlam a atividade (expressão) dos nossos genes. Isso inclui modificações químicas do DNA e das proteínas, as chamadas *histonas,* que os envolvem e protegem. As experiências quimicamente impressas no DNA e na capa de proteína têm a importante função de ligar e desligar os genes, em cima e embaixo. (Esse processo foi o principal assunto do nosso livro anterior, *Supergenes*.) Ao longo de dez anos, Szyf e colaboradores observaram o que aconteceria se um ratinho filho de uma mãe ruim passasse a ser cuidado por uma mãe boa, e vice-versa. E descobriram que um número significativo de caminhos químicos era alterado, comprovando o que eles observaram: a mãe boa transformou o bebê adotado em um adulto sossegado e tranquilo, ou seja, a experiência de uma boa criação eliminou a herança da mãe ruim. E o inverso também ocorreu. Mesmo que o bebê rato descendesse de uma linhagem de mães boas, a boa herança foi revertida quando ele foi adotado por uma mãe ruim.

Szyf vai além da pesquisa sobre natureza *versus* criação em ratos e se pergunta se a maneira como um bebê humano é criado determinaria suas concepções sobre o funcionamento da vida. Szyf compara um bebê nascido em Estocolmo, onde os dias são gelados e muito curtos, com outro, nascido em uma tribo amazônica, onde os dias são longos e quentes. Ele se pergunta se a criança cujo organismo recebeu esses estímulos esperaria que a vida fosse diferente com base nas experiências da infância. Se teria expectativas em relação a outras coisas importantes, como abundância ou escassez de alimento, sensação de perigo e segurança, e dificuldade ou facilidade para sobreviver de um modo geral. E assim, Szyf declara, a evolução ensina nosso velho e fixo DNA a adaptar-se dinamicamente a todo tipo de ambiente – a principal pista do que viemos dizendo até aqui é que pertencemos à espécie mais adaptável do planeta.

Agora chegamos a uma encruzilhada. Seria esse conjunto de impressões a chave da saúde e da doença? Essa é uma faca de dois gumes. A mesma marca que nos ajuda pode nos ferir ao longo da vida, e ninguém pode prever o que vai acontecer. Digamos que a criança A é criada para se sentir segura e protegida, e cresce acreditando nisso, enquanto a criança B foi marcada com a ideia de que a vida é insegura e imprevisível. Podemos dizer que a criança A será mais feliz do que a criança B. Mas o que dizer se o perigo estiver à espreita, como o primeiro caso de aids ou o surgimento de um Hitler ou um Stálin? A criança que parte do princípio de que, por definição, tudo é perfeito em um mundo bom e seguro estará tragicamente despreparada na vida adulta diante de uma ameaça iminente, ao passo que a outra criança pronta para assumir, por definição, que os piores cenários devem ser enfrentados pode acabar sendo a única sobrevivente.

Szyf chegou a uma conclusão inédita. Graças aos avanços da genética, hoje podemos ver onde exatamente o genoma está marcado por uma boa ou má criação. Ele menciona um estudo sobre macacos e cuidados maternos em que um bebê macaco tinha uma mãe real e outro tinha uma boneca no lugar da mãe. Entre os dois, muitos genes diferiam já no 14º dia após o nascimento. "Isso indica como será a vida deles quando os indivíduos forem adultos", afirma Szyf. "O estresse reorganiza todo o genoma." Quando é que todas essas diferenças aparecem? A pergunta tem implicações diretas nas experiências da primeira infância. Por exemplo, há pais que deixam o bebê chorar para treiná-lo a dormir a noite inteira – esse é o método Ferber. Outros, como Rudy e Dora, correm para acalmar a filha, Lyla, sempre que ela chora.

Talvez este último comportamento seja mais difícil para os pais, mas as primeiras redes neurais e as impressões genéticas do bebê registrarão uma mensagem que pode ser duradoura de que o mundo é um lugar bom e seguro. É claro que o mundo é repleto de desafios e decepções, mas essas impressões positivas farão muita diferença na promoção da cura do sofrimento ao longo da vida.

Sabemos qual é nosso lugar no mundo desde o momento em que nascemos, e fomos programados para aceitá-lo. Os animais obedecem a essa programação por instinto. Por exemplo, macacos sempre se organizam em uma hierarquia social, com o macho dominante no topo e os mais fracos na base. As diferenças nos genomas já estão presentes quando eles saem do útero materno, o que em termos humanos pode significar que pertencer a uma origem desvantajosa já estaria marcado no bebê desde o primeiro dia de vida. Essa possibilidade angustiante vem de um estudo feito quando houve uma tempestade de neve em 1998 que provocou um apagão em toda a cidade de Quebec. Esse evento foi mais estressante para algumas pessoas, entre elas as grávidas, do que para outras.

Acompanhando os filhos dessas mulheres por quinze anos, a psicóloga do desenvolvimento Suzanne King observou que os filhos de mães que viveram experiências muito estressantes durante e após a tempestade de neve apresentaram maior incidência de autismo, distúrbios metabólicos e doenças autoimunes. É claro que não se pode determinar uma relação de causa e efeito nesses casos. Contudo, há muitos caminhos que se afastam desse e outros estudos semelhantes, como a descoberta de que eventos isolados ocorridos num momento específico da gravidez afetam o desenvolvimento do feto. Mas o quadro mais amplo diz respeito à real instabilidade do Eu, se considerarmos que o Eu permanece o mesmo ao longo dos anos.

O estudo mais longo sobre a instabilidade do Eu foi feito na Escócia, onde em 1947 foi pedido a professores que classificassem seus alunos de 14 anos de idade de acordo com seis características de personalidade: autoconfiança, perseverança, estabilidade no humor, conscientização, originalidade e vontade de aprender. Participaram do estudo 1.208 estudantes, e em 2012 um estudo de acompanhamento rastreou os sobreviventes – foram 174 ao todo – para que classificassem a si mesmos de acordo com as mesmas características. Para se obter uma perspectiva mais ampla, foi pedido também que eles encontrassem alguém que os conhecesse bem para classificá-los paralelamente. Em psicologia, há muito tempo se considera que a personalidade é estável, e existe até uma vertente que defende que "as pessoas não mudam nunca". Mas o estudo escocês chegou à conclusão oposta. Embora tenham sido constatadas semelhanças na personalidade dos participantes quando jovens e quando mais velhos, as "correlações não sugeriram estabilidade significativa em nenhuma das seis características".

Ninguém sabe ao certo por que os estudos anteriores indicavam que a personalidade permanece estável ao longo do tempo. Mães costumam dizer que identificavam em seus bebês o tipo de personalidade que eles iriam desenvolver. "Você era um bebê que não chorava, e continua não chorando" é uma observação típica; ou "Você sempre quis ser independente, mesmo aos 2 anos de idade". Mas o tempo parece ter uma boa explicação para isso. O estudo escocês é o mais longo de que se tem notícia, e aos 70 anos essas mesmas pessoas tinham "pouca ou nenhuma relação" com seus Eus adolescentes.

A oportunidade de transformar a percepção que se tem do Eu está sempre presente. Tão importante quanto isso é que uma vida repleta de experiências nos transformará da mesma maneira, e quanto mais tempo esperarmos mais seremos transformados sem nosso conhecimento ou consentimento. Destaquemos, então, algumas conclusões básicas:

- As primeiras experiências ficam marcadas na criança muito mais do que se pensa, em termos genéticos, biológicos e comportamentais.
- Misturando todas essas influências, cada um traz em si um mapa da vida que não escolheu, mas que está registrado.
- Podemos mudar essa impressão escolhendo as crenças, comportamentos e interpretações que realmente queremos ter. Melhor dizendo, as marcas inconscientes podem ser apagadas se a mente estiver focada nisso – tanto quanto sabemos, nenhum outro ser vivo é abençoado com essa possibilidade.

Existem casos na medicina sobre mudança total de identidade. Na década de 1960, um excêntrico e brilhante psiquiatra escocês, o dr. R. D. Laing, estava na moda. Laing relatou o caso de uma jovem que entrou em coma e acordou subitamente. Ela sabia quem era, mas um estranho processo ocorreu. A moça, que era tímida e introvertida, passou a ser tratada pelas enfermeiras como uma celebridade, a rainha da festa. Elas a cumprimentavam e elogiavam pela beleza e pelo charme. Rapidamente, convencida do que ouvia, a paciente teve uma mudança de personalidade e se transformou na pessoa que os outros enxergavam.

Se já sabemos que o Eu pode ser desarticulado em partes, seja por um trauma cerebral ou por razões psicológicas, então ele é muito menos estável e confiável do que jamais se imaginou. O que nos leva de volta a Darren. Se é verdade que um jovem de 14 anos não se reconheceria aos 60 ou 70, Darren é a prova disso. Ele mudou drasticamente sua personalidade porque não podia mais viver com seu antigo Eu. Hoje, aos quarenta e poucos anos, aonde foi que a vida o levou ao dar as costas para seu Eu inaceitável?

"De vez em quando encontro os velhos amigos do colégio e eles me dizem que não mudei nada. Eu dou risada. Sei que eles só querem ser delicados. Se me conhecessem realmente, ficariam chocados, porque a maneira como me sinto hoje não é nem de longe a mesma de antes. Eu vivia fugindo de mim mesmo. Uma voz interior me lembrava todos os dias que eu não servia para nada. Ela não existe mais.

"Essa voz que me julgava levou muito tempo para desaparecer. Milhares de vezes, dezenas de milhares de vezes, eu disse a ela: 'Não preciso mais de você'. Eu me orgulhava de ser valentão e grosseiro, e foi o que mais demorou para mudar. Mas ninguém vive sem sentimentos, e ninguém é capaz de sentir se não expuser a própria vulnerabilidade. Duvido que uma pessoa em cem encare essa verdade. Eu tive que encarar, porque o que me colocou no caminho, a terrível culpa pela morte do meu irmão, era real demais para ser negado.

"A partir daí, a principal lição que aprendi é que as emoções podem ser algo positivo na vida. Então muitas outras coisas começam a mudar. Toda aquela confusão sobre se eu podia ser amado ou amar alguém – só isso renderia um livro inteiro. Mas, se a gente planejar de antemão todas as questões, não sai do lugar. Eu acredito em deixar as coisas acontecerem como quiserem. Não resisto nem brigo com nada. Quando você não se assusta mais consigo mesmo, não teme seus próprios sentimentos, nem o que as pessoas dizem. Não se preocupa com o futuro nem revive o passado.

"Em algum momento, parei de fugir da minha dor. Mudei de marcha e passei a me interessar pelo que estava me acontecendo. Era um projeto, quase como observar alguém sob o microscópio. Quando o medo e o julgamento desaparecem, você começa a gostar do projeto."

O que é exatamente esse projeto?

"Autoconhecimento. Não sei se há termo melhor para descrever, mas esse serve", continua ele. "Quando você pergunta 'Quem sou eu?', a resposta vem por partes – é um trabalho em andamento."

Somos todos um trabalho em andamento, e, quando tudo é dito e feito, essa é a melhor maneira de viver. Se a genética nos diz que todas as experiências deixam uma marca em centenas de genes, o processo não terminará nunca, porque não pode parar. Estar vivo é entrar no rio da evolução – aquele rio no qual não se pode pisar no mesmo lugar duas vezes. A cura superior significa abraçar toda experiência numa atitude de expansão, de crescimento e envolvimento. O que faz a vida continuar? A própria vida. Quando confiamos nisso, a jornada de cura nos leva aonde devemos chegar, a um projeto autossuficiente que expressa a alegria de estar vivo aqui e agora.

PARTE 2

CURE-SE JÁ

PLANO DE AÇÃO SEMANAL

Começamos este livro lembrando que é preciso urgentemente expandir a noção de imunidade porque a saúde do ser humano está sendo ameaçada como nunca antes. Temos que cuidar para que nossa imunidade não alcance o ponto máximo no qual o estresse, os males causados pelo estilo de vida e a idade dominem. Agora já conhecemos um novo modelo, o Eu curador, para alavancar a imunidade e proteger nossa saúde pelo resto da vida.

Mas o conhecimento de nada serve se não for posto em prática. Isso é óbvio. Estimular as pessoas a agir é um imenso obstáculo. As boas intenções se dissipam e os planos mais bem traçados se perdem pelo caminho. O que devemos nos perguntar, então, é como ter um plano de ação para a vida inteira. Nada menos que isso trará benefícios duradouros como possibilidade real.

Encontramos a resposta observando crianças pequenas. O desenvolvimento infantil, como bem sabem os pais, é fascinante. Uma criança de 4 anos brinca com bonecas de papel ou blocos de madeira, mas viramos as costas e a mesma criança estará lendo livros e jogando videogame. Grandes mudanças acontecem no desenvolvimento do cérebro para coordenar tudo que é necessário para o aprendizado da leitura e até de coisas simples, como pular num pé só sem perder o equilíbrio.

A natureza organizou todos os passos do desenvolvimento infantil para que seja tão tranquilo que a criança nem perceba que um Eu anterior foi descartado para dar lugar a um novo Eu – o que nos dá uma pista. Adotar um Eu curador deve ser tão tranquilo que em uma semana, um mês ou um ano grandes mudanças tenham ocorrido com tal naturalidade que nem nos lembremos de como era viver de outra maneira.

Essa é a filosofia por trás do plano de sete dias que apresentamos nesta segunda parte do livro. Cada dia enfoca um tema, que receberá sua atenção durante as 24 horas. A segunda-feira, por exemplo, contém recomendações sobre como adotar uma dieta anti-inflamatória. Várias recomendações aparecem na seção "Faça" e várias outras em "Desfaça" – preferimos "Desfaça" a "Não faça" porque mudar um estilo de vida implica abandonar antigas escolhas. Nenhuma recomendação é melhor do que as outras; opte pela que mais lhe aprouver.

Na terça-feira, passamos a dar atenção para um novo tema, a redução do estresse. Se não quiser prosseguir com as mudanças do dia anterior, tudo bem.

Quando a semana terminar e virarmos a página para a semana seguinte, os mesmos temas se repetirão. Novamente, você escolhe as mudanças que quer fazer. Acreditamos que, se não houver pressão, o corpo-mente vai avaliar cada mudança e manter as que forem positivas. Para combater a inflamação, por exemplo, uma pessoa pode acrescentar frutos de casca rija à sua dieta, enquanto outra aumenta a quantidade de fibras. Não se pode prever qual mudança será a melhor, mas, se essas duas pessoas persistirem, inevitavelmente as escolhas serão integradas ao estilo de vida delas – é só uma questão de tempo.

Eis a agenda semanal, cobrindo os respectivos temas desenvolvidos na Parte 1:

- **Segunda-feira:** dieta anti-inflamatória
- **Terça-feira:** redução do estresse
- **Quarta-feira:** antienvelhecimento
- **Quinta-feira:** levante-se, caminhe, descanse, durma

- **Sexta-feira:** crenças básicas
- **Sábado:** não esforço
- **Domingo:** evolução

Sua única obrigação é satisfazer os próprios desejos, selecionando alguma coisa para fazer ou desfazer da lista de escolhas. Recomendamos que você leia toda a seção correspondente ao dia ao menos uma vez e volte a ela sempre que possível para relembrá-la.

Como mudamos nossas escolhas? Mantendo a mente aberta. Essa é uma experiência em que nosso papel é tanto o de cientista quanto o de cobaia!

Para alguns temas, como seguir uma dieta anti-inflamatória, não será difícil fazer mudanças a serem adotadas em caráter permanente. Em outros casos, como caminhar diariamente durante meia hora, talvez seja mais difícil incluir esse hábito no seu dia a dia. Movimente-se no seu próprio ritmo e nunca se esqueça de que as escolhas devem ser agradáveis.

SEGUNDA-FEIRA

DIETA ANTI-INFLAMATÓRIA

RECOMENDAÇÕES DO DIA – ESCOLHA APENAS UMA

FAÇA

- Acrescente à dieta alguns alimentos anti-inflamatórios.
- Inclua mais alimentos orgânicos em suas compras.
- Aumente a quantidade de fibras na dieta.
- Tome um suplemento probiótico (ver página 223).
- Use azeite de oliva ou óleo de cártamo.
- Tome café de uma a cinco vezes ao dia, de preferência forte.

DESFAÇA

- Elimine o açúcar.
- Elimine comida processada e *fast-food*.
- Jogue fora alimentos vencidos, inclusive óleo de cozinha e restos de comida com mais de um dia.
- Reduza o consumo de gorduras em geral.
- Reduza o sal.
- Não beba álcool.

O plano de ação da segunda-feira é comer para reduzir a inflamação. Especificamos as dietas por duas razões: a primeira é que as mudanças devem ser progressivas de modo a facilitar a adoção, para o resto da vida, de um regime anti-inflamatório; a segunda é que o consumo excessivo de açúcar, sal, gordura e alimentos processados é o que mais contribui para a inflamação. Portanto, em "Faça" queremos que você acrescente mais alimentos que auxiliem a resposta de cura, e em "Desfaça" pedimos que elimine partes da sua dieta que não estão auxiliando a cura.

Só a dieta não basta para manter uma inflamação crônica de baixo nível sob controle. À medida que a ciência médica descobre novas maneiras pelas quais a inflamação afeta grande parte dos processos corporais, já é aceito por muitos que esse inimigo do organismo é capaz de se intrometer em toda parte. São duas as explicações mais comuns para as causas da inflamação crônica. A primeira é que os glóbulos brancos e outras células imunológicas se armam para combater uma ameaça que não precisa necessariamente de uma reação inflamatória. Nesse caso, as células, não tendo nenhuma missão específica, começam a atacar as demais células do corpo. E a segunda é que existe uma ameaça de baixa intensidade, que é real, mas não detectada pela pessoa nem pelo médico. Nesse caso, a reação imunonógica continua sendo acionada sem resolver o problema subjacente.

É basicamente nesse segundo caso que podemos interferir através de mudanças na dieta, o que por sua vez afetará o trato intestinal e o processo digestivo. A digestão adequada envolve uma série de microrganismos, bactérias que quebram nutrientes específicos. Ao longo do tempo, essa colônia de bactérias desenvolve seu próprio ecossistema, o chamado microbioma. Em nosso livro *Supergenes*, discutimos muito o microbioma, que, quando decomposto em DNA bacteriano, chega a ter por volta de 2 milhões de genes. Somando isso aos 20.000 genes com os quais nascemos, podemos dizer com segurança que somos um organismo bacteriano.

A importância do microbioma, que está localizado sobretudo no intestino, mas também em outros lugares, como a pele, a vagina e as axilas, é imensa, sendo diretamente afetada pelo que comemos. Essas bactérias não são invasoras. O microbioma é tanto seu DNA quanto o DNA das células do coração ou do cérebro – sabe-se hoje que o DNA humano traz grandes contribuições do DNA microbiano, que foi assimilado em milhares de anos de vida na Terra.

Sinta-se à vontade para pular o trecho que se segue e retomar a lista "Faça" e "Desfaça" para hoje, mas há informações fascinantes sobre o microbioma que gostaríamos de compartilhar com você. O corpo está exposto ao mundo exterior a cada respiração, e há muitos anos o consenso médico é que as cavidades do nariz e os seios nasais são vulneráveis porque é por aí que os micróbios entram quando inalados. É verdade que a poeira, alergênicos e microrganismos são filtrados por eles, mas ninguém nunca disse que esses miniambientes quentes e úmidos na verdade são vivos e abrigam seu próprio microbioma.

Embora seja essa a realidade, parece que agora os seres humanos estão sendo relacionados ao DNA dos micróbios que estão dentro das cavidades nasais de uma maneira muito complexa. De fato, há dois tipos de relação acontecendo e em constante mudança. Um deles é o das colônias de micróbios interagindo entre si; o outro é o da interação humana, que dura um espaço de tempo breve como um dia ou longo como a existência da nossa espécie no planeta. Gente que anda por aí o tempo todo com o nariz entupido e os seios nasais congestionados (rinossinusite crônica) talvez não esteja reagindo simplesmente a algo que está no ar, um agente patogênico ou alergênico. É possível que a culpa seja de algum tipo de desequilíbrio nesse pequenino microbioma. Muitos acreditam que é a atividade bacteriana que provoca inflamação crônica nos tecidos dos seios nasais (conclusão que não surpreende).

Outro exemplo é o microbioma oral, que reveste o interior da boca. Nele estão envolvidas centenas de espécies de vírus, bactérias e fungos – a imagem talvez seja um pouco desagradável –, todos se unindo para formar a biopelícula que reveste as membranas mucosas da boca. Escovar os dentes e bochechar não remove essa película, por mais que você insista em fazer isso – e você não deveria querer. Essa ecologia em miniatura evoluiu nos últimos 2 milhões de anos para manter a espécie humana saudável, mas ninguém sabe como funciona exatamente esse relacionamento cooperativo. Uma teoria defende que as bactérias ruins (patógenos) estão sempre presentes no microbioma oral, mas são em número tão menor do que o das bactérias boas que elas são mantidas sob controle. As doenças acontecem se o equilíbrio for revertido e os patógenos começarem a proliferar. É o que pode ser deflagrado pela inflamação, mas ninguém tem certeza disso.

Outros gatilhos podem ser responsáveis. Para se obter informações confiáveis sobre a localização de todos os microbiomas, grandes ou pequenos, o projeto Earth Microbiome e outros semelhantes estão produzindo um catálogo dos genomas dos milhares de espécies de micróbios que habitam nosso corpo. Em 1972, estimava-se que as células bacterianas eram em maior número que as células humanas na proporção de 10 para 1, mas sabemos hoje que os microrganismos têm paridade de 1 para 1 com as células do corpo, por isso mapear o DNA total de todos eles é um dos projetos mais amplos e longos da história da biologia.

Sem repetir em detalhes o que abordamos em *Supergenes*, eis os principais pontos do plano de ação de hoje:

- O microbioma intestinal difere de uma cultura para outra. Em cada um de nós ele muda o tempo todo, em razão não só da alimentação, mas também do estresse e até das emoções.
- Por causa de sua complexidade e da enorme variação de uma pessoa para outra, um microbioma intestinal "normal" ainda não pode ser definido.
- Contudo, acredita-se que um microbioma intestinal rico e saudável depende de uma alimentação natural variada, rica em frutas, vegetais e fibras.

- A moderna dieta ocidental, que é baixa em fibras e alta em açúcares, sal, gorduras e alimentos processados, pode degradar seriamente o microbioma intestinal. Também são responsáveis por isso os emulsificantes e os adoçantes artificiais.
- Quando o microbioma intestinal é danificado ou degradado, as bactérias começam a liberar endotoxinas, que são os subprodutos da ação microbiana. Se essas toxinas passam para a corrente sanguínea pela parede intestinal, marcadores de inflamação são disparados e persistem até que as toxinas não estejam mais presentes.

Desses pontos de partida uma imensa quantidade de informações pode ser extraída, porque por onde quer que a corrente sanguínea se espalhe, ou seja, por toda parte, a inflamação disparada pelo microbioma pode começar a criar problemas. Mas hoje estamos interessados em devolver a saúde ao seu microbioma intestinal.

O QUE "FAZER"

Em alguns dias apresentaremos opções que não se aplicam ao estilo de vida de todos, mas a adoção de uma dieta anti-inflamatória só depende de nós. Estamos nos referindo às informações das dietas pesquisadas para o livro *Supergenes*. Em essência, trata-se de adotar o máximo possível uma dieta de alimentos integrais naturais e orgânicos. Hoje em dia os produtos orgânicos não são mais tão caros e podem ser encontrados com muito mais facilidade no mercado. Claro que estamos cientes do impacto que os alimentos integrais podem causar no orçamento doméstico em comparação com os alimentos industrializados, que custam muito menos por caloria. Mas tenha em mente o seguinte:

- *Provavelmente você não precisa das calorias que acha que precisa.* As pessoas tendem a levar uma vida sedentária ou pouco ativa, especialmente quando são mais velhas. Esse estilo de vida requer muito menos calorias do que imaginamos. As orientações mais antigas estabeleciam um limite mínimo diário por volta de 10 calorias por quilo para as pessoas inativas (ou seja, alguém que pesa 80 quilos deveria consumir 800 calorias por dia). O adulto médio pouco ativo precisa de algo em torno de 2.000 a 2.500 calorias por dia.
  Mas alguns dados sobre pessoas extremamente sedentárias derrubam esses números drasticamente. O que antes era considerado jejum, que começava numa variação de 1.200 a 1.500 calorias, passa a ser uma necessidade normal para as pessoas que passam horas na frente do computador ou jogando videogame.
- *Calorias baratas não são a mesma coisa que calorias nutritivas.* Os norte-americanos são viciados em calorias vazias, que por acaso são também as mais baratas. O açúcar na forma de xarope de milho e várias gorduras como o óleo de milho, que são muito baratos e usados em comidas processadas, também têm propriedades inflamatórias. A curva calórica sobe muito nos alimentos processados, guloseimas e *fast-food*, enquanto a curva nutricional das fibras, vitaminas e minerais decresce. *Os alimentos integrais são os que vêm da natureza.*
  A discussão sobre a dieta não saudável dos norte-americanos termina onde começa a ciência, mas as pessoas ainda têm muito que aprender. A conclusão, não importa o tipo de comida preferida, é que o trato intestinal humano, aí incluído seu fervilhante microbioma, adapta-se a muito mais tipos de alimentos que o de qualquer outro ser vivo – somos grandes onívoros. Essa incrível capacidade de adaptação evoluiu com apenas alimentos integrais naturais por dezenas de milhares de anos. O pico de consumo de açúcar, sal e gordura na dieta dos norte-americanos ocorreu essencialmente após

a Segunda Guerra Mundial, e rápido demais para que nosso corpo evoluísse e se adaptasse. Ainda nos ressentimos do choque causado pela nova alimentação e o estrago causado tende a desafiar ou sobrecarregar nossa capacidade de adaptação. Desequilíbrio hormonal, obesidade, diabetes tipo 2, resistência à insulina, produção excessiva de insulina (hiperinsulinemia) e alergias a alimentos, como as suspeitas alergias ao glúten, outrora doenças raras, são hoje endêmicas nas modernas sociedades ocidentais. Estamos pagando um preço muito alto por ignorar a natureza.

- *Os alimentos integrais não causam dependência.*

  É inegável que os alimentos integrais e orgânicos são mais caros, mas satisfazem muito mais e não causam dependência como as comidas processadas, guloseimas e *fast-food*. A dependência de alimentos ruins é construída por hábito ou pelo desenvolvimento de uma constante necessidade de altos níveis de açúcar e sal, e dos sabores que despertam o desejo: doce, ácido e salgado. Todo "lanche feliz", ou seja lá que nome tenha, reforça esses três sabores.

  Quando damos preferência a alimentos integrais orgânicos, gastamos menos com salgadinhos, refrigerantes, sorvetes e chocolates e o orçamento fica mais equilibrado. Quanto às calorias, esses alimentos também podem estar entre os mais caros, se você tiver preferência por sorvetes e chocolates de marcas sofisticadas.

Uma dieta de alimentos integrais ajuda numa grande variedade de questões anti-inflamatórias, mas quais deles, especificamente? Os alimentos anti-inflamatórios ganharam espaço graças ao crescente interesse do público e a estudos realizados sobre o assunto. Se seu principal interesse é ver uma lista de alimentos anti-inflamatórios específicos, os que se seguem irão reforçar seu conhecimento, mas não são os únicos "certos" para incluir na sua dieta.

Alimentos que combatem a inflamação

- Peixes de águas profundas (salmão, atum, cavala, arenque)
- Frutinhas vermelhas
- Frutos de casca rija (nozes, amêndoas e castanhas, mas não amendoim)
- Sementes
- Grãos integrais
- Folhas verde-escuras
- Soja (inclusive leite de soja e tofu)
- Tempeh
- Microproteína (extraída de cogumelos e outros fungos)
- Laticínios magros
- Pimentas (como pimentões e várias pimentas – a ardência não é indicação de efeitos inflamatórios no organismo)
- Tomate
- Beterraba
- Ginjas ácidas
- Gengibre e cúrcuma
- Alho
- Azeite de oliva

Em suas publicações sobre saúde, a Harvard Medical School acrescenta outros itens à lista:

- Cacau e chocolate amargo
- Salsinha e outras ervas
- Pimenta-do-reino

Outras listagens trazem o seguinte:

- Vegetais crucíferos (repolho, couve-japonesa, brócolis, couve-flor)
- Abacate

- Molho picante
- Curry em pó
- Cenoura orgânica
- Peito de peru orgânico (no lugar de carnes vermelhas)
- Nabo
- Abobrinha
- Pepino

Deixando de lado os efeitos anti-inflamatórios, todos esses são os alimentos saudáveis e só farão bem se estiverem presentes na sua dieta. Entretanto, a ciência não diz se todos eles têm efeito anti-inflamatório no corpo ou que efeito, se houver algum, teriam no microbioma. Mesmo assim, o fato de nosso genoma e nosso microbioma responderem a todas as experiências sugere que o que comemos tem consequências no sistema como um todo.

A conexão café

Muitos estudos comprovam os benefícios saudáveis do hábito de beber café, um mecanismo que ainda é desconhecido. Um estudo de 2015 com mais de 200.000 sujeitos que tiveram a saúde acompanhada ao longo de trinta anos encontrou um risco de mortalidade 15 por cento mais baixo entre os que bebiam de uma a cinco xícaras de café diariamente. Usamos isso como parâmetro, mas o consumo no limite máximo (quatro ou mais xícaras por dia) parece aumentar os benefícios. Há melhora no que se refere ao risco de diabetes tipo 2 (talvez ligada ao fato de o café baixar o nível de açúcar no sangue), ataque cardíaco e AVC (provavelmente pelo efeito anti-inflamatório), câncer de fígado (causa desconhecida), suicídio (causa desconhecida) e outras doenças, como cálculos biliares e doença de Parkinson.

Uma vez que a redução na inflamação está vinculada a uma vida mais longa, salientamos essa como a melhor razão para se beber café. Para a longevidade, não importa se ele é cafeinado ou descafeinado. Mas, como os apreciadores de café geralmente são fumantes, é importante lembrar que a longevidade é ainda maior quando o hábito de fumar é retirado da equação. (Os chás, em especial o chá verde, também apresentam muitos benefícios à saúde, provavelmente devido à conexão anti-inflamatória, mas as pesquisas são menos extensas e conclusivas do que para o café.) Em vez de adotar o café como uma poção mágica, acrescente-o à lista dos alimentos benéficos, sempre tendo em mente o quadro mais amplo.

Prebióticos

Em conjunto com a crescente pesquisa do microbioma, há um interesse cada vez maior por alimentos que o mantenham saudável. Você já deve ter ouvido falar nos probióticos, que são alimentos ou suplementos que acrescentam micróbios benéficos ao trato intestinal. Os *prebióticos*, por sua vez, são alimentos ou suplementos que contêm plantas fibrosas que nutrem os micróbios já existentes no aparelho digestivo. Como regra geral, e para nos mantermos a par das melhores pesquisas, concentremo-nos antes nos prebióticos, para impedir que o microbioma libere as endotoxinas que disparam a resposta inflamatória. Jogar novas bactérias na mistura não vai adiantar se sua dieta for pobre em fibras, como tende a ser a dieta típica dos norte-americanos. A recomendação oficial para o consumo de fibras é de 21 gramas diários de fibras solúveis e insolúveis, praticamente o dobro do que contém a típica dieta norte-americana. Não precisamos necessariamente começar a calcular gramas de fibras, embora essa informação já conste das tabelas nutricionais impressas nos alimentos industrializados.

Se consumirmos alimentos integrais, especialmente frutas e vegetais, teremos um consumo de fibras saudável. A fibra solúvel mais básica é a celulose, o miolo indigesto de todas as plantas comestíveis. Mas a celulose é onde os micróbios do seu trato intestinal mais prosperam. Há muito tempo as fibras são usadas para prevenir doenças cardíacas, desde as descobertas iniciais em tribos africanas que as consumiam em enormes quantidades e não apresentavam esses problemas. Mas a panaceia logo se dissipou, porque outros fatores preventivos entravam em ação, como muitos exercícios e baixo nível de estresse na vida tribal em comparação com os estilos de vida nas culturas do Ocidente. Mas as fibras fazem tanto sucesso graças ao seu amplo espectro de benefícios. Não só combatem a inflamação como neutralizam a digestão de açúcares (o que é útil no diabetes tipo 2); nos fazem sentir saciados (ajudam no sobrepeso); preservam a saúde do tecido do trato intestinal (o que é um fator crucial em alguns tipos de câncer colorretal, por exemplo).

É uma excelente ideia consumir uma grande variedade de fibras, disponíveis nas seguintes fontes:

Fibras solúveis

- Feijões e ervilhas
- Grãos integrais (aveia, pão de trigo integral, pães multigrãos)
- Todas as frutas, mas especialmente as que possuem mais fibra solúvel: damasco, toranja, manga e laranja
- Todos os vegetais, especialmente os crucíferos, que possuem alto teor de fibras solúveis: repolho, couve-de-bruxelas, brócolis, couve japonesa e outros
- Semente de linhaça
- *Psyllium*, um extrato vegetal que é a base da maioria dos suplementos de fibras comerciais – é também o único suplemento de fibras conhecido por reduzir os níveis do LDL, ou colesterol "ruim"

Fibras insolúveis

- Farelo de aveia, usado como suplemento
- Cereais matinais à base de aveia

- Cereais matinais à base de farelo de trigo
- Frutos de casca rija e sementes
- Feijões e lentilhas
- Frutas e vegetais

Probióticos

Os *alimentos probióticos* contêm bactérias vivas. O iogurte Active é o probiótico mais popular anunciado na televisão e vendido em supermercados, mas há também os picles, o chucrute, o *kimchi* (o tradicional repolho fermentado coreano) e o *kefir* (leite fermentado que tem gosto muito similar ao do iogurte). Incluir um desses alimentos nas refeições ajuda a restabelecer o microbioma, pois eles trazem bactérias benéficas que vão colonizar as paredes do intestino e reduzir significativamente ou destruir as bactérias prejudiciais. Devido à complexidade do microbioma e às imensas diferenças de uma pessoa para a outra, não existem estimativas confiáveis sobre os efeitos dos alimentos probióticos. O melhor a fazer é experimentá-los, pois são inofensivos, e esperar pelos resultados.

Os *suplementos probióticos* são um mercado florescente que deve crescer muito no futuro. As lojas especializadas em alimentos saudáveis oferecem imensa variedade desses suplementos, alguns em forma de drágeas que devem ser ingeridas com o estômago cheio, outros mais perecíveis que devem ser conservados na geladeira. Não existe nenhuma recomendação médica sobre os melhores suplementos probióticos, pelo simples fato de que o microbioma é complexo demais e não é de todo conhecido. Também vale lembrar que um suplemento confiável com 1 bilhão de bactérias entrará numa ecologia intestinal com 100 trilhões de micróbios. Excedido na proporção de 100.000 para 1, o suplemento pode causar um impacto insignificante. Por outro lado, e sendo otimista, vale a pena tentar alcançar um estado naturalmente equilibrado do microbioma. Os suplementos não substituem de maneira alguma os probióticos que consumimos através dos alimentos, mas podem ajudar.

Mais uma observação: é possível aumentar o efeito anti-inflamatório acrescentando uma aspirina infantil, ou metade de uma aspirina normal, à rotina diária. Está comprovado que a aspirina diminui o risco de ataques cardíacos e alguns tipos de câncer, como o colorretal, o melanoma e o câncer pancreático. Até agora, porém, as evidências mais fortes limitam-se ao câncer colorretal; os demais resultados são aleatórios, segundo a Harvard Medical School. (Não deixe de consultar o médico antes de combinar a aspirina com outras drogas, principalmente se tiverem propriedades anti-inflamatórias ou anticoagulantes.)*

O QUE "DESFAZER"

As opções que oferecemos não serão surpresa para quem tenha prestado atenção aos inúmeros alertas sobre os desequilíbrios típicos da dieta norte-americana. Se pudermos eliminar o excesso de sal, açúcar e gordura da dieta, essa é a melhor maneira de introduzir os alimentos orgânicos naturais. Há alguns pontos essenciais que devem ser considerados:

- *Comece a melhorar o mais rápido possível.*
  Os piores vícios alimentares são os que mais perduram. Crianças que desde cedo comem muito açúcar e muito sal logo se adaptam a esse tipo de dieta e recusam uma dieta normal. Os pais precisam dar o bom exemplo para toda a família.

* No Brasil, ainda existe o risco da dengue. Em caso de suspeita da doença, não se deve tomar nenhum medicamento com ácido acetilsalicílico (AAS), que é o caso da aspirina. Consulte sempre o seu médico. (N. da E.)

- *Não permita que a idade alcance você.*
  As pessoas envelhecem e a alimentação costuma piorar. Elas buscam alimentos congelados, embora isso não seja de todo mau, agora que as seções de congelados já oferecem muitos alimentos saudáveis com teores de sódio e gordura muito mais baixos do que os de dez anos atrás. Idosos também tendem a adotar monodietas, ou quase isso, dando preferência a apenas alguns alimentos. Isso não é saudável. Em alguns estudos, os efeitos da demência e da perda de memória foram revertidos drasticamente com a reposição de minerais como manganês e zinco. Os médicos também não costumam dar atenção às deficiências de minerais, mas, se você for idoso, um bom conselho é tomar complexos vitamínicos que preencham a necessidade diária de minerais. Melhor ainda é adotar uma dieta consagrada de alimentos integrais naturais. Ao mesmo tempo, quando há uma queda no funcionamento dos rins relacionada à idade, talvez faltem vitaminas solúveis em água (vitamina C e complexo B), que são eliminadas na urina. Suplementos dessas vitaminas podem ajudar, sobretudo se você não abandonou algumas coisas que não devem ser feitas.
- *Pare de beber.*
  O álcool tem lugar cativo na cultura social ocidental, e a maioria das pessoas acaba bebendo de uma maneira ou de outra. Os benefícios do álcool na prevenção de doenças cardíacas são reais, desde que o consumo se limite a uma dose diária – em geral uma taça de vinho à noite. Pesquisas atuais sugerem que os famosos benefícios do vinho tinto na dieta dos franceses não são exclusivos – é o próprio álcool que é benéfico.
  O site da Harvard Medical School afirma que o consumo moderado de álcool também tem efeito anti-inflamatório, o que não parece lógico. O nariz vermelho dos alcoólatras é sinal tanto de inflamação quanto de doença no fígado. Portanto, os benefícios anti-inflamatórios do álcool se transformam em inflamação em consequência do consumo excessivo.

Para muitos, uma dose leva facilmente à segunda ou à terceira. Além disso, certa porcentagem das pessoas que bebem se tornará alcoólatra, e, à medida que elas envelhecem, a solidão, o tédio e a vida sedentária as farão beber mais. Então, de modo geral, o álcool esconde armadilhas suficientes que devem ser levadas muito a sério. O melhor a fazer é diminuir o consumo a um mínimo (uma taça de vinho quando for a um restaurante).

- *Use tudo fresco.*
  Um dos motivos de os antioxidantes terem caído no gosto popular é que eles combatem os átomos de oxigênio que vagueiam pela corrente sanguínea e são conhecidos como radicais livres – em outras palavras, são os que se ligam mais rapidamente a outras substâncias químicas. Essa reação química é necessária para a resposta de cura de ferimentos, por exemplo, então não é tão simples afirmar que os radicais livres são "ruins".
  Um jeito simples de contornar essa questão é consumir alimentos frescos e jogar no lixo o óleo de cozinha usado, restos de comida com mais de um dia, comida queimada no freezer e outros. A deterioração está associada à oxidação e também a uma grande quantidade de microrganismos que potencialmente têm efeito inflamatório. De qualquer maneira, ninguém gosta de comida estragada. O azeite de oliva prensado a frio é especialmente bom para combater inflamações, mas é também um óleo que estraga rapidamente se exposto ao ar livre; o melhor é guardar a garrafa na geladeira e manter em temperatura ambiente apenas a quantidade que for necessária para dois ou três dias.

Assim como não se deve priorizar cegamente uma lista de alimentos anti-inflamatórios, também não se fixe em outros prejudiciais e não saudáveis. Queremos que você tenha bom senso ao ler quais são os alimentos que identificamos como tendo propriedades anti-inflamatórias.

Alimentos que devem ser limitados ou evitados

- Carne vermelha
- Gordura trans (como a gordura animal e a gordura vegetal hidrogenada presentes em muitas comidas industrializadas)
- Pão branco
- Arroz branco
- Batata frita
- Refrigerantes açúcarados

A essa lista, outras fontes confiáveis acrescentam:

- Açúcar refinado e xarope de milho (com frequência ocultos em alimentos industrializados que são principalmente doces)
- Ácidos graxos ômega-6 (veja a seguir)
- Glutamato monossódico
- Glúten (ver página 157)

Sabemos que uma dieta anti-inflamatória tem que ser melhor do que a dieta inflamatória, porque alimentos que oferecem risco comprovado – guloseimas, industrializados, *fast-food,* alimentos açucarados e gordurosos – também provocam inflamação. A relação entre inflamação e doenças crônicas é óbvia demais para ser ignorada, e estar atento a isso lhe trará grandes benefícios.

Uma observação sobre ômega-3 e ácidos graxos ômega-6: há muito tempo o público se acostumou a ver o colesterol como gordura "ruim", muito embora ele seja um componente bioquímico presente em todas as células e necessário para o desenvolvimento celular. A mesma coisa acontece, mas no sentido inverso, com os ácidos graxos ômega-6. Concordamos com a recomendação geral de que peixes de águas profundas, como o salmão e o atum, são ricos em ômega-3. Mas a história é mais complexa.

Existe outro grupo de ácidos graxos que é conhecido como ômega-6. Tanto o ômega-3 quanto o ômega-6 são necessários na dieta; nosso organismo não os produz. Acontece, porém, que o excesso de ômega-6 está bastante vinculado à inflamação. Mais que isso, como ambos os grupos costumam andar juntos, os efeitos negativos do ômega-6 podem suplantar os benefícios do ômega-3. Resumindo, é preciso que haja um equilíbrio entre os dois grupos. Todas as dietas ocidentais apresentam alto teor de ômega-6 por usarem óleos de cozinha poli-insaturados. Esses mesmos óleos, oriundos de fontes vegetais – milho, soja, girassol e outros –, já foram considerados os mais saudáveis, por terem baixos fatores de risco para infarto como principal justificativa.

Hoje as evidências mudaram radicalmente de direção. Estudos feitos com povos indígenas (que usam pouco óleo vegetal processado e não consomem comida industrializada e embalada) indicam que a proporção entre ômega-6 e ômega-3 na dieta deles é de 4 para 1. Comparativamente, as dietas ocidentais consomem de quinze a quarenta vezes mais alimentos com ômega-6, e a proporção entre ômega-6 e ômega-3 é em média de 16 para 1. Em níveis tão altos, os ácidos graxos ômega-6 bloqueiam os benefícios do ômega-3. São raros os estudos genéticos nessa área, mas especula-se que evoluímos como sociedades caçadoras e coletoras por consumirmos uma dieta mais baixa em ômega-6, numa proporção entre ômega-6 e ômega-3 próxima de 2 para 1. De acordo com especialistas, o ideal para o corpo humano seria aproximar-se de uma proporção de 1 para 1.

Entre os alimentos com mais alto teor de ômega-6 estão os óleos de cozinha, mas há outros:

Principais fontes de ácidos graxos ômega-6

- Óleos vegetais processados – os que têm mais ômega-6 são os de girassol, milho, soja e semente de algodão
- Comida processada que utiliza óleo de soja
- Carne de animais alimentados com forragem de grãos

- Aves e porcos criados em cativeiro
- Ovos de granja
- Cortes gordos de animais criados convencionalmente

Infelizmente, os óleos poli-insaturados, responsáveis em grande parte pela prevenção de doenças, acabam sendo seriamente prejudiciais no que se refere à inflamação. O único óleo vegetal com baixo teor de ômega-6 e alto teor de ômega-3 é o óleo de linhaça. Os óleos de cártamo e canola, bem como o azeite de oliva, não possuem teores particularmente altos de ômega-3, mas apresentam os teores mais baixos de ômega-6 entre os óleos vegetais mais comercializados, sendo o azeite de oliva o melhor deles.

Para complicar ainda mais, as gorduras saturadas "ruins", como banha, manteiga, óleo de palma e óleo de coco, apresentam baixos teores de ômega-6. Essa é uma das razões pelas quais a prevenção padrão passou a recomendar um equilíbrio entre gorduras saturadas e poli-insaturadas. Mas parece que a verdadeira culpada não é a comida que consumimos em seu estado natural e, sim, os alimentos processados. O óleo de soja é barato e facilmente encontrado, por isso usado em centenas de alimentos embalados. A carne do gado alimentado em currais de engorda com forragem de grãos para ganhar o máximo de peso num curto período tem o ômega-6 muito mais elevado que a carne do gado que se alimenta com forragem de plantas (sem falar no uso indiscriminado de antibióticos e hormônios usados pela indústria de carnes e laticínios). Também apresentam ômega-6 elevado os porcos e aves produzidos no sistema de "fábrica" com alimentação convencional de grãos, da mesma maneira que a granja de ovos.

Se você faz questão de comer carne, prefira a carne do gado alimentado com forragem de plantas e as aves alimentadas naturalmente (o que também se chama regime de pastoreio) e seus ovos. A "galinha caipira" nem sempre é confiável, pois as aves podem estar recebendo alimentação convencional. É claro que nem sempre essa é uma opção fácil ou viável. A carne do gado e das aves alimentados em regime de pastoreio é cara e costuma ser vendida somente em lojas especializadas. Então faça como puder. Sobretudo, reequilibrar os ácidos graxos em sua dieta não é uma coisa difícil de fazer quando se tem consciência da questão. Não se atenha a esse único aspecto da sua dieta – tudo que está na lista é compatível com os alimentos integrais para os quais você deve ir mudando aos poucos.

Como equilibrar os ácidos graxos

- Cozinhe com óleo de cártamo ou azeite de oliva; óleo de canola não é tão bom, mas é aceitável.
- Coma frutos secos sem sal ou com pouco sal, como noz, amêndoa, pecã e castanha-do-pará. Limite a quantidade dos mais oleosos, como castanha de caju, macadâmia e, principalmente, amendoim.
- Coma sementes sem sal de chia, de girassol, de abóbora, de cânhamo e de linhaça.
- Coma peixes gordurosos – não mais que 200 gramas por semana –, bem como produtos à base de proteína fúngica. Se for vegetariano, prefira frutos secos menos gordurosos, como nozes, castanhas e sementes.
- Evite alimentos industrializados com alto teor de óleo de soja entre os ingredientes.
- Não cozinhe com óleo de soja, de girassol ou de milho.
- Diminua ou elimine o consumo de carne de boi, de porco e aves criados convencionalmente.
- Qualquer que seja o tipo de carne ou de ave, peça cortes magros ou corte a gordura fora.

A interação da comida com o corpo-mente é tão fascinante quanto complexa. Nossa intenção é fornecer as informações mais completas, mas na hora de colocá-las em prática é você quem deve fazê-lo, lembrando sempre que mudar a dieta é uma maratona, e não uma mera caminhada. O que importa não são as escolhas que são feitas, mas as boas escolhas que serão mantidas ao longo do tempo.

Por essa razão, o plano de ação que propomos para a mudança da dieta envolve os passos mais simples e diretos que podem ser dados para a cura de todo o organismo. Todos nós deveríamos priorizá-los. Mas, se as tendências atuais permanecerem, o microbioma e sua relação com a inflamação passarão a receber muito mais atenção. A dieta é apenas um fator, mas não é nenhuma surpresa na abordagem do sistema integral. Para fazermos realmente o que for preciso para curar e equilibrar nosso microbioma, temos que pensar em termos do corpo-mente como um todo. Veja a seguir uma lista útil que reúne as melhores informações de que dispomos até o momento sobre estilos de vida e o microbioma. É um estilo de vida que inclui todas as escolhas cobertas no plano de ação de hoje, e que significa dar alguns passos à frente.

O melhor estilo de vida para um microbioma saudável

- Consumir menos gordura, açúcar e carboidratos refinados.
- Acrescentar prebióticos suficientes, dos quais as bactérias se alimentam: fibras de frutas, vegetais e grãos integrais.
- Eliminar alimentos quimicamente processados.
- Eliminar o consumo de álcool.
- Usar um suplemento probiótico.
- Consumir alimentos probióticos, como iogurte, chucrute e picles.
- Reduzir alimentos com efeitos inflamatórios.
- Dar preferência a alimentos com efeitos anti-inflamatórios, como suco de laranja espremida na hora.
- Controlar o estresse assiduamente.
- Prestar atenção em emoções "inflamadas", como raiva e hostilidade.

- Investigar as causas físicas da inflamação, como a infecção por fungos e o estresse.
- Controlar o peso.

Como se vê, livrar-se completamente da inflamação é o mesmo que levar uma vida saudável de modo geral. Por isso, hoje escolhemos a dieta como a única e a melhor maneira de lidar com o problema. Em outros aspectos da vida, como perder peso ou controlar o estresse, a inflamação não precisa ser apontada especificamente – essas medidas são para o organismo como um todo e o bem-estar geral.

TERÇA-FEIRA

REDUÇÃO DO ESTRESSE

RECOMENDAÇÕES DO DIA – ESCOLHA APENAS UMA

FAÇA

- Medite.
- Faça uma aula de ioga.
- Pratique a respiração consciente.
- Programe um tempo sem atividade e sossegado.
- Exercite a concentração.
- Reconheça as etapas do estresse (ver página 105).

DESFAÇA

- Pare de incrementar a situação estressante.
- Pare de ignorar os acontecimentos estressantes de sua vida.
- Fique longe do estresse assim que possível.
- Solucione o estresse que se repete.
- Analise as frustrações que vem enfrentando.
- Converta hábitos inconstantes em uma rotina regular.

Ao contrário da inflamação crônica, que muitas vezes passa despercebida, o estresse é um inimigo que fica à vista. As pessoas em geral enfrentam os mesmos fatores de estresse a qualquer momento: excesso de barulho e pressa; acúmulo de exigências em casa e no trabalho; excesso de sensações em todo lugar; frustrações ao dirigir no trânsito; e pouco tempo para dar conta de tudo o que precisa ser feito. O que os fatores de estresse externos têm em comum é a pressão, que todo mundo sabe como é. Se os fatores externos fossem o problema real, sanar o estresse seria tão simples quanto tirar uma pedra do sapato – ao sentir o incômodo, lidamos com ele e pronto.

Mas, como sabemos, o estresse costuma ser muito mais complicado. O fato de que todos nós enfrentamos tanto estresse é um sinal de como lidamos mal com isso. Queremos que você vire essa página e comece a reduzir o estresse com seriedade. Talvez você seja bom no enfrentamento diário do estresse, mas suas células estão sendo desfavoravelmente afetadas pouco a pouco. Na página 106, mostramos como o estresse afeta as pessoas em três estágios: primeiro, psicológica e mentalmente; depois, no comportamento; e, por fim, na forma de algum problema físico. Seria muita falta de visão esperar até o terceiro estágio, quando surgem sintomas como hipertensão e problemas digestivos. Aí o estresse já estará em grande vantagem.

QUANDO O ESTRESSE SAI NA FRENTE

O que acontece com as pessoas que reclamam de estresse o tempo todo, sabendo de seus efeitos nocivos, mas mesmo assim não fazem nada? As escolhas que listamos para o dia de hoje não são nenhuma novidade nem surpresa. A meditação e a ioga são tão conhecidas atualmente que a prática delas deveria ser muito mais ampla do que é. Programar um tempo sem nenhuma atividade e sossegado durante o dia de trabalho deveria fazer parte da rotina.

Aprender a se concentrar em uma situação de estresse deveria ser um mecanismo básico desde cedo na vida.

Obviamente o primeiro e mais importante passo para a redução do estresse é uma mudança de atitude. Do contrário, nossa capacidade de lidar com as pressões do cotidiano permanecerá como está, uma intenção pouco entusiasmada e sem nenhum resultado. De certo modo, essa situação é semelhante aos regimes restritivos. Como já mencionamos e como a maioria das pessoas percebe, regimes curtos não funcionam quando se trata de conservar a perda de peso. A porcentagem de pessoas que consegue emagrecer mais de 2 quilos e conservar essa perda por dois anos é menor que 2 por cento. Mas, apesar desse fato deplorável, os norte-americanos vivem fazendo regime, e quem promove as mais novas dietas mágicas ganha fortunas. Em outros termos, as pessoas continuam repetindo o que já não funcionou antes – e muita gente age da mesma maneira no que se refere ao estresse.

Para que você comece a mudar essa atitude em relação ao estresse, eis uma lista de coisas que nunca funcionaram.

Por que o estresse continua vencendo

Reações ineficientes aos fatores de estresse do cotidiano:

- Consideramos normal uma certa dose de estresse.
- Ficamos impotentes diante de forças externas.
- Os sinais de estresse (irritabilidade, cansaço e entorpecimento mental) são ignorados.
- Nossas estratégias para lidar com o estresse são muito limitadas (ver páginas 96-7).
- Achamos que aguentar o estresse é inofensivo.
- Ignoramos ou simplesmente não temos consciência nenhuma do tamanho de nosso estresse.
- Achamos que o estresse ajuda a progredir.

Essas crenças e atitudes pioram as coisas, mas cada uma tem um pouco de verdade. Se moramos em uma cidade barulhenta ou trabalhamos em um canteiro de obras, a confusão em volta é desgovernada. Aguentar o estresse não é algo inofensivo, mas se ficamos presos no trânsito ou se temos um recém-nascido em casa não há muito que fazer. O estresse não ajuda ninguém a progredir nem no nível celular, mas pessoas ambiciosas e bem-sucedidas dizem que devem seu êxito a um gosto pelas situações muito estressantes, nas quais provam que são eficientes. Essas migalhas de verdade ajudam a encobrir uma realidade que as pessoas não querem enfrentar: o estresse da vida moderna é epidêmico.

Vamos ilustrar isso para poder aprofundar o tema. Primeiro, um dia típico de A, jovem marido e pai em ascensão profissional. A acorda um pouco atrasado e se apressa para sair para o trabalho. Ele escuta as crianças brigando no quarto e, aos gritos, pede que parem. A caminho da porta, beija a esposa e diz que não vai dar tempo de tomar o café da manhã. O trânsito está ruim, ele não chega ao escritório de bom humor, e seu chefe, já de olho no relógio, o lembra de que há um prazo a ser cumprido.

Depois de uma reunião da equipe em que todos são pressionados a mostrar resultados, A desacelera o suficiente para tomar um café e comer uma rosquinha. Na hora do almoço, apesar de uma certa culpa, ele relaxa com um drinque e se sente menos tenso à tarde. O trânsito do fim da tarde não está tão ruim, e A está se sentindo bem ao chegar em casa. Ele curte a rotina doméstica com a família, passando alguns minutos com as crianças e algumas horas *on-line*. Sua esposa já aprendeu a lidar com isso. A fica contrariado quando entra em um exasperante site de notícias – malditos políticos. Antes de ir para a cama, ele encara o trabalho que trouxe para casa. A e sua mulher ainda têm vida sexual ativa, mas estão ambos muito cansados. Fica para o fim de semana.

Isso não é uma paródia de como milhões de pessoas passam um dia de semana típico. Todas as situações são fonte de estresse, mas, de acordo com os padrões da sociedade, A está levando uma vida boa ou fazendo o que é preciso para "chegar lá". Há uma geração, quando o estresse era um tema novo, o dia típico de uma pessoa podia incluir um monte de cigarros, muito mais bebida alcoólica e mais sobrecarga sobre as mulheres em casa. A medicina sabe um bocado sobre os efeitos do estresse até nos níveis epigenéticos, em que as experiências negativas deixam marcas que alteram a atividade genética. No entanto, esse conhecimento não se traduz na forma como conduzimos nossa vida. Hoje queremos mostrar a você uma abordagem de autoconsciência na redução do estresse cotidiano.

O QUE "FAZER"

Todas as escolhas sugeridas relacionadas ao estresse focam na eliminação da hiperatividade simpática, à qual já dedicamos um capítulo inteiro. O oposto de estresse é relaxamento. Práticas como a meditação e a ioga vão muito além do simples relaxamento físico, e mesmo além da paz e do sossego mentais. Mas o relaxamento é um começo, pois sem ele o corpo-mente terá que lidar com perturbações devidas ao estresse, e essa preocupação atrapalha a capacidade de aguentar experiências mais sutis. Ambos os autores aprovam vivamente as tradições de sabedoria orientais, que têm na consciência plena suas bases. Aprovamos a cura plena que vem com a consciência plena. Mas, pensando nas coisas mais importantes primeiro, as pessoas precisam voltar a um estado básico de relaxamento em todo o corpo-mente.

Meditação: A prática de redução de estresse que poderíamos indicar para todos os dias da semana é a meditação, em virtude de seus benefícios holísticos. Até aqui fomos flexíveis em relação ao tipo de meditação de sua preferência. A meditação da atenção plena (*mindfulness*) é muito conhecida; a meditação com respiração é simples; a meditação do coração atrai quem tem tendência para a devoção. Existem inúmeros livros e *sites* em que você pode explorar o assunto.

São poucos os testes que comparam uma meditação com outra a fim de provar com eficiência qual é a "melhor". Na verdade, o termo "melhor" não se aplica aqui. O tipo de meditação com o qual você se sinta mais à vontade e que se torne uma prática duradoura será, por definição, a melhor meditação. As pessoas abandonam a prática da meditação quando não sentem mais nenhum benefício; elas continuam com a prática quando percebem um crescimento pessoal contínuo. Nada disso é previsível. (Às vezes a meditação é abandonada simplesmente porque a vida está indo bem, e isso é interpretado com um sinal de que a meditação já fez efeito.) Em termos de benefícios comprovados, o reconhecimento provavelmente vai para a meditação com mantra, devido às suas antigas raízes na Índia, onde literalmente há centenas de mantras com efeitos específicos; o resultado final é a iluminação ou a consciência plena sem a perturbação dos acontecimentos externos.

Uma técnica simples com mantra, sem nenhuma conotação religiosa, é a seguinte:

- Sente-se em um cômodo sossegado e com iluminação suave. Feche os olhos durante um ou dois minutos. Caso se sinta sonolento, deite-se e cochile em vez de começar a meditar.
- Quando se sentir centrado e sua respiração estiver calma e regular, pronuncie o mantra *So ham* calmamente.
- Repita o mantra por cinco a vinte minutos, dependendo das circunstâncias e de quanto você sentir prazer em meditar.
- Não repita o mantra mecanicamente – não se trata de cantar de boca fechada. Diga *So ham* quando o mantra lhe vier à cabeça. Pode haver intervalos de segundos ou de minutos. A meditação com mantra acalma a mente não por interromper os processos do pensamento, mas porque permite que a mente se aquiete em um estado natural. Nada deve ser forçado nem mecânico. Não há nenhuma magia. A repetição aquieta a mente através de uma tendência natural que ela tem de ser mais calma e sossegada.

- Não importa se os pensamentos se intrometerem – isso vai acontecer sempre. Eles fazem parte da meditação. Basta retomar o mantra calmamente. Não existe um número mínimo de vezes que o mantra deve ser repetido. Se você o pronunciar uma vez e depois adormecer, foi uma boa meditação. Você precisava de descanso. Se você o pronunciar uma vez e entrar em meditação profunda, isso também é bom. Assim como qualquer coisa entre esses dois pontos.
- A meditação permite que o corpo-mente se reequilibre, liberando o estresse. Durante a liberação do estresse, podem surgir sensações ou pensamentos. Essa é a meditação normal, eficaz. Se a sensação física for tão forte que torne impossível pronunciar o mantra calmamente, desvie a atenção para a região do seu corpo onde ela está. Deixe que sua consciência esteja com ela sem tentar mudar isso. Depois de alguns momentos, a sensação vai diminuir. Se isso não acontecer e você continuar a sentir desconforto, abra os olhos por alguns instantes. Se o incômodo não passar, deite-se e descanse até que ele passe. (Uma dor persistente exige uma consulta médica.) Não se preocupe com pensamentos negativos: eles vêm e vão. Isso é natural na meditação. Porém, se os pensamentos negativos forem dominantes, abra os olhos e respire calmamente até que os pensamentos diminuam. Assim que isso acontecer, retome a meditação.
- Depois que o tempo determinado acabar, relaxe e aproveite o estado meditativo, com os olhos fechados, respirando calmamente. A fim de assimilar de forma ainda mais plena esse estado meditativo, deite-se por cinco minutos. Não entre em atividade de imediato; desacelere sua rotina diária, se for possível.
- Com que frequência meditar depende de você. Duas vezes ao dia, de manhã e à noite, é desejável se você quer que a meditação seja algo constante em seu estilo de vida. Para auxiliar a prática, muita gente entra em grupos de meditação

ou vai a retiros. Mais uma vez, é uma preferência pessoal, mas um dos benefícios do grupo é que a probabilidade de você abandonar a prática diminui.

Respiração consciente: Atualmente essa técnica é empregada para combater a sensação de estresse. Já falamos dela quando tratamos da consciência no trabalho (ver página 55). Repetimos as orientações aqui:

- Se possível, escolha um cômodo sossegado, com pouca iluminação, onde você possa ficar só, embora isso não seja obrigatório.
- Feche os olhos e concentre-se.
- Respire fundo e com calma, contando até 4 na inspiração e até 6 na expiração. Se isso exigir muito esforço ou você começar a ofegar, não force nada. Respire normalmente até recuperar o fôlego, depois retome a respiração consciente.
- Repita essa respiração umas dez vezes, no mínimo. Se sentir necessidade de mais respirações, continue a prática conscientemente por cinco a dez minutos.

O QUE "DESFAZER"

As opções do "Desfazer" se referem a se distanciar de situações estressantes quando você estiver tentado a permanecer nelas. Em geral, são coisas pequenas, que provocam tensões momentâneas. Mesmo assim, elas podem gerar um estresse desnecessário. A chave é prestar atenção aos sentimentos e sensações do seu corpo. Verifique várias vezes se você se sente tenso, incomodado, enrijecido ou pressionado. Essa sensação pode ser física ou mental: do ponto de vista do estresse, é a mesma coisa. Seu objetivo é se libertar de uma situação negativa, encontrar uma maneira de ficar só e recuperar um estado de tranquilidade e concentração.

Quando o estresse não é apenas circunstancial, exige mais atenção. Levamos a sério o fato de que o estresse está dominando a vida de muitas pessoas, senão da maioria. Portanto, para desfazer essa relação enredada com o estresse, precisamos discutir o problema e sua solução em profundidade.

O ESTRESSE EM DETALHES: OS BASTIDORES

Em geral, os fatores estressantes externos são os que recebem mais atenção dos pesquisadores. Camundongos são muito úteis em laboratório, mas não têm uma vida interior comparável com a do ser humano, portanto os experimentos sobre estresse com esses animais se concentraram em fatores físicos externos. Em um famoso experimento, os camundongos eram colocados em uma plataforma metálica que emitia choques elétricos leves e inofensivos. Os choques eram aleatórios e, em poucos dias, os camundongos apresentavam danos profundos no sistema imunológico. Comportavam-se com nervosismo e inquietação; alguns ficavam fracos ao ponto da exaustão ou da morte.

A razão de esses choques inofensivos causarem essa deterioração tão drástica é um fator invisível: a *imprevisibilidade*. A antecipação dos choques era como a espada de dâmocles sobre a cabeça dos animais. Sem poder prever o futuro, e ao mesmo tempo sabendo que outro choque era inevitável, os camundongos ficavam em um estado permanente de estresse. Em seres humanos, já mencionamos que o estresse piora quando é aleatório, imprevisível, repetitivo e sem o controle da pessoa. Mas o experimento com camundongos mostrou outro elemento importante: o estresse interno é tão poderoso quanto o externo, ou mais. A antecipação da dor nos angustia tanto quando a dor em si.

Isso propicia a chave da redução do estresse: abordá-lo a partir do interior. Não podemos controlar nenhum fator de estresse externo, mas podemos controlar sua percepção e interpretação. Imagine a diferença entre ir a um concerto e ouvir os pratos soarem no clímax da *Abertura 1812*, de Tchaikóvski, de que você gosta e que escuta com prazer, e um estranho chegar por trás de você e bater os pratos perto do seu ouvido. O mesmo estímulo externo, reação interna muito distinta. O prazer vira uma agressão invasiva.

Anteriormente, apresentamos a "solução do caso do bebê" para o estresse extremo (ver páginas 96-7) com base no que os pais de recém-nascidos podem fazer para diminuir os níveis de estresse. Agora queremos expandir aquelas estratégias para o estresse crônico cotidiano, o tipo que mais causa prejuízos ao longo de um tempo prolongado. Alterando a percepção dos fatores de estresse externos e a interpretação deles, é possível reduzir bastante os efeitos do estresse.

Aleatoriedade e imprevisibilidade

Esses dois fatores estão relacionados, já que as ocorrências aleatórias são imprevisíveis, por definição. Em parte, deixar o estresse vencer se deve ao nosso gosto por choques e surpresas. Ainda que acidentes e catástrofes sejam ocorrências horríveis, os noticiários passaram de uma hora de uma rede de notícias por noite para 24 horas diárias de notícias por cabo e internet, reforçando nossa vontade de ver notícias ruins sem parar. Os videogames e os filmes de ação violentos também alimentam essa mesma vontade de forma fictícia. Mas a explosão de adrenalina que é ativada pela reação de estresse não sabe a diferença entre real e imaginário. Num determinado momento, mesmo que a pessoa não seja viciada em adrenalina, em algum ponto interno ela provavelmente tem uma imagem positiva de uma vida feita de conflitos intensos e ação (isso é ainda mais provável se a pessoa for do sexo masculino).

De modo geral, a aleatoriedade se transformou no caos cotidiano ao qual todos nos adaptamos. É preciso encarar o caos como um fator que aumenta os níveis de estresse, e não como um aspecto inevitável da vida. Claro, a vida é sempre imprevisível, e existe até a incerteza criativa. Não saber qual pintura ou peça musical alguém produzirá em seguida faz parte do prazer da criatividade. Mas na vida cotidiana ainda é importante controlar o caos.

Eis alguns passos a serem considerados:

- Tente adotar uma rotina diária mais regrada. Levante-se da cama e vá dormir no mesmo horário todos os dias. Faça três refeições diárias nos mesmos horários.
- Estabeleça um estilo de vida previsível e controle os comportamentos inconstantes. Isso é muito importante para pais de crianças pequenas, pois a previsibilidade cria confiança. No trabalho, a previsibilidade estabelece a lealdade e a cooperação. Nas relações, gera intimidade.
- Ser previsível não é a mesma coisa que ser entediante ou sem originalidade. Em vez disso, você quer ser previsível da seguinte maneira:
  - Você não demonstra raiva nem frustração.
  - Você não critica pessoas em público.
  - Você é responsável.
  - Você leva adiante o que se comprometeu a fazer.
  - Você é uma pessoa com quem se pode contar.
  - Você é acessível.
  - Com você, a porta está sempre aberta.
  - Você respeita o espaço dos outros.
- Depois de ter se estabelecido como previsível, você pode estimular outras pessoas, sobretudo membros da sua família, a seguirem seu exemplo.
- Proteja-se de riscos futuros (por exemplo, com um seguro adequado, cuidando da saúde, fazendo a manutenção do seu carro).

- Estabeleça uma rede de apoio que possa auxiliá-lo em momentos difíceis. Faça sua parte, dando apoio aos outros.
- Enfrente as crises. À medida que a situação se desdobra, converse sobre os acontecimentos com a família e os amigos. Não se isole nem aguente tudo sozinho.

Falta de controle

O estresse se agrava quando sentimos que não temos o controle das coisas. Em experiências com animais, o controle sempre fica na mão do cientista, mas na natureza os animais se organizam em sociedades em que a dominância é evidente. Um macho alfa de um grupo de macacos gasta tempo e energia na preservação de seu *status*, mas o que não muda é que um único macho terá tal *status* e que os machos subordinados precisarão encontrar e aceitar outra posição no grupo. Entre os seres humanos a situação é tão complexa que exemplos com animais parecem irrelevantes. Como na fictícia história do *office-boy* que sonha em se tornar presidente da empresa – ao contrário dos animais, nós desejamos, temos esperança, aspiramos e temos estratégias.

O controle, então, tem a ver sobretudo com combinar nossa concepção interna com o que está ocorrendo a nossa volta. Se nos sentimos intimamente no controle, temos o controle de fato. Acontecimentos externos talvez não nos coloquem em posição de liderança, mas isso não importa se comparado com a capacidade de lidar com o estresse sem perder o controle. Imaginemos cem veículos presos num engarrafamento. Se fosse possível monitorar a frequência cardíaca, a pressão sanguínea, a atividade cerebral e a respiração de cada motorista, encontraríamos cem reações diferentes, cada uma de acordo com uma interpretação pessoal da situação.

Na ponta negativa do espectro, os motoristas mais estressados reagem de uma das seguintes maneiras:

- Ressentem-se do inconveniente.
- Ficam ruminando sobre quantas vezes se veem presos no trânsito.
- Esperam que as coisas funcionem como desejam e, quando isso não acontece, a frustração é grande.
- Sucumbem à raiva.
- Culpam os outros motoristas, todos uns idiotas.
- Ficam bravos e irritados com os outros passageiros do carro.
- Ficam ansiosos por estarem atrasados.

É normal ter algum desses sentimentos, mas eles são mais intensos em pessoas que tendem a ter personalidade do tipo A. Você não precisa ser um controlador contumaz, como se diz, para se estressar em uma situação além do seu controle. Porém, se sua exigência é estar sempre no controle, vai se sentir em desvantagem ao lidar com situações que não se encaixem em suas expectativas.

É difícil conviver com personalidades controladoras, sobretudo porque em geral essas pessoas acham que o jeito delas é o único jeito – na verdade, essa é a marca da personalidade controladora. Outra característica é que elas sempre encontram um modo de culpar os outros pelos problemas e se desculpar. São perfeccionistas em relação a detalhes, sendo tão críticos com um erro de ortografia em um relatório quanto com um projeto frustrado. Suas exigências nunca são preenchidas de todo; elogiam com relutância ou nem o fazem; esperam que as outras pessoas vivam de acordo com os mesmos valores e padrões que estabeleceram para si (como o chefe que diz: "Eu não pediria a você nada que eu mesmo não pudesse fazer"). Emocionalmente, são muito estressados, ansiosos e sentem medo de demonstrar as emoções porque isso significa fragilidade e vulnerabilidade.

Essa descrição apresenta um conselho genérico sobre as reações que não funcionam quando você sente que alguma situação está fora do controle. Até certo ponto, todo mundo tende a impor a própria vontade, a fazer exigências, a insistir no próprio jeito como o único jeito e assim por diante. Porém, no fundo, a causa principal é a ansiedade e o medo. Com certeza, para recuperar o controle, é preciso diminuir a ansiedade, primeiramente pelo controle interno e depois fazendo um esforço para tirar a situação externa da desordem.

Alguns passos que devem ser considerados:

- *Aprenda a centrar-se.* Essa é uma habilidade que se desenvolve naturalmente com a prática da meditação. Mas todo mundo já experimentou em algum momento a sensação de estar centrado – ou seja, calmo, tranquilo, alerta, vigilante e ancorado. Para muita gente, a sensação se dá no peito.
- *Aprenda a reconhecer quando você não está centrado.* Esse estado é também bastante conhecido. É marcado pela ansiedade; pensamentos acelerados, incerteza, inquietação devida à situação externa; coração palpitante; respiração superficial e irregular; frio na barriga; e músculos enrijecidos e tensos.
- *Desenvolva a capacidade de retomar seu eixo sempre que sair dele.* Essa capacidade é decorrente dos primeiros dois pontos – uma vez que você reconheça que não está centrado, pode retomar a sensação de estar centrado de novo. Para isso, existem algumas técnicas simples:
  - *Reconheça o fator estressante.*
  - *Distancie-se da situação estressante.*
  - *Procure um lugar sossegado onde ficar só.*
  - *Feche os olhos e desvie a atenção para o coração.*
  - Use a respiração consciente: respire fundo com regularidade, contando até 4 na inspiração e até 6 na expiração.
  - Se tiver tempo, medite depois de se sentir mais calmo e centrado.
  - *Continue a prática acima até se sentir de volta à sua zona de conforto.*
  - *Não volte logo para a situação estressante. Tire algumas horas, de preferência um dia, para permanecer nesse estado de sossego.*
- *Se no trabalho você se vir em alguma situação sobre a qual não tem controle, tome alguma providência.* As empresas estão começando

a perceber que os funcionários trabalham melhor com liberdade de escolha para tomar as próprias decisões e aceitar mais responsabilidades. Você não tem a obrigação de permanecer em um emprego em que as hierarquias superiores controlam tudo até os detalhes e com uma norma rígida. Solicite mais poder de decisão e liberdade a fim de apresentar suas soluções. Se esse pedido for rejeitado, analise bem sua posição e faça planos.

- *Analise seu próprio comportamento controlador.* Olhe-se no espelho com sinceridade e tente aceitar mais e julgar menos, sendo menos crítico e exigente. Esses são os traços mais visíveis em uma abordagem rígida do autocontrole.
- *Tente relaxar* e ser menos exigente consigo mesmo.
- *Aprenda a ser flexível* antes de interferir e querer as coisas do seu jeito.
- *Encontre maneiras de ser alegre.*
- *Valorize muito fazer outra pessoa feliz.*

Repetição

O estresse é cumulativo; quanto mais ele se repete, piores são os danos que causa. A gota de água não teria furado a pedra se milhares de gotas não a tivessem antecedido. Essa é uma lição tão simples e óbvia que não deveria ter que ser repetida. Mas se sujeitar sempre ao estresse talvez seja algo que você faz sem se dar conta. Pessoas com anos de casamento têm as mesmas discussões anos a fio até que elas viram um ritual. Políticos fazem com que nossa pressão arterial suba ao mentirem sobre os assuntos e se esquivar deles, como se isso não fosse assim desde que a política surgiu. Pais erguem a voz diante de crianças malcriadas, que os ignoram ou param de se comportar mal durante certo tempo e depois recomeçam.

O estresse que infligimos a nós mesmos em geral é repetitivo. Entra na categoria, já mencionada antes, dos comportamentos negligentes inúteis, ou de "fazer de novo o que já não deu certo antes". Na mesma linha, continuamos a aguentar coisas que já nos estressaram anteriormente. Trata-se do lado passivo da síndrome: a esposa que suspira quando o marido a critica pela enésima vez; a mãe que não consegue evitar que as crianças briguem; o funcionário que cerra os dentes diante do chefe autoritário; o estudante problemático que fez da suspensão um hábito.

O lado passivo da síndrome é a vitimização, permitindo que coisas ruins se repitam porque acreditamos que as merecemos ou porque não conseguimos impedi-las. O lado ativo da síndrome é a obstinação, repetindo teimosamente os mesmos comportamentos contraproducentes porque insistimos em fazer com que as coisas corram do nosso jeito. No nível das células, é a mesma história dos dois pontos de vista. Há sempre um leve estresse que se repete.

Depois de examinar o que não funciona, o que funciona? Achamos que você precisa verificar o que consegue consertar, o que deve aguentar e do que deve se distanciar – e já tratamos disso em livros anteriores. Muitas pessoas toleram uma carga repetitiva de estresse porque não conseguem se decidir. Hesitam entre essas três alternativas, às vezes tentando consertar as coisas, outras vezes aguentando a situação ruim (a reação mais comum), e só se distanciando quando as coisas ruins pioram.

A violência doméstica é um exemplo conhecido dessa confusão, e, mesmo quando a vítima consegue ir embora, isso muitas vezes acaba sendo apenas uma trégua. Na falta de tal extremo, porém, todos nós temos a tendência a aguentar situações repetitivas de estresse devido à indecisão. O tipo de estresse que continua a se repetir pode ter tido início em algo pequeno, mas a constância leva ao acúmulo, e depois o próprio fator de estresse deixa de ser o problema principal, mas a raiva reprimida, o ressentimento e a frustração cobram seu preço.

A indecisão nos deixa em suspenso, e isso é o mesmo que a dor antecipada, que, como já foi discutido, pode ser tão estressante quanto sentir a própria dor. A decisão, por outro lado, restaura a noção de controle. Não há garantias de que a consequência seja de todo boa, mas, em vez de esperar e antecipar, podemos tocar a vida adiante. Eis aqui as condições que recomendamos diante do estresse acumulado que continua se repetindo:

- *Encontrar uma solução*
  A primeira escolha, e a mais adequada, sempre é buscar uma melhora. Alguns tipos de estresse repetitivos têm motivos externos, como tentar trabalhar em um escritório barulhento e caótico ou enfrentar um trânsito pesado pela manhã. Mas a grande maioria dos estresses repetitivos são humanos e, entre eles, grande parte acontece nos relacionamentos. Então, o que fazer para melhorar o relacionamento que chegou a um ponto espinhoso ou a situação profissional na qual uma pessoa que você não pode evitar está sempre gerando estresse?
  Passo 1: Avalie as chances de uma solução bem-sucedida. A questão-chave é se a outra pessoa, na outra ponta do problema, se mostra disposta a ouvir, deseja mudar, consegue negociar razoavelmente sem braveza nem resistência e se vai cumprir o trato a que vocês chegaram. Isso é pedir muito, e você precisa virar a situação, fazendo o mesmo questionamento consigo mesmo. Você é responsável pelas próprias emoções e reações. A culpa vem de um nível emocional que sempre atrapalha qualquer negociação. A culpa levará ao apaziguamento, que, por sua vez, leva ao ressentimento. Se você chegou ao ponto em que não há comunicação ou, pior, de completo distanciamento, não há nenhuma solução à vista. Você primeiro precisa restaurar algum nível de comunicação antes de examinar qualquer outra alternativa.
  Passo 2: Anote os prós e os contras de cada solução possível. Gaste um tempo revisando suas listas e acrescentando itens a elas. É preciso refletir muito para que as coisas funcionem. Seja o mais racional e objetivo possível. Um bom ponto de

vista é fazer de conta que não é você quem tem o problema, mas um amigo que pediu seus conselhos. O que você diria a esse amigo sobre soluções possíveis, os prós e os contras? Ao fazer sua lista, certifique-se de distribuir bem os encargos depois de adotar uma mudança.

Passo 3: Apresente a solução que se destaca entre suas deliberações. Não mostre a lista nem apresente múltiplas possibilidades – isso só gera confusão. Ainda que você tenha questões pessoais em jogo, não deixe que esse primeiro comprometimento se transforme em uma sessão de queixas. Sempre dá vontade de detalhar tudo o que deu errado desde o princípio. Resista a essa tentação. Em geral, a outra pessoa também sabe que existe um problema. No entanto, muitas vezes a frase "Precisamos conversar" será um choque para ela. Costuma ser bom limitar esse primeiro encontro a no máximo quinze minutos. Você quer cumprir um objetivo específico – a solução que tem mente – e a outra pessoa merece ter tempo para assimilar o que está acontecendo. Quem provoca a mudança carrega sempre a responsabilidade de encabeçar a negociação, o que significa manter a cabeça fria e ser o mais justo possível em relação ao ponto de vista da outra pessoa. Por fim, se é você quem vai começar a resolver as coisas, espere um momento de calma, quando não houver várias questões em pauta. A pior hora para trazer problemas à tona é quando você está discutindo, fazendo críticas, sob a influência de bebida alcoólica ou se sentindo culpado.

Passo 4: Ao chegar a um acordo, cumpra sua parte e peça que a outra pessoa faça o mesmo. As negociações não têm êxito a menos que os dois lados sintam que conquistaram algo, sintam segurança e confiança e consigam preservar a dignidade. O ganha-ganha não é apenas um ideal; é o único resultado aceitável, pois no ganha-perde a parte que perde vai sempre agir mal a longo prazo. Tenha em mente que você só é responsável por um lado da solução. Não é sua atribuição resmungar ou lembrar a outra pessoa, monitorar o comprometimento dela ou culpá-la se a solução não estiver funcionando. O recuo faz parte da tendência que todos nós temos de resistir a mudanças. A melhor estratégia é programar uma reunião de acompanhamento depois da solução acordada. Assim, você elimina a tensão de ficar observando e esperando para ver se a outra pessoa vai mesmo cumprir a parte dela no acordo. Por fim, seja sincero consigo mesmo caso a solução não esteja funcionando. Em vez de desistir, renegocie; dessa vez, pergunte qual é a melhor solução da outra pessoa. Fica mais fácil os acordos funcionarem quando ambas as partes chegam ao seguinte ponto: "Tentamos do meu jeito, tentamos do seu jeito, e agora?"

- *Aguentando uma situação difícil*
  A maior parte dos problemas piora quando tem permissão para se deteriorar, contudo todos temos a tendência a aguentar as situações difíceis por passividade, inércia ou aversão ao conflito. A situação ruim *é* o conflito. Não se manifestar sobre ele ou negá-lo só serve para complicá-lo. Como costumamos esperar demais, os problemas se transformam em hostilidade explícita e aí a negociação fica muito mais difícil. A razão pela qual os casais falham na reconciliação de suas diferenças não se deve a diferenças muito profundas, mas ao fato de o tempo das respostas fáceis ter se esgotado. Se você perceber que está aguentando estresse em seu relacionamento ou no trabalho, já passou do tempo de procurar uma solução.
  Porém, às vezes, a melhor solução é ficar firme. Depois de explorar a possibilidade de encontrar uma forma de solucionar a situação, mas sem sucesso, você precisa fazer de novo uma lista, dessa vez dos prós e dos contras de aguentar a situação. Muitas vezes existem fatores externos – uma esposa frustrada talvez tenha que pensar nos filhos, um empregado insatisfeito talvez não tenha perspectiva de outro emprego.

Ninguém tem liberdade total nem nenhum entrave. Na sua lista, você pode usar os títulos: "Bom para mim", "Bom para nós", "Ruim para mim" e "Ruim para nós" em suas deliberações. Emocionalmente, as pessoas acham que aguentar um problema estressante significa um prejuízo ou derrota, vitimização ou martírio. É difícil escapar desses sentimentos, que têm algum fundamento na realidade, já que você de fato falhou ao tentar uma solução.

Você pode aguentar e ficar firme, concentrando-se no lado positivo disso. Pessoas casadas encontram formas de viver juntas em circunstâncias pouco felizes, e uma chave para isso é saber que se trata de uma decisão, não de uma armadilha onde caíram contra a vontade. Em suas deliberações, você deve chegar ao ponto em que esteja feliz com sua decisão, tanto quanto possível. As colunas voltadas a "Bom para mim" e "Bom para nós" precisam ter entradas legítimas, não desculpas. Aguentar uma situação difícil é sempre um compromisso. Porém, você se sentirá muito pior em relação às coisas de que abriu mão se não estiver firme na decisão. É como a diferença entre dar 10 dólares a um mendigo e alguém roubar 10 dólares de você.

Por fim, pergunte-se se está usando uma das seguintes razões ruins para permanecer na situação:

- Não tenho escolha.
- Tenho medo de ir embora.
- Não consigo cuidar de mim sozinho.
- Estou sofrendo, mas isso não importa.
- Tenho que ser leal a todo custo.
- Tudo é culpa minha.
- É preciso mais tempo.

Essas respostas contraproducentes têm origem no medo e na culpa. Se qualquer uma delas vier à sua cabeça, pare e reflita: "Isso é mesmo verdade?" Lembre-se, seu objetivo é tomar uma decisão na qual aguentar a situação difícil seja tão positivo para você quanto possível nessas circunstâncias.

- *Indo embora*
  A terceira opção é uma partida resoluta. Assim como a decisão de aguentar a situação difícil, ir embora em geral demora – é algo emocionalmente forçado quando você chegou ao seu limite. Você não está sendo crítico – pode haver muitas boas razões para ir embora, sendo que a melhor delas é que você resolveu defender seus interesses. Como sempre, é preciso que você se sinta bem com a decisão, e não que ela seja o último recurso ou um ato de desespero.
  Pegue lápis e papel e anote os prós e os contras de ir embora. Ajuda se você acrescentar uma terceira coluna à sua lista: "O que vem depois?" – as consequências de sair de um relacionamento ou de deixar um emprego não podem ser subestimadas. Rupturas sempre deixam feridas; mágoas profundas sempre levam mais tempo para curar do que você imagina. O lado positivo de ir embora às vezes gera um período de lua de mel, no qual você fica liberado das tensões, discordâncias, hostilidades e do estresse geral. Porém, também ocorre a lua de mel levar a uma retaliação emocional, acompanhada de depressão, culpa e ansiedade.
  Não estamos prevendo desgraças, mas você precisa se armar de expectativas psicologicamente realistas. Essa retaliação pode variar de pessoa para pessoa. Infelizmente, é da natureza humana que o ato de ir embora provoque mesquinharias. Cuidado com a vingança, que em geral tinge o final dos casamentos, pois ela pode ser uma motivação estimulante. Tente não cair na armadilha da autopreservação a qualquer custo. Tenha consciência do que está de fato sentindo, pois, enquanto a raiva e a vingança forem estimulantes, elas vão mascarar a mágoa que precisa ser sanada.

QUARTA-FEIRA

ANTIENVELHECIMENTO

RECOMENDAÇÕES DO DIA – ESCOLHA APENAS UMA

FAÇA

- Medite.
- Participe de algum grupo de apoio.
- Fortaleça os vínculos com a família e amigos íntimos.
- Tome um multivitamínico e um suplemento mineral (se você tem 65 anos ou mais).
- Equilibre descanso e atividade.
- Explore um interesse novo.
- Comece uma atividade mental desafiadora.

DESFAÇA

- Não seja sedentário – levante-se e movimente-se ao longo do dia.
- Avalie suas emoções negativas.
- Resolva abalos em relacionamentos que são significativos para você.

- Tome consciência de falhas e desequilíbrios em sua alimentação.
- Analise os estereótipos negativos relativos ao envelhecimento e à discriminação baseada na idade.
- Pense em como resolver o medo da morte.

A boa notícia sobre a prevenção ou mesmo a reversão do processo de envelhecimento é que isso se tornou praticamente possível. O tempo das ilusões passou. Cada vez mais, a comunidade médica conhece o que ocorre à medida que o corpo envelhece, e isso não acontecia antigamente. Na verdade, o envelhecimento era um mistério e tanto. Não existe um único processo conhecido como envelhecimento. O envelhecimento é tão multidimensional quanto a vida. Saber que é quase impossível defini-lo surpreenderá muitas pessoas, que o identificam com seus sintomas – perda de massa muscular, rugas, declínio da visão etc. Mas os sintomas de um resfriado não significam a mesma coisa que saber sua causa, assim como os sintomas do envelhecimento estão tão distantes da causa quanto o nariz escorrendo está do vírus do resfriado.

As pesquisas atuais concentram a atenção em mudanças genéticas como a chave, e a atividade genética, como já vimos, pode ser muito influenciada pelo estilo de vida.

Como as pessoas estão vivendo mais tempo, é correto afirmar que depois dos 50 anos adentramos um segundo período de vida e, ao contrário das crianças, que passam as primeiras duas décadas ocupadas em se desenvolver para se tornarem seres humanos inteiramente capazes, uma pessoa de 50 anos pode levar consigo uma riqueza de conhecimentos, habilidades e experiências a essa segunda vida que agora se apresenta. Ou seja, como você vai envelhecer – ou não envelhecer – é que pode fazer da sua velhice uma curva ascendente ou um declínio constante. Apesar da influência dos genes e da biologia, a escolha é sobretudo sua.

Nas atuais circunstâncias, a experiência universal do envelhecimento não pode ser reduzida a uma única causa nem a um único resultado. As convicções da sociedade sobre o envelhecimento e os idosos podem ser tão importantes quanto o que ocorre no nível biológico. O ditado "Você é tão velho quando pensa que é" indica um terceiro fator, o psicológico. Em geral, a imagem do envelhecimento tem sido apresentada de forma confusa, em um conjunto de dados básicos que se aplicam de forma diferente a cada indivíduo, como vemos a seguir:

- Antigamente, acreditava-se que o envelhecimento começava biologicamente por volta dos 30 anos, continuando com cerca de 1 por cento de desgaste a cada ano pelo resto da vida do indivíduo. Agora sabemos que essa concepção estava vinculada aos sintomas do envelhecimento. No nível celular e epigenético, os sinais de funções prejudicadas podem ter começado muito antes, e começaram mesmo.
- Todo o sistema corpo-mente é afetado pelo processo de envelhecimento, mas não em uma velocidade previsível.
- Como o processo de envelhecimento é muito variável, algumas pessoas são biologicamente mais jovens que sua idade cronológica, outras são mais velhas.
- O envelhecimento acaba levando à morte devido a alguma deterioração específica em algum sistema (em geral, no sistema respiratório). No momento da morte, a grande maioria das células ainda funciona normalmente ou pelo menos bem o suficiente para manter a pessoa viva.
- Para cada sinal típico de envelhecimento, existem pelo menos algumas pessoas que melhoram à medida que envelhecem, inclusive em áreas como memória, força muscular e acuidade mental. Isso suscita a possibilidade de que o envelhecimento talvez não seja necessário. Se isso for verdade, por que envelhecemos?

Diante desse quadro confuso, a medicina não poderia encaixar o envelhecimento no molde das doenças – envelhecer não é a mesma coisa que ficar doente, mesmo que os idosos sejam mais propensos a doenças do que os jovens. O cálice sagrado da física, procurado há muitos anos, é conhecido como a "teoria de tudo", uma explicação unificada de todas as forças fundamentais do universo. Na medicina, não há nada comparável a essa teoria de tudo em termos de envelhecimento. Quando pegamos um resfriado, apresentaremos durante uma semana certos sintomas típicos dele como quase todo mundo que pega um resfriado, mas o envelhecimento leva décadas para se apresentar, e não existem duas pessoas de 70 anos iguais nem mesmo aproximadamente semelhantes. Você é uma pessoa única, e o envelhecimento enfatiza suas qualidades únicas.

O antienvelhecimento avançou nos últimos vinte anos quando ficou claro que o processo de envelhecimento está concentrado no DNA. Sabemos agora, graças ao campo da epigenética, que uma vida inteira de experiências afeta a atividade dos genes, deixando marcas ou impressões que duram muito tempo. Ninguém consegue precisar se uma marca específica dura anos, décadas ou a vida inteira, mas o fato crítico é inegável: nosso estilo de vida tem consequências genéticas. Até gêmeos idênticos, nascidos com o mesmo genoma, apresentarão, aos 70 anos, atividades genéticas tão diferentes quanto dois irmãos que não sejam gêmeos; às vezes, tão diferentes quanto duas pessoas estranhas.

A mais recente descoberta em termos de antienvelhecimento é que o processo de envelhecimento começa cedo. Em um estudo da Duke University de 2015, orientado por Daniel W. Belsky, o foco foi a idade biológica (a idade do nosso corpo) em oposição à idade cronológica (a idade de acordo com o calendário). Tradicionalmente, o processo de envelhecimento tem sido estudado sobretudo em pessoas idosas, que já apresentam sintomas de distúrbios ligados ao estilo de vida. Em vez disso, a equipe da Duke examinou 954 jovens, em busca de marcadores biológicos do envelhecimento em três pontos diferentes do tempo entre os

20 e os 40 anos. "Antes mesmo da meia-idade, os indivíduos que estavam envelhecendo mais rápido já eram menos capazes fisicamente, demonstravam declínio cognitivo e envelhecimento cerebral, relatavam piora na saúde e aparentavam ter mais idade." Essa descoberta ajuda a fomentar a ideia de antienvelhecimento ao antecipar o tema em décadas, antes que os sinais de doença e fragilidades tenham avançado. Como temos demonstrado neste livro, há um longo percurso até o início de muitos problemas e agora o envelhecimento, que afeta todos os sistemas do corpo, entra na lista.

Descobrir os marcadores biológicos mais sólidos de envelhecimento é ainda controverso – as possibilidades vão desde redes neurais profundas a células T e marcadores epignéticos. Só quando essa questão estiver resolvida será possível mensurar com segurança o antienvelhecimento. Por ora, não existe um padrão-ouro para medir o envelhecimento, o que não é de surpreender, já que o processo é incrivelmente complexo e afeta cada indivíduo de maneira diferente. Porém, de acordo com qualquer padrão, o encargo do antienvelhecimento repousa sobre cada indivíduo, e não na garantia de uma solução milagrosa no futuro.

Enquanto faz suas escolhas hoje, tenha sempre uma coisa em mente: assim como você é único na forma de envelhecer, o antienvelhecimento também será único. Quanto mais compreender o processo de envelhecimento, mais você conseguirá individualizar um programa de antienvelhecimento. Veja a seguir as variáveis mais importantes que afetam o envelhecimento em geral, de acordo com as pesquisas mais recentes.

Envelhecimento bem-sucedido: as dez variáveis principais

1. Relacionamentos satisfatórios com a família, amigos e a comunidade em que se vive.

2. Resiliência emocional, a capacidade de se recuperar de reveses e perdas.
3. Administração do estresse.
4. Anti-inflamação, incluindo dietas e emoções "inflamadas", como raiva e hostilidade.
5. Bom sono toda noite.
6. Meditação, ioga, respiração consciente.
7. Atividade física moderada ao longo do dia. Levantar-se e se movimentar para interromper longos períodos sentado.
8. Atitudes positivas em relação ao envelhecimento e à passagem do tempo.
9. Ausência de toxinas, entre elas fumo e bebida alcoólica.
10. Mentalidade jovem – curiosidade, abertura, disposição para sempre aprender coisas novas.

Listadas mais ou menos por ordem de prioridade, essas variáveis nos permitem ver como envelhecer bem. Devemos mencionar, no entanto, uma teoria avançada do envelhecimento, que tem a inflamação como responsável por todos os aspectos do processo. Embora não comprovada, essa teoria talvez seja a onda do futuro, considerando que muitas doenças decorrentes do estilo de vida ocorrem sobretudo na idade avançada e, ao mesmo tempo, estão vinculadas à inflamação crônica de baixo grau.

Assim como em todos os aspectos da vida saudável, esperar até que os sintomas de envelhecimento sejam visíveis pode ser tarde demais. Envelhecer é o exemplo máximo de uma mudança crescente e também diferenciada, cercada de uma série de influências. O antienvelhecimento é também diferenciado, mas tem uma estratégia clara: maximizar os aportes positivos que o corpo-mente recebe todos os dias e minimizar os negativos. Aporte é um termo genérico, mas as melhores pesquisas indicam as áreas em que todo mundo deveria se concentrar, que é do que tratam nossas recomendações de "Faça" e "Desfaça".

O QUE "FAZER"

Apresentamos apenas uma escolha específica relacionada à idade na lista do "Faça" – tomar um multivitamínico e um suplemento mineral se você tem mais de 65 anos (veja qual é a importância disso na página 225). As outras escolhas dizem respeito ao seu bem-estar e felicidade neste momento, baseadas na noção de que uma vida feliz é construída através da felicidade cotidiana. O mais longo estudo sobre idade é o Harvard Study of Adult Development [Estudo sobre o Desenvolvimento Adulto de Harvard], agora com oitenta anos, que chegou a descobertas que foram resumidas em uma chamada no *site* Harvard Gazette: "Ter bons genes é ótimo, mas alegria é melhor". Esse estudo começou em 1938, com a intenção de acompanhar 268 segundanistas de Harvard ao longo da vida. (A população estudada foi depois ampliada e diversificada. Apenas dezenove dos sujeitos originais continuam vivos em 2017, mas seus 1.300 descendentes estão sendo estudados, além das esposas e de outros voluntários da cidade.)

Robert Waldinger, psiquiatra e professor da Harvard Medical School, que agora orienta a pesquisa, relata: "A descoberta surpreendente é que nossas relações e quanto somos felizes nelas exercem influência na saúde. Cuidar do corpo é importante, mas cuidar dos relacionamentos é uma forma de cuidar de si também. É essa, acredito, a revelação". Essa descoberta se enquadra na argumentação que já apresentamos sobre as doenças cardíacas, por exemplo quando o apoio social ou um cônjuge amoroso acabam sendo bons indicadores de quem apresentará sintomas de problemas cardíacos e quem não. No extremo oposto, citando o dr. Waldinger: "A solidão mata. É tão poderosa quanto o tabagismo ou o alcoolismo".

Essas descobertas não são provisórias nem restritas apenas a uma classe social elevada. Como afirma um artigo sobre o estudo de Harvard: "O estudo revelou que são as relações íntimas, mais do que a fama ou o dinheiro, que fazem as pessoas felizes ao longo da vida. Esses vínculos as protegem dos desgostos da vida, ajudando a atrasar o declínio físico e mental, e são indicadores melhores de uma vida longa e feliz do que a classe social, o Q.I. ou mesmo os genes. Essas descobertas provaram ser verdadeiras em toda a linha de pesquisa tanto entre os homens de Harvard quanto entre os participantes da cidade".

Nossas escolhas do "Faça" se concentram nessa importante descoberta. O grande apoio social que o indivíduo recebe e a felicidade que encontra em suas relações continuará afetando-o ao longo de toda a vida. Na velhice, antigamente, os anos de ouro eram um eufemismo para ficar preso a uma cadeira de balanço e não servir de nada para a sociedade assim que você passava dos 65 anos. Além disso, as pessoas sonhavam em ser felizes depois da aposentadoria, tendo isso como uma meta importante, em vez de serem felizes no momento presente. A cultura ditava que as pessoas trabalhassem o mais duro possível durante os anos de auge e adiassem a felicidade para a aposentadoria; isso era uma das regalias, digamos assim, de não ter que trabalhar. Na "nova" velhice, um conjunto de atitudes ainda em evolução, sobretudo entre os chamados *baby boomers*,* não existe a intenção de aposentadoria enquanto o trabalho for útil e satisfatório. Sendo assim, as pessoas pretendem conservar seu estado de saúde o máximo possível, de preferência até a doença fatal.

É na área de apoio social e relacionamentos que essa "nova" velhice precisa melhorar, pois a felicidade para muitas pessoas ainda é um projeto individual. A cultura de individualismo norte-americana situa-se no polo oposto de uma sociedade comunitária como o Japão ou países com políticas de bem-estar social, como quase todas as nações europeias. Em nossa lista do "Faça", apresentamos

---

* Pessoas que nasceram nas décadas de 1950 e 1960. A expressão *baby boom* ("explosão de bebês") se refere, aqui, ao grande aumento da natalidade na Europa (especialmente Grã-Bretanha e França), Estados Unidos, Canadá e Austrália logo após o fim da Segunda Guerra Mundial. (N. da T.)

a meditação como algo obrigatório de se fazer sozinho, mas mesmo nisso as pessoas que se juntam em grupos têm maior probabilidade de continuar a prática.

A forma mais legítima de medir qualidade de vida é a felicidade, sua satisfação e contentamento com seu estilo de vida. As pessoas que passam a carreira cuidando da segurança financeira muitas vezes não desenvolvem as mais simples habilidades para sustentar um relacionamento feliz. Não podemos abordar esse problema profundamente – seria necessário muito mais espaço do que temos para isso –, mas o livro de Deepak *The Ultimate Happiness Prescription* [A receita definitiva da felicidade] aponta as seguintes questões:

- É difícil prever a felicidade. As pessoas acham que serão mais felizes quando tiverem mais dinheiro, um filho, uma promoção no emprego e outros fatores externos, mas não há nenhuma correlação entre essas expectativas e ser feliz de fato. Embora dinheiro e segurança sejam elementos importantes da felicidade, além desse ponto ganhar mais dinheiro não aumenta a felicidade e muitas vezes tem o efeito contrário, acrescentando mais estresse à vida.
- Por ser imprevisível, a felicidade deve ser abordada no presente em vez de adiada para o futuro.
- Cada um de nós tem um ponto de definição emocional, como o ponto metabólico, que determina principalmente nosso humor dia a dia. Depois de um acontecimento infeliz, seja um rompimento ruim, seja uma perda financeira, voltamos ao nosso ponto de definição, o que em geral leva seis meses.
- Mesmo levando esse ponto em consideração, o entendimento psicológico atual é de que pelo menos 40 a 50 por cento da felicidade depende de escolhas de estilo de vida.
- Nas tradições de sabedoria mundiais, a natureza instável da felicidade humana não pode ser resolvida com a busca da felicidade externa. A infelicidade só pode ser resolvida se

encontramos um nível mental construído de contentamento e paz interior – o que está de acordo com nosso capítulo sobre o fim do sofrimento.

O QUE "DESFAZER"

As opções apresentadas na lista "Desfaça" giram em torno de um tema central: destravar. Temos que ser tão flexíveis em nossa abordagem da vida quanto nossas células. Se temos costumes, comportamentos e atitudes rígidos, diminuímos drasticamente a capacidade de nossas células de prosperarem e permanecerem fortes diante dos desafios. Lembremos que o corpo-mente é um processo único, que funciona com milhares de processos menores 24 horas por dia. Nenhuma experiência é ignorada. Cerrar a mente é o mesmo que cerrar os punhos – lá pelas tantas, surge a câimbra.

Comece hoje a verificar as atitudes negativas que tendem a aumentar com a idade se você não tem consciência delas. Elas incluem as seguintes:

"Envelhecer é horrível. É um declínio só."
"A perspectiva da morte é assustadora."
"Os melhores anos ficaram para trás."
"O passado foi muito melhor do que o presente."
"Você só pode pensar em si mesmo."
"As pessoas sempre nos desapontam."
"O tempo está se esgotando."

Essas atitudes e crenças não são verificáveis na realidade; todas se sustentam não por razões reais, mas por razões emocionais. A questão é como você quer se sentir em relação a sua vida e ao futuro. Se você detesta a ideia de envelhecer e tem medo dela, o envelhecimento será cada vez mais negativo à medida que o tempo passar. Cada novo sinal de envelhecimento – do cabelo branco à dor nas articulações – lhe dará mais uma razão para odiar e temer o que a vida vai lhe dar. O maior obstáculo para uma velhice saudável é a concepção limitada das coisas. Em termos mentais, corporais e espirituais, é sempre importante olhar para algo à frente, hoje e amanhã, sem obsessões com o passado.

Já que toda crença é uma criação pessoal, ela também pode ser desfeita. Dedicamos a quinta-feira às concepções essenciais e como alterá-las, mas, por ora, o processo de desfazer envolve alguns passos conscientes:

- Junte-se a pessoas mais velhas inspiradoras e felizes, começando agora.
- Ao mesmo tempo, cultive relações com pessoas jovens.
- Não participe de conversas nas quais as pessoas reclamem do envelhecimento.
- Toda noção negativa sobre o envelhecimento pode ser combatida conscientemente com uma crença positiva, assim:

  "Envelhecer é horrível. É um declínio só". Substitua por: "Minha vida é uma curva ascendente. O melhor ainda está por vir".

  "A perspectiva da morte é assustadora." Substitua por: "O medo nunca resolve nada. Nem isso".

  "Os melhores anos ficaram para trás." Substitua por: "Posso inventar um futuro melhor se eu desejar".

  "O passado foi muito melhor do que o presente." Substitua por: "Ficando no passado atrapalho as possibilidades do presente e do futuro".

  "Você só pode pensar em si mesmo." Substitua por: "A vida toda prestei atenção nos outros e os outros, em mim".

  "As pessoas sempre nos desapontam." Substitua por: "As pessoas dão o melhor de si".

  "O tempo está se esgotando." Substitua por: "Sempre há tempo".

Já que as convicções se sustentam por razões emocionais, não estamos sugerindo que as crenças positivas sejam sempre reais, mas, sim, que é no estado emocional que as motivações mais fortes se encontram. Essa é uma parte muito significativa de envelhecer bem. Ter uma atitude positiva em relação ao envelhecimento faz uma diferença enorme, já que isso significa muitos anos de vida. O pensamento positivo, no entanto, pode ser superficial e, portanto, não tão importante quanto a autoaceitação. Quando você chega a isso, mesmo a pior das indignidades da velhice – que obviamente queremos que você evite – não se transforma em uma espiral descendente. Um sentido forte de quem você é resiste a qualquer tempestade.

A CONEXÃO COM O TELÔMERO

Uma vez aceito que as pessoas envelhecem de forma diferente, é fundamental saber por quê. O envelhecimento é um processo tão holístico que fica difícil supor que surgirá uma resposta simples para o fato de envelhecermos distintamente. Mas no nível celular isso não é verdadeiro. As células têm um tempo de vida próprio, desde as primeiras etapas, marcadas pela rápida divisão celular e a renovação, sempre que a célula se divide – e é esse período molecular que a bióloga Elizabeth Blackburn chama de "crescimento exuberante" –, até o estágio no qual não ocorrem mais divisões e a célula fica cansada e pouco confiável no desempenho de suas funções básicas – esse é o período denominado "senescência".

A célula senescente falha em várias frentes. Ela envia mensagens químicas defeituosas e não consegue interpretar corretamente as mensagens que chegam a ela. Sua capacidade de se curar diminui e por fim cessa. As substâncias que favorecem a inflamação começam a vazar da sua membrana, atingindo os tecidos e a corrente sanguínea. Parece cada vez mais possível que, quando nossas células envelhecem, nós também envelhecemos.

A confirmação mais surpreendente dessa teoria vem de pesquisas com nossos genes, especificamente com uma parte do DNA conhecida como "telômero", que fecha a ponta de cada cromossomo como se fosse o ponto final de uma frase. Os telômeros são DNA "não codificados", ou seja, não têm função específica na formação das células, mas estão longe de ser passivos. A função deles é preservar as células. Toda vez que uma célula se divide, o que acontece sempre em alguma parte do corpo, seus telômeros encurtam. Telômeros mais longos são característicos de células jovens no estágio de crescimento exuberante; telômeros encurtados ou desgastados são típicos de células senescentes exauridas.

A principal pesquisadora desse assunto é uma pessoa que há pouco mencionamos brevemente: a bióloga molecular Elizabeth Blackburn, que dividiu o Nobel de 2008 em Fisiologia ou Medicina com Carol Greider, da Johns Hopkins, e Jack Szostak, do Massachusetts General Hospital, pela descoberta da telomerase, a enzima que restabelece os telômeros. Diretora do Salk Institute, em La Jolla, Califórnia, Blackburn trata de todos os aspectos do envelhecimento e renovação celular em seu livro *The Telomere Effect*, de 2017, escrito em coautoria com a psicóloga Elissa Epel, sua colega e parceira de quinze anos de pesquisas. Elas são convincentes na descrição dos telômeros e níveis de telomerase nas células como nossos melhores marcadores desse misterioso e múltiplo processo do envelhecimento. Isso também implica que, ao aumentar os níveis de telomerase e, portanto, fazer com que os telômeros fiquem mais longos, pode-se estabelecer um tempo de vida saudável nas células, que continuam se renovando por décadas.

Em seu livro, Blackburn e Epel mencionam um alarmante cálculo atuarial. Existem cerca de 300.000 pessoas centenárias no mundo, um número que vem aumentando rapidamente. De acordo com uma estimativa, chegar aos 100 anos começará a ser algo tão comum que um terço das crianças nascidas no Reino Unido será centenária – de repente proteger nossas células se tornou mais urgente do que nunca. Recomendamos com veemência a leitura do livro de Blackburn e Epel – a riqueza de informações precisa ser assimilada em detalhes. Mas o principal é compreender o que põe os telômeros em alto ou baixo risco.

Nesse livro, o levantamento feito de todas as pesquisas pertinentes se encaixa em tudo que temos argumentado sobre o estilo de vida saudável, como vemos aqui:

Seus telômeros correm baixo risco se você:

- Não se expõe a estresse extremo.
- Não recebeu diagnóstico de nenhum transtorno de humor.
- Desfruta de bom apoio social, o que inclui um confidente que lhe dá bons conselhos, amigos que ouvem você e com quem você desabafa, além de relacionamentos nos quais há demonstração de amor e afeto.
- Exercita-se moderada ou vigorosamente pelo menos três vezes por semana, de preferência mais que isso.
- Tem um bom sono de pelo menos sete horas por noite.
- Consome alimentos ricos em ômega-3 três vezes por semana e evita o consumo de carnes processadas, refrigerantes e alimentos industrializados em geral. Uma dieta integral é o ideal.
- Não se expõe à fumaça de cigarro, pesticidas e inseticidas.

O oposto também é válido.

Seus telômeros correm alto risco se você:

- Está sendo exposto a estresse extremo em sua vida.
- Tem um histórico de tratamentos médicos para ansiedade e depressão.
- Não tem apoio social de amigos e familiares.
- Leva uma vida totalmente sedentária, sem atividade física regular, nem mesmo uma caminhada leve.
- Sofre de insônia crônica ou dorme menos do que sete horas por noite.

- Consome uma dieta rica em gordura, alimentos industrializados e refrigerantes, sem uma quantidade suficiente de fibras e ácidos graxos ômega-3.
- Está exposto à fumaça de cigarro, pesticidas e inseticidas e outras substâncias tóxicas.

Esses itens são um resumo dos fatores de risco estudados e apresentados pela dra. Blackburn, e, assim como em qualquer programa baseado em riscos, algumas pessoas são mais afetadas que outras. O estresse extremo é um dos fatores mais prejudiciais – uma pesquisa mostrou que cuidadores de pacientes com doença de Alzheimer tinham telômeros encurtados que indicavam um tempo de vida reduzido entre cinco e oito anos. Blackburn também apresenta uma lista de laboratórios comerciais onde as pessoas podem pagar pela análise de seu nível de telomerase.

É também significativo que as escolhas de estilo de vida conhecidas por diminuir o risco de doença cardíaca, sobretudo a programação intensiva planejada por Dean Ornish (ver página 71), tenham um efeito benéfico sobre o comprimento do telômero. Ampliando o programa para o câncer, Ornish fez outra descoberta impressionante. Um grupo de homens com câncer de próstata de baixo risco foi selecionado para o estudo. (Baixo risco significa que o câncer dos sujeitos da pesquisa estava em estágio inicial e com crescimento lento. O câncer de próstata pode levar anos para avançar, e as recomendações atuais são de contrabalançar riscos e benefícios antes de fazer qualquer tratamento – uma mudança em relação à época em que qualquer câncer era imediatamente tratado, e de forma em geral agressiva.)

Esses homens seguiram uma variação do protocolo da doença cardíaca: alimentavam-se de uma dieta pobre em gorduras e rica em fibras, caminhavam por trinta minutos diariamente e frequentavam reuniões de apoio. Controlavam o estresse, meditavam e faziam um leve alongamento de ioga e práticas respiratórias. Ao final dos três meses da pesquisa, o grupo do programa apresentava níveis mais altos de telomerase, o que significava que suas células estavam envelhecendo melhor. Parece que o estresse desempenhava um papel importante, pois o maior aumento de telomerase ocorreu entre os homens que relatavam menos angústia em relação à sua doença. Ornish acompanhou alguns desses homens durante cinco anos, e os que continuaram a seguir o programa apresentaram telômeros que tinham aumentado em 10 por cento, revertendo a expectativa usual à medida que as células envelhecem.

Se os níveis de estresse determinam se as células envelhecerão bem ou mal, isso deveria aparecer em pesquisas sobre meditação. De fato. Blackburn menciona dois estudos conduzidos em retiros de meditação com duração de três semanas e três meses. Ao final do retiro de três meses, os meditadores mostravam níveis de telomerase mais altos em comparação com o grupo de controle. No retiro de três semanas, os meditadores apresentavam telômeros mais longos em seus glóbulos brancos do que o grupo de controle, que não apresentava nenhuma alteração.

Quanto tempo levaria para esses efeitos aparecerem e qual seria a intensidade de dedicação à meditação? Não há uma resposta definitiva, mas provavelmente as melhores indicações estão em um estudo que fizemos em colaboração com Blackburn e outros pesquisadores importantes, no Chopra Center, em Carlsbad, Califórnia. Mulheres com boa saúde foram divididas em dois grupos. Um grupo desfrutava de férias no *spa* sem outras intervenções. O outro grupo aderia a um programa orientado por Chopra, que incluía meditação e alguns tratamentos aiurvédicos. No final da semana, todas elas relataram que se sentiam melhor, o que confirma a probabilidade de que a maioria das pessoas vive em hiperatividade simpática, pois só de tirar férias de uma semana já sentem melhora no bem-estar.

Na mesma linha, houve melhora na atividade genética nos dois grupos, inclusive nas vias químicas que ativam a inflamação e a resposta ao estresse. Houve também um efeito da meditação nos telômeros e nos genes protetores dos telômeros. Isso ocorreu no grupo de meditação, entre os praticantes mais experientes. O fato de que só levou uma semana para os resultados aparecerem significou muito para a conclusão de que fazemos bem às nossas células assim que iniciamos a meditação, mas a prática precisa ser regular e duradoura.

Nós nos sentimos encorajados pelo fato de as pesquisas com telômeros corroborarem fortemente o estilo de vida saudável que este livro preconiza. Elas também reforçam a convicção de que as células se beneficiam diretamente, no nível genético, de escolhas de estilo de vida conscientes. Blackburn termina seu livro com o visionário "Manifesto telômero", que defende a proteção de nossas células como algo que deve fazer parte das responsabilidades parentais, das relações sociais, da luta contra a desigualdade de renda e do apoio global ao planeta. Como todas as perpectivas, esta depende de decisões individuais, e terminamos o livro *O segredo está nos telômeros* ainda mais convencidos de que o antienvelhecimento tem início na manutenção de um estado de renovação celular. Se não há nada mais de surpreendente a fazer, ser mais otimista em relação ao nosso envelhecimento já é válido.

QUINTA-FEIRA

LEVANTE-SE, CAMINHE, DESCANSE, DURMA

RECOMENDAÇÕES DO DIA – ESCOLHA APENAS UMA

FAÇA

- Levante-se e se movimente uma vez a cada hora se estiver trabalhando no computador ou sentado.
- Ande cinco minutos a cada hora de trabalho.
- Suba escadas em vez de pegar o elevador.
- Estacione mais afastado da entrada quando for às compras ou ao trabalho.
- Tenha uma rotina para dormir.
- Transforme seu quarto em um ambiente excelente para dormir (ver página 277).
- Caminhe por vinte a trinta minutos à tarde.
- Arrume dez minutos para ficar sozinho, de preferência meditando, duas vezes ao dia.
- Passe mais tempo com um amigo ou membro da família que seja fisicamente ativo.

DESFAÇA

- Substitua dez minutos de sofá diante da tevê por uma caminhada.
- Acabe com o hábito de recuperar o sono no final de semana.
- Se você bebe, não faça isso tarde da noite – vá dormir sem álcool na corrente sanguínea.
- Substitua o intervalo do cafezinho por uma caminhada.
- Ande até algum lugar próximo ao qual você costuma ir de carro.
- Avalie suas desculpas para não ser mais ativo.

Não dormir direito é algo que incomoda muita gente, mas isso não pode ser visto em separado. O tema de hoje abrange o ciclo completo de repouso e atividade, que beneficia o corpo-mente. Em nossa sociedade, criamos uma condição com o sono que funciona contra o biorritmo que rege todo o organismo. Se você fica sentado o dia inteiro e não se exercita, acaba ficando "cansado demais para ir dormir", pois o ritmo do sono e da atividade foi perturbado. Pesquisas mostraram como nossas necessidades de repouso e atividade estão na verdade entrelaçadas. Para conservar os biorritmos sincronizados, devem estar presentes quatro elementos:

- *Levantar-se:* Parece simples, mas a fisiologia humana depende da gravidade. Uma importante pesquisa dos anos 1930 mostrou que atletas universitários, quando ficavam de cama por duas semanas, perdiam meses de treinamento em termos de tônus muscular. Ficar de pé por alguns minutos por dia conserva o tônus muscular intacto. Isso também parece ajudar na recuperação de cirurgias, razão pela qual os pacientes não recebem mais a recomendação de ficar deitados, mas são encorajados a se levantar e andar, se possível.
- *Caminhar:* Embora a atividade física traga mais benefícios quanto mais árdua e frequente for, o fundamental é andar. Pesquisas demonstraram que a maior lacuna em níveis de

atividade física, em termos médicos, acontece entre as pessoas que não fazem exercício e aquelas que se levantam do sofá e fazem alguma coisa, ainda que muito pouco. A prática de caminhar é agora uma prática regular durante a recuperação de doenças sérias e cirurgias.

- *Descansar:* Depois de esforço físico pesado, o repouso é necessário para recuperar os músculos e o equilíbrio interno – a maior parte das pessoas não tem dificuldade com isso, pois se sente exausta depois de trabalhar ou se exercitar. Mas só recentemente começou-se a levar a sério a necessidade de descanso mental. Se você iguala descanso mental a letargia e tédio, está enganado. Pessoas que fazem meditação, que entre outras coisas descansa a mente, saem dela mais alertas. Essa prática não entorpece a mente nem faz o cérebro dormir – a atividade cerebral é intensificada (nas ondas alfa, por exemplo, que são associadas à criatividade), resultando num estado já conhecido pela neurociência: a vigilância.
- *Dormir:* Os estudiosos ainda não sabem por que precisamos dormir, só sabem que isso é inegável. A mais recente teoria é de que o sono permite que o cérebro se livre das toxinas geradas durante o dia. Durante o período de sono mais profundo, isso inclui a eliminação de placas senis que podem causar a doença de Alzheimer. É também durante o sono que consolidamos o que aprendemos durante o dia, quando a memória de curto prazo se transforma em memória de longo prazo. Sem essas atividades, nosso cérebro (assim como o resto do corpo) pode sofrer com a falta de sono ou o sono ruim.

Vamos nos aprofundar nisso. A primeira coisa que notamos quando passamos uma noite sem dormir é o cansaço e o atordoamento matinal, às vezes pelo dia inteiro. Isso é uma queixa crônica de quem sofre de insônia, mas mesmo quando alguém diz "Não dormi nada esta noite", os estudos do sono revelam que há episódios de sono intermitente, ainda que possam ser irregulares e superficiais. Se uma pessoa é forçada a permanecer acordada a noite toda, por exemplo, em uma clínica do sono, começam a surgir deficiências mais sérias, como falta de coordenação motora e atenção – essas são causas graves de acidentes de carro. Desequilíbrios químicos começam a aparecer, sobretudo no fluxo de hormônios, que são justamente equilibrados de acordo com o ritmo circadiano (diário). Não dormir bem pode atrapalhar o apetite, pois o equilíbrio da leptina e da grelina, os dois hormônios que regulam a fome e a saciedade, foi eliminado.

Com exceção de quem vai a um laboratório do sono, poucas pessoas chegam a passar uma noite inteira em claro; é muito difícil vencer a exigência de sono do cérebro. Mas falta de sono por um período prolongado leva a dores de cabeça, fraqueza muscular, tremores, alucinações e outros sintomas sérios. Se esses efeitos drásticos não são sentidos, isso não significa, porém, que não estejamos sofrendo de privação de sono. Assim como o nível baixo de estresse e a inflamação, o hábito de perder o sono gera problemas que aumentam a longo prazo. Os insones correm um risco alto de ansiedade e depressão, por exemplo. Sabendo disso, os psiquiatras pedem aos pacientes que sofrem de depressão crônica que prestem atenção ao sono ruim. Já foi demonstrado que esse é um dos primeiros sinais de um surto depressivo; também indica um estágio inicial da depressão que pode às vezes ser evitado simplesmente corrigindo o padrão irregular de sono. O uso de drogas como a cocaína muitas vezes prejudica o sono, o que então leva à depressão e à ansiedade, aumentando o desejo por mais drogas, em um círculo vicioso.

Em 2003, em um artigo de revisão do periódico *Behavioral Sleep Medicine*, os autores relataram efeitos psicológicos abrangentes: "Sistematicamente, a insônia serviu de previsão da depressão, transtornos de ansiedade e outros transtornos psicológicos, abuso ou dependência de bebida alcoólica, abuso ou dependência de drogas e suicídio, indicando que a insônia é um fator de risco dessas dificuldades". Essa descoberta tem implicações mais brandas, como qualquer um que tenha ficado acordado devido a preocupações sabe muito bem. O artigo também observa que a insônia está associada à diminuição da resposta imunológica, mas os dados foram inconclusivos em relação a se a insônia é um risco para doenças cardiovasculares. Não são muitos os estudos do sono, e a definição de insônia é bastante ambígua, mas é preocupante que o uso regular de soníferos seja um risco para a mortalidade (isto é, encurta o tempo de vida). Um estudo de 2012 do instituto Scripps Health, em San Diego, relacionou o consumo de soníferos populares a um risco de morte precoce cinco vezes maior. Essa pesquisa apontou um aumento desse risco tanto para o usuário esporádico quanto para o frequente.

A inflamação, um dos suspeitos de sempre, parece também fazer parte do quadro. Em um estudo de 2010, indivíduos foram mantidos acordados por 24 horas ou mais e apresentaram um aumento nos sinais de inflamação (citocinas). Os resultados não foram significativos o suficiente para serem considerados clínicos – isto é, que necessitam de tratamento médico –, mas é notável que o aumento dos marcadores inflamatórios também tenha aparecido em indivíduos que foram acordados depois de apenas duas a quatro horas de sono. Não foi encontrada nenhuma causa confiável para o aumento desses marcadores inflamatórios, mas especulações indicaram uma "ativação autônoma e mudanças metabólicas", que simplificamos como hiperatividade simpática (ver capítulo 5). Em outras palavras, o sistema nervoso simpático sofreu estresse.

Com o estresse e a tensão da vida moderna, o sistema nervoso simpático fica cronicamente estimulado. Quando nos viramos e reviramos na cama, incapazes de pegar no sono, talvez culpemos os pensamentos que passam pela nossa cabeça, ou a tensão e a rigidez física, ou alguma recusa na ativação da resposta do sono. Mas esses diferentes sintomas em geral são identificados como estando em hiperatividade autônoma. O estresse foi sutilmente ativado e um de seus efeitos é ficar alerta – é como reagimos a ameaças externas. No estresse agudo as pupilas se dilatam, a frequência cardíaca aumenta e a explosão de adrenalina exige ação, seja fugindo, seja lutando. Uma estimulação de baixo nível da reação de estresse não é nada dramático, mas, seja qual for o nível, essa reação nega a reação de cair no sono. Estresse e falta de sono formam um círculo vicioso e, se também nos estressamos por causa da insônia, o efeito só se agrava. Nossa recomendação para diminuir o estresse vai no sentido de romper com a conexão estresse-insônia.

O QUE "FAZER"

Bebês e crianças pequenas caem no sono sem esforço. Cansados depois de um dia fisicamente ativo, o sono é automático. Mas a maioria de nós gasta cada vez menos calorias por dia em atividade física. Estudos demonstraram que ficar diante do computador gasta cerca de 80 calorias por hora. Podemos gastar mais 8 a 10 calorias caminhando por cinco minutos quatro vezes em uma hora. A longo prazo isso é suficiente para controlar o ganho de peso lento e gradual que atormenta as pessoas à medida que envelhecem. (Em um dia de trabalho de oito horas, acrescentar apenas 10 calorias por hora, se isso for feito regularmente, resultaria em 20.000 calorias ao ano, ou cerca de 3 quilos de ganho de peso.) Mesas para trabalhar em pé estão ficando muito populares e há quem as defenda. Porém ficar de pé acrescenta apenas 2 calorias por hora além da energia gasta na posição sentada.

É provável que a tendência de gastar menos calorias aumente no futuro, o que elimina a forma mais fácil de garantir um bom sono. Portanto, nossa recomendação é de algumas mudanças básicas no estilo de vida que você pode adotar para sempre. Talvez você se pergunte por que não incluímos aqui as recomendações públicas padrão de exercício moderado a pesado durante pelo menos trinta minutos, três a cinco vezes por semana. A resposta é: comprometimento. Estudos já mostraram que os norte-americanos estão se exercitando um pouco mais do que antigamente, mas a faixa etária que pratica atividade física é jovem, com idade entre 19 e 29 anos, diminuindo a cada ano a partir daí.

O grupo menos ativo é o de idosos, e isso precisa mudar. A longevidade e a boa saúde na velhice aumentam com a atividade e diminuem entre as pessoas que desistem e ficam sentadas o dia todo. Toda pessoa com mais de 70 anos e boa saúde se beneficiaria com um leve treinamento cardiovascular e leve treinamento de peso, mesmo chegando aos 90 anos. Para o bem do comprometimento, o segredo é se acostumar cedo. É muito mais provável que você mantenha certos hábitos ao envelhecer se fizer com regularidade coisas simples como se levantar e andar. Para uma mente alerta, a meditação é aconselhada para que você experimente o estado de vigilância. Como já mencionamos, esse é um estado da consciência que não é de sono nem de entorpecimento. Na vigilância, a mente está bem desperta, mas não estimulada. Todas as faixas etárias podem se beneficiar se fizerem disso um hábito.

Seu ambiente para dormir: Segue uma lista de sugestões para você transformar seu quarto no ambiente ideal para dormir.

12 passos para ter um sono melhor

1. Deixe o quarto o mais escuro possível, usando cortinas ou uma máscara de dormir.
2. Deixe o quarto o mais silencioso possível.
3. Se você partilha a cama com alguém que ronca, use tampão nos ouvidos.
4. Não use a cama para trabalhar.
5. Não envie mensagens de celular na cama.
6. Mantenha o quarto fresco.
7. Pare de assistir tevê pelo menos uma hora antes de se deitar.
8. Deixe a tevê em outro cômodo que não o quarto.
9. O quarto deve ser o mais suave possível para os sentidos, nas cores e aromas – ele deve ser o cômodo que você associa com relaxamento.

10. Compre um colchão confortável, com bom apoio para as costas – para muitas pessoas, quanto mais firme for melhor.
11. Use um travesseiro hipoalergênico.
12. Lave a roupa de cama com frequência.

É imperativo que o quarto fique completamente escuro. Existe uma razão fisiológica para isso. A glândula pineal, no centro do cérebro, é fundamental para a regulação do sono, pois é sensível à luz. Quando dormimos, a atividade do cérebro flutua, e, ao final de sete ou oito horas, despertamos em ondas. Não temos consciência de estarmos despertos até que a última onda nos tire do sono, mas, se o quarto estiver iluminado de luz matinal, acordaremos mais cedo, em uma onda superficial. É simples superar essa interrupção – basta você enfiar a cabeça no travesseiro e voltar a dormir. Mas, como você não teve sete a oito horas de sono *contínuo*, vai se sentir zonzo quando estiver de todo desperto. (Se você viaja com frequência, pode ter percebido como dorme bem em quartos de hotel. Isso acontece porque eles têm cortinas próprias para escurecer o quarto além do comum.)

Bloquear o barulho exterior é importante por duas razões: ele pode impedir que você durma e também acordá-lo cedo demais (em uma das ondas superficiais). Outra sugestão, além das medidas relacionadas ao ambiente onde você dorme, é tomar diariamente uma dose baixa de aspirina à noite* – recomendada a todos os adultos como prevenção contra ataque cardíaco e mesmo contra algumas formas de câncer. Como mencionamos antes, pequenas dores e desconfortos que passam despercebidos durante o dia tornam-se irritantes à noite, ao dormir. Tomar uma aspirina ajuda a eliminar esse fator que contribui para a insônia e que é muitas vezes negligenciado.

* Consulte sempre o seu médico e atente-se para o risco de tomar medicamentos com ácido acetilsalicílico. (N. da E.)

O QUE "DESFAZER"

Se o não comprometimento é um obstáculo à nossa lista do "Fazer", a inércia é o inimigo da lista do "Desfazer". Os hábitos reforçam a si mesmos. Se você pula um dia de exercícios, por exemplo, é fácil pular o seguinte. Porém, cada dia que você pula leva à perda dos benefícios de um dia de atividade física, portanto a inércia leva a uma piora constante. (Comentário adicional: esse padrão caracteriza quem tem uma boa vida sexual enquanto envelhece. As pessoas com maior probabilidade de ter vida sexual satisfatória são as que não pararam. Fazer sexo reforça a atividade sexual; não fazer sexo reforça a inatividade sexual.)

Achamos que evitar a inércia raramente funciona se alguém adota um hábito intenso como correr todo dia – entre centenas de pessoas que adotam essa rotina, poucas a mantêm pela vida afora. Um dia você para de correr, e aí começa o declínio até chegar ao lugar ocupado pelas pessoas que não correm e nunca correram. Escovar os dentes toda manhã é um bom exemplo de como é fácil adotar hábitos simples, pouco exigentes.

Ao longo da sua vida, se você seguir o padrão de se levantar, caminhar, descansar e dormir todos os dias, já será muito para conservar uma saúde ótima. Nossas recomendações na lista do "Desfazer" incentivam você gentilmente a evitar a tendência à inércia.

Um dos argumentos que as pessoas usam para não se exercitar é que, quando fizeram isso para perder peso, não adiantou. Elas não só não emagreceram como ganharam peso, pois tinham mais fome, já que, em termos de metabolismo, o exercício é um trabalho físico. (Em uma atividade física intensa, como o treinamento para uma maratona, pode haver ganho de peso, porque o treinamento faz a gordura virar músculo, e músculos pesam mais que gordura. Claro, o corpo mais pesado de um maratonista provavelmente é mais atraente do que o de alguém de mesmo peso que vive no sofá.)

Durante muito tempo, não perder peso era uma queixa ignorada, até que a genética revelou que algumas pessoas são biologicamente predispostas a aumentar seu metabolismo durante a atividade física, que queima calorias, enquanto outras não são. Como uma abordagem sistêmica iria prever, os genes não dizem tudo. O que você come e como come também afeta seu metabolismo, assim como seus níveis de estresse e os hormônios que controlam a fome e a saciedade. O conjunto de causas predomina de novo.

Deixando de lado o peso, ainda que essa seja uma das maiores razões para motivar as pessoas a se exercitarem, juntamente com o fato de se sentirem mais atraentes assim, ser fisicamente ativo produz vários efeitos. Em um extremo estão aqueles que sentem a euforia causada pelo famoso "barato" da corrida; no outro extremo estão as pessoas que só ficam muito cansadas. Para algumas pessoas, a atividade física intensa está associada a ser bom nos esportes, um reforço positivo. Não há reforço positivo, porém, se você detestava as aulas de educação física e nunca fez parte de nenhum time esportivo.

A conclusão é: como você se sente em relação a ser ativo deve ditar suas escolhas. Não existe um "tamanho único" de atividade física, apesar dos benefícios garantidos pelas orientações de saúde pública relativas a exercícios. Nossa preocupação é cruzar o intervalo que separa uma vida totalmente sedentária de uma vida ativa. A solução é a fórmula levantar-se, caminhar, descansar, dormir. Se você ultrapassar esse estágio, mais força terá. Mas tenha consciência de algo importante: levantar-se, caminhar, descansar e dormir não é aquele mínimo que o classifica como preguiçoso. Ao contrário, é uma regra saudável que você pode seguir pela vida afora, mesmo quando o melhor jogador do colégio na sua época estiver com uma barriga de cerveja.

SEXTA-FEIRA

CRENÇAS BÁSICAS

RECOMENDAÇÕES DO DIA – ESCOLHA APENAS UMA

FAÇA

- Anote cinco crenças básicas e analise por que elas são válidas para você.
- Ponha uma dessas crenças em ação.
- Leia um poema, um livro sagrado ou uma passagem espiritual como inspiração.
- Tenha uma conversa com a família sobre as crenças básicas de cada um.
- Considere seus exemplos preferidos e liste quais são as crenças deles.

DESFAÇA

- Analise suas crenças negativas em relação a medos e desconfianças.
- Abra uma via de comunicação com alguém que tenha valores radicalmente diferentes dos seus.

- Se é apegado a uma crença negativa, aja como advogado do diabo e argumente contra ela.
- Não alimente mais pensamentos do tipo "nós contra eles".

Hoje serão tratadas suas crenças mais profundas, aquelas com as quais você se identifica há um longo tempo. Elas podem ser saudáveis ou não, pois se transformam em pensamentos, palavras e ações diante das quais o corpo-mente reage. Todos nós temos crenças pessoais e, de um jeito ou de outro, temos alguma ligação emocional com elas. Mas nem todas as crenças têm a mesma origem. Algumas não passam de opiniões, que adotamos e largamos sem muito esforço. Outras são atitudes que absorvemos dos outros ao longo da vida, em geral começando na infância, com o sistema de crenças de nossos pais (como na escolha religiosa). Pesquisas descobriram que 70 por cento dos eleitores de primeira viagem votam no mesmo partido que os pais, e dali em diante tendem a conservar essa escolha.

Esse tipo de convicção é, na melhor das hipóteses, secundária em termos de vida saudável, mas, num nível mais profundo, sua saúde e bem-estar sofrem muita influência do que denominamos crenças básicas. Elas guardam sua perspectiva em relação a questões fundamentais:

- A vida é justa?
- Existe um poder maior no universo?
- O bem vence o mal?
- Devo esperar o melhor ou me preparar para o pior?
- Devo ter uma atitude tranquila ou cautelosa?
- Estou em segurança?
- Sou amado, há quem se preocupe comigo e me dê apoio, ou tenho que contar apenas comigo mesmo?
- Sou bom e inteligente o bastante?

Como você leva a vida depende das suas respostas a essas perguntas. Nos dias de hoje, a responsabilidade pela resposta a elas depende do indivíduo. Esteja ou não em um caminho espiritual consciente, você tem buscado e encontrado respostas para questões mais complexas por toda a sua vida. Em tempos de fé, ao contrário, respostas padronizadas e autoritárias eram dadas pelas religiões. Não estamos aqui preocupados com o lado filosófico das crenças básicas, mas com o modo como elas influenciam o corpo-mente. Se você se sente inseguro no mundo, por exemplo, sua vida será psicologicamente muito diferente da de alguém que se sente seguro, e, dependendo de quanto de ameaça você enxerga, você se sentirá muito mais estressado.

Já comentamos a possibilidade de que a visão de mundo de uma criança tenha sido geneticamente determinada no nível epigenético (página 199), algo inquietante se a visão de mundo programada for dolorosa e desanimadora. Porém é quase certo que entram em funcionamento alguma noção familiar, um *conjunto de causas*. Formamos nossas convicções em meio a uma névoa de influências, e muitas pessoas nunca veem essa névoa se dissipar. Vamos considerar a primeira pergunta da lista, "A vida é justa?", e analisar como duas pessoas podem hipoteticamente chegar a respostas opostas.

A pessoa A sempre ouviu que a vida é injusta e aceita essa verdade. A sua volta, vê gente boa sendo prejudicada, enquanto gente ruim nunca é punida. Pensando em suas próprias vivências, muitas vezes os desfechos foram injustos – a moça a quem amou e perdeu, a promoção que não recebeu, o negócio que não vingou porque alguém recuou no último minuto. O noticiário está cheio de crimes não resolvidos e decisões judiciais tendenciosas que permitem que os culpados se safem. Quem poderia afirmar, só de olhar as grandes desigualdades do mundo, que a vida é remotamente justa?

A pessoa B não levou uma vida encantadora, mas não teve grandes contratempos, e dessa perspectiva ela foi mais que justa, foi abundante e generosa. Amada na infância, ela se casou com alguém que amava e fez as escolhas certas. Seus filhos são saudáveis e felizes. B sabe que existe feiura e injustiça no mundo, mas sua fé católica lhe diz que apenas Deus pode julgar e Deus age por vias misteriosas. Depende de nós aceitar que Deus criou um mundo benevolente e que a humanidade se redimirá do pecado. Essa visão abrangente compensa a fraqueza e a maldade do ser humano.

As crenças de A e B são opostas por muitas razões, e não há equação matemática que pese influências, pois o conjunto de causas muda com o tempo. Se A ou B estão certos não é da nossa conta, pois as crenças básicas nunca combinam com a realidade com R maiúsculo; as crenças, como já mencionamos, estão relacionadas à realidade pessoal de cada um. Mas existem crenças que auxiliam a saúde e o bem-estar e outras que não fazem isso. Seguem os fatores relevantes:

Uma crença é saudável se...

- For flexível, tolerante e aberta a mudanças.
- Propiciar felicidade.
- For amorosa e gentil.
- Fizer sua autoestima aumentar.
- Não gerar estresse em você e em outras pessoas.
- Não for usada por você para provocar raiva, medo e agitação mental.
- Ajudar nos vínculos familiares, com amigos e com a comunidade.
- Encorajar uma perspectiva otimista.

Como se pode ver, estamos usando uma definição ampla de saudável, o que se justifica com uma abordagem holística. Para muitas pessoas, há uma vaga sensação de que ser positivo é melhor do que ser negativo, mas não estamos promovendo o pensamento positivo, estamos promovendo uma atitude saudável em relação ao Eu. Uma crença básica que leve à inflamação ou ao estresse é como uma entrada ruim na via expressa de informação do corpo. A diferença entre a inflamação causada por um corte da mão e a inflamação causada pela raiva diante de uma questão política do noticiário da noite é mínima do ponto de vista de uma célula que deve lutar contra marcadores pró-inflamatórios presentes na corrente sanguínea.

Num capítulo anterior relatamos a incrível descoberta de uma doença potencialmente fatal, feita por Norman Cousins. Depois de se transformar em defensor da conexão entre mente e corpo, Cousins sempre gostava de contar uma história que mostra o poder da crença no corpo-mente. Ele soube da história através de uma reportagem publicada no *Los Angeles Times* em 1983, sobre quatro pessoas que apresentaram sintomas de intoxicação alimentar durante um jogo de futebol na escola e foram socorridas por um médico no próprio local. Descobriu-se depois que as quatro tinham tomado Coca-Cola em copo, de uma máquina do tipo que mistura o xarope de Coca-Cola com água gaseificada.

O médico não sabia se a contaminação tinha origem na água ou no xarope, e, como o episódio também envolvia uma tubulação de cobre, existia a possibilidade de envenenamento por sulfato de cobre. Foi dado um aviso para que a multidão não tomasse Coca-Cola da máquina, e em questão de minutos 191 pessoas passaram mal e precisaram ser hospitalizadas. Outras centenas começaram a vomitar ou desmaiar; muitas correram para casa a fim de consultar o médico da família. Como comentou Cousins: "Se pensarmos um pouco nisso, o que percebemos é que o fato transmitido pode ser traduzido em doenças físicas específicas. Esses sintomas não eram simulados. Eram reais, como poderia testemunhar qualquer um que viu as pessoas vomitarem".

Esses mesmos gatilhos invisíveis podem vir de dentro de nós, criando um caminho que vai da crença à inflamação e ao estresse ou aos sintomas de uma doença real. Ninguém deseja uma intoxicação alimentar, então por que toleramos um problema criado em nós mesmos no corpo-mente? Uma das razões é o que os psicólogos denominam *ganho secundário*. Trata-se de um mecanismo psicológico para compensação da dor, como o pirulito que as crianças ganham depois da vacinação. Outro exemplo é a indenização rescisória, paga para suavizar o golpe da perda do emprego. À primeira vista, os ganhos secundários parecem um mecanismo útil para lidar com a dor e o revés, mas, se mal empregados, se transformam em estratégias de autossabotagem, como a negação.

Quando um estado negativo dura muito, ficamos desesperados para encontrar uma forma de lidar com ele. A ansiedade crônica é um exemplo perfeito. Recentemente, descobriu-se que a ansiedade é um problema sério entre jovens, até em idades que ninguém jamais imaginaria. Na verdade, existe ansiedade crônica já aos 4 anos de idade, e já se sabe que todos os transtornos sérios da vida adulta estão associados à ansiedade na infância.

Mesmo sendo algo tão preocupante, a ansiedade na infância passou despercebida durante muito tempo, e a razão disso é que as crianças são boas em dissimulá-la, escondendo-a até de si mesmas. Elas enterram os sentimentos; compensam-nos com brincadeiras e distrações como ver televisão, desviando a atenção do medo com outros comportamentos negativos, como fazer xixi na cama; ou simplesmente aprendem que papai e mamãe não querem saber desses sentimentos. A ansiedade é insuportável como algo cotidiano, então a mente deve encontrar uma forma, mesmo que ineficiente, de escapar dela.

Muitas vezes, transformamos comportamentos inconscientes em hábitos irracionais. Pense em um hábito contraproducente, como odiar o partido político ao qual você se opõe ou fazer inimizade com seu vizinho chato. Por que você se agarra a uma atitude negativa como essa, mesmo sabendo que ela não é saudável? A razão se reduz a reforçar de maneira irracional sua reação, repetidamente, em vez de pesar o que ela está fazendo a você. Ao se agarrar a uma convicção que alimenta sua negatividade, você agrava a reação. Vamos usar a raiva como exemplo. A razão pela qual as pessoas ficam presas a comportamentos raivosos, hostis e violentos tem ligação direta com suas crenças básicas.

Crenças que enlouquecem

- Tenho o direito de agir do jeito que bem entender.
- "Eles" são pessoas ruins que merecem ser alvo da minha raiva.
- "Subir nas tamancas" é uma maneira saudável de desabafar.
- Não consigo evitar – minhas emoções me tiram do sério.
- A raiva moral é ética, e portanto inofensiva.
- Para início de conversa, a natureza humana é horrível.
- A pessoa que me deixou bravo é a responsável, não eu.
- Não estou prejudicando ninguém com minha braveza.
- A raiva é uma forma eficaz de conseguir o que quero e mostrar quem manda.

Cada uma dessas convicções se autojustifica. Cada uma se reforça, e quanto mais tempo você fica preso nisso mais entranhada se torna a crença. Crenças profundamente enraizadas soam "como eu – exatamente como eu sou". Mas na verdade você está se escondendo de si mesmo, e a raiva o está prejudicando. Um episódio de raiva é estressante e também inflamatório. Mas para enxergar a realidade com clareza é preciso consciência. A maior parte das pessoas usa a raiva como arma, com a intenção de atacar os outros, agir de maneira autodefensiva, expressar alguma frustração reprimida ou conseguir o que deseja através da intimidação. (Uma minoria, sobretudo intimidadores, simplesmente gosta de viver com raiva.) Os ganhos secundários parecem tão importantes – ou se tornaram tão condicionados com o tempo – que o prejuízo real causado é desconsiderado.

Nem todo mundo tem um problema constante com o controle da raiva, claro, mas todos nós tendemos a achar que nosso comportamento ruim é normal. Por exemplo, em uma família na qual os filhos testemunham atos de violência, física ou psicológica, do pai contra a mãe, esse comportamento anormal se torna a versão deles de normal. Mesmo quando crianças que vêm de um lar violento detestam esse comportamento e tentam repudiá-lo, o risco de elas também se tornarem violentas é mais alto que a média. Elas foram tão condicionadas a isso ao crescer em uma família violenta que a violência não é um tabu. Na cabeça delas, há uma marca confusa: "Papai bate na mamãe" é quase como compreender "Papai ama mamãe". É difícil resolver a contradição entre essas duas marcas quando ambas fizeram parte da sua formação desde a infância.

Hoje estamos pedindo que você faça escolhas que tragam à tona essas marcas antigas e inconscientes de modo que elas possam ser analisadas e curadas.

O QUE "FAZER"

Nossas recomendações da lista do "Fazer" vão no sentido de trazer à tona crenças básicas e analisá-las. Suas crenças têm raízes emaranhadas e só você pode desembaraçá-las. Algumas influências de formação são universais, como atitudes da família, educação, religião, atitudes dos pares e tudo o que acontece na escola. Mas elementos externos não conseguem explicar por que uma pessoa é tão afetada pelas experiências alheias. Não queremos que você se psicanalise, nem que se julgue e se sinta mal, errado, inferior e assim por diante. Nosso objetivo é simplesmente trazer à tona essas crenças básicas de modo que você tenha mais liberdade de escolha em relação ao encaminhamento de sua vida. A autoconsciência é uma força de cura. Nem sempre propicia a cura imediata, mas põe você nesse caminho.

Assim que enxergar por que se prende a certas crenças negativas, você pode retreinar o corpo-mente e, com o tempo, essas marcas do passado não terão mais tanta influência em seu modo de pensar, sentir e se comportar. Os passos do retreinamento não são misteriosos, e ficam sob seu controle. Sempre que sentir o aperto de um pensamento que faz você se sentir tenso, bravo, culpado ou envergonhado, siga os seguintes passos:

1. Reconheça o pensamento negativo e encare-o.
2. Diga ao pensamento: "Não preciso mais de você. Vá embora".
3. Se o pensamento faz você se lembrar de coisas ruins do passado, diga a si mesmo: "Não sou mais essa pessoa".
4. Às vezes, o pensamento negativo é tão insistente que não desaparece de imediato. Repita as afirmações já mencionadas algumas vezes. Deite-se, respire fundo algumas vezes e centre-se. (Em uma situação de trabalho, procure um lugar sossegado e centre-se.)
5. Continue respirando e deixe que sua atenção vá aonde quiser, sem resistência. Ao fazer isso, vá relaxando. Continue assim até sentir que a tensão e o desconforto comecem a se dissipar.
6. A fim de combater os pensamentos negativos que surgirem, substitua-os por algo realista e otimista – ambos precisam estar presentes. Por exemplo, se o pensamento for: "Sou um zero à esquerda. Nunca vou sair dessa", a crença subjacente é de vitimização e de desesperança ao lidar com desafios estressantes. Para se retreinar, anote todos os pensamentos contrários que possa ter.

   Nesse caso, os pensamentos realistas e otimistas podem incluir os seguintes:
   - *"Na verdade, não sou um zero à esquerda. Existem soluções, se eu procurar por elas."*
   - "Já sobrevivi a crises piores antes."
   - "Sentir-se uma nulidade é só um sentimento, não uma forma confiável de julgar a situação."
   - "Não preciso fazer isso tudo sozinho. Não há nada de mais em pedir ajuda, conselho, orientação e assim por diante."
   - "Quero me levantar por mim mesmo. Vejo este momento como uma oportunidade de crescimento."

Se for levado a sério, esse tipo de retreinamento é absolutamente fundamental, levando a mudanças duradouras. Crenças básicas são como *icebergs*: só mostram a ponta acima da água.

Na verdade, é por isso que o termo "básico" é adequado. Quando você encontra alguém que insiste no comportamento contraproducente, algo mais profundo da psique está gerando isso, como um microchip que envia constantemente o mesmo sinal. Em seu livro de memórias, elogiado pela crítica, Bruce Springsteen conta, com uma sinceridade incomum, a origem de seu desejo de se tornar astro do rock. Seu pai era um homem deprimido, que bebia muito e não lhe dava nenhum apoio nem estímulo. Springsteen diz que sua principal lembrança do pai é ele sentado na cozinha, no escuro, bebendo e sem nunca conversar. Acha que o pai mal pronunciou cem palavras durante o tempo todo de sua infância.

Essa marca forte teve amplas consequências, mas elas não podem ser consideradas apenas negativas. A clássica canção "Born to Run" tornou-se um sucesso icônico de Springsteen, mas revelou seu estímulo na vida, que era fugir de um pai emocionalmente frágil, a fim de encontrar seu eu autêntico, fazer alguma coisa com o próprio talento e, sobretudo, continuar fugindo. Nessa mistura emocional havia uma poderosa fonte de amor, que vinha de sua avó. Ela havia perdido uma filha ainda muito pequena, que fora atropelada por um carro ao correr para a rua. Sua tristeza crônica nunca diminuiu e, quando Bruce nasceu, ela encontrou uma razão intensa e imperiosa para seu amor maternal.

Os pais de Bruce eram muito pobres e nenhum dos dois podia ficar em casa com o filho, assim ele passou a viver sob os cuidados dessa avó. Consequentemente, tornou-se um pequeno príncipe (ou tirano), envolvido pelo amor exigente que ela lhe dedicava. Springsteen tem sentimentos variados ao rever esse período – sabe que o amor de sua avó preenchia um vazio em seu coração, mas também enxerga o lado obsessivo e ilusório disso. A psique não pesa as influências positivas e negativas em uma balança, em que um lado contrabalança o outro. Em vez disso, esse conjunto agora familiar de influências assume uma configuração amorfa, difícil de definir ou compreender.

Para Springsteen, a vontade de escapar era esmagadora, e a música foi sua salvação. Mas, se voltamos a pensar na pesquisa de Harvard sobre o envelhecimento, lembramos que dinheiro e fama não substituem relacionamentos íntimos e amorosos. Springsteen descobriu que era incapaz de sustentar uma relação íntima, sempre encontrava um jeito de deixar as namoradas. Com uma boa percepção, ele identificou a dinâmica subjacente a isso: sua crença básica era de não ser digno de amor; portanto, quando alguém se aproximava demais, ele era agressivo, punindo a outra pessoa por ter a audácia de amá-lo.

Preso a esse nó psicológico, Springsteen percebeu que tinha uma amarra dupla: o que poderia curá-lo, o amor, era exatamente o que ele mais temia e do que se afastava. A tempo, ele fez psicoterapia, e teve a felicidade de se casar com uma mulher que "me forjou", conforme suas palavras. Ou seja, ela o amava tanto que se recusou a ser afastada. É preciso muita coragem para desfazer a crença de não ser digno de amor. Com frequência, o que acontece é uma vivência formativa na qual as pessoas que deveriam nos amar – os pais – são ao mesmo tempo a fonte de mágoas profundas. Springsteen era essencialmente uma criança abandonada, ainda que o amor de sua avó pudesse compensar um pouco isso. Infelizmente, compensação não é o mesmo que cura. Hoje em dia, com mais de 65 anos e ainda precisando se apresentar tanto por razões artísticas quanto por autopreservação, Springsteen fez o caminho da consciência pesso al, mas a intensidade dos primeiros estragos emocionais exigiu seu preço na forma de surtos de depressão grave.

Então, o que podemos aprender com essa história, além do fato de que veio de uma celebridade muito conhecida? Para nós, ela reforça nossa argumentação sobre como a cura funciona. Quanto mais cedo você encarar suas mágoas antigas, melhor. Fugir delas ou se descontrolar só funciona no curto prazo e se torna um obstáculo a longo prazo. Mas a cura é sempre possível através da consciência pessoal, a começar pela convicção de que você quer se curar e merece isso.

O QUE "DESFAZER"

Quando se trata de crenças básicas, o fazer e o desfazer se fundem. Ninguém escapa ao sufoco das crenças mais profundas, e quando procuramos a cura existem marcas antigas que devem ser apagadas a fim de que novas crenças possam ser assimiladas. O retreinamento sempre precisará de "destreino". Para começar esse processo, você precisa se descolar, que é o propósito de nossa lista de opções do "Desfazer". As crenças prejudiciais não são unidimensionais. Elas geram consequências em nossas células, talvez até no epigenoma; são significativas para nosso nível de estresse e inflamação; ditam nossas reações reflexas; e por fim são entrelaçadas de maneira invisível em nosso humor, nas emoções e até na nossa concepção de vida.

Essa é uma área na qual é preciso se comprometer com a transformação interna. Técnicas de conscientização e de meditação abrem o caminho ao propiciar mais distanciamento e autoconsciência. Começamos a nos identificar com um nível da mente que não precisa de raiva, medo, estresse, confusão ou drama constante. Depois de vivenciar um estado no qual essas coisas não existiam, naturalmente começaremos a questionar o outro estado no qual muitas pessoas ficam presas, em que a raiva, o medo, o estresse, a confusão e o drama constante são comuns; são apenas um dado. Entrar em um estado de consciência mais elevado é uma jornada contínua, e as crenças básicas são apenas um aspecto disso. Mas elas são muito úteis como exemplo de como a atração pelo que é bom combina com o distanciamento do que não é bom.

O que estamos sugerindo é que você se desfaça da rigidez, da estreiteza mental, dos hábitos irracionais, das crenças ultrapassadas, das atitudes que provocam estresse em você e nos outros e do pensamento do tipo "nós contra eles". Esses elementos apenas se desfazem através da expansão da autoconsciência.

Para falar com franqueza, a autoconsciência tem seus céticos e seus difamadores. A sociedade repete o axioma: "O que você não sabe não pode magoar você", apesar das muitas razões que demonstram que isso não é verdade. A inércia nos deixa presos num lugar; o medo de conhecer o avesso de nosso comportamento propicia o estado de negação. Com essas defesas em plena atividade, é fácil acreditar que ter mais consciência de nossos problemas só levará a mais mágoas. Não há dúvida de que, se a cura dependesse de desenterrar as mágoas do passado, poucas pessoas se esforçariam para alcançá-la. Mas o quadro completo não é esse. Assim que você começar a ter consciência de uma crença prejudicial, a mágoa que volta não é igual à mágoa original – dessa vez você pode refletir sobre ela e abordá-la de forma consciente. A dor que controla você é muito pior do que a dor que você pode controlar. Por outro lado, a sensação de aceitar, de estar em paz, livre de mágoas é prazerosa e estimula você a continuar nesse caminho saudável.

Existem inúmeras possibilidades de acreditar nisso ou naquilo, mas acreditamos que um único fator une todas as crenças negativas: fazer julgamentos contra si mesmo. Esse tipo de juízo é tão doloroso que as pessoas chegam a fazer qualquer coisa para escapar da culpa e da vergonha que ele provoca. Quando Bruce Springsteen descobriu no fundo de si mesmo que estava punindo as mulheres em sua vida por ousarem gostar dele, ele enfrentou uma das mais inquietantes formas de autojulgamento. Autojulgamento não tem a ver com a maneira como você age, pensa, sente ou se comporta. Tem a ver com o que você pensa que é, lá no fundo, sua identidade.

Suas crenças sobre si mesmo têm tanto efeitos positivos quanto negativos. Se no fundo você acredita na afirmação "Devo ter êxito a qualquer preço", terá um bom estímulo, e isso é positivo. Mas se você acredita que o sucesso envolve comportamentos impiedosos, egoístas e ofensivos, seu estímulo fica deturpado pela crença de que você é o tipo de pessoa que não tem escolha além de ser impiedoso, egoísta e ofensivo. É isso que significa ter uma crença que controla você e não o contrário. "Vou ser um sucesso. Não preciso que ninguém me ame" é uma defesa para não encarar a questão sobre se você é digno de amor, e outras formas de autojulgamento também aparecem aí, tais como "Preciso tomar conta de mim porque ninguém quer fazer isso" e "Não quero que ninguém veja como na verdade sou frágil, então fico sempre na ofensiva".

Amor é algo que naturalmente todo mundo quer dar e receber, até que o autojulgamento sabote esse desejo. Mas ele não se sustenta sozinho. Existem quatro crenças básicas que curam o autojulgamento:

- Sou amoroso e digno de amor.
- Tenho valor.
- Sou confiante, seguro e firme.
- Sinto-me realizado.

Você já guarda crenças básicas nessas quatro áreas de amor, autovalorização, senso de segurança e satisfação pessoal. Para a maioria das pessoas, há confusões e comprometimentos que bloqueiam os sentimentos puros que deveriam estar ali naturalmente. Com a autoconsciência há maior clareza, pois você pode chegar a um nível mental em que o amor, a autovalorização, o senso de segurança e a satisfação podem ser sentidos diretamente, sem nenhuma dúvida. Quando você está centrado e em paz depois da meditação, por exemplo, o autojulgamento fica ausente. Isso também acontece quando você desperta pela manhã ou pouco antes de cair no sono, à noite. Nessas ocasiões, sua personalidade – seu ego –, com todas as crenças que reforçam o sentido de "eu, meu", se recolhe, mas sua consciência, não. Você se encontra então num estado de vigília constante. Vamos expandir esse estado no domingo, o dia dedicado à evolução (página 307). Por ora, só queremos que você tenha consciência de que se desvencilhar do autojulgamento não precisa ser uma provação; ficar no estado de alerta é o mais simples, o mais natural a fazer.

Se você se olhar no espelho, em que ponto se encontra em termos de ser amado e digno de amor, ter valor, sentir-se seguro e satisfeito intimamente? Muitas pessoas admitiriam, em particular, que têm alguma lacuna nessas áreas, mas não sabem o que fazer. Primeiro, saiba que ninguém nasceu com crenças básicas. As questões relativas ao amor, à autovalorização, à segurança e à satisfação se desenvolvem com a vida. A sociedade não oferece muita orientação confiável, portanto essas crenças básicas vão sendo formadas no nível pessoal, do Eu privado, que enfrenta as emoções, e num nível mais elevado, do Eu superior, que oferece perspectiva, significado e propósito. As emoções nos empurram para cima e para baixo, de um lado para o outro. O Eu superior sempre nos traz até nosso eixo.

Portanto, a estratégia para curar essas crenças básicas depende apenas do Eu superior. *Superior* implica muitas coisas, mas não deve significar nada fora do nosso alcance. Trataremos disso em breve. Aqui, só queremos dizer que encontrar amor, autovalorização, segurança e satisfação é um processo. Se você entra no processo, encontra essas coisas dentro de si mesmo. Não é uma questão de esforço e tensão. Seu Eu superior quer lhe oferecer o desejo do seu coração. Tendo isso em mente, a cura de suas crenças básicas é uma questão de se conectar com sua verdadeira natureza. Existe algo mais inspirador que isso?

SÁBADO

NÃO ESFORÇO

RECOMENDAÇÕES DO DIA – ESCOLHA APENAS UMA

FAÇA

- Assuma uma atitude de tolerância.
- Aborde uma situação sem resistência.
- Aja com elegância.
- Divida responsabilidades.
- Estimule o fluxo das coisas.

DESFAÇA

- Pare de resistir quando não for necessário.
- Deixe que outra pessoa imponha sua vontade.
- Ajude a diminuir uma zona de conflito.
- Retire obstáculos do caminho da outra pessoa.
- Diminua a competição em prol da cooperação.

NÃO ESFORÇO

A expressão "não esforço" não soa muito comum, mas a estamos usando para abordar três coisas bem conhecidas: rendição, aceitação e fluxo. *Rendição* é desistir de nossos apegos, seja uma aflição, que seria um apego negativo, seja um desejo que jamais se realizará, o que seria um apego positivo. Ser positivo ou negativo não importa muito se esse apego nos paralisa. *Aceitação* é saber que a realidade nunca está errada. Na vida humana, a realidade é dinâmica e se movimenta. Seja lá aonde ela queira ir, é essa a direção que prevalecerá mesmo se resistirmos porque a vida parece estar indo na direção errada. *Fluxo* significa abordar a vida como uma corrente suave e auto-orientada de acontecimentos.

É quando rendição, aceitação e fluxo convergem que lidamos com a vida com "não esforço", ou seja, sem esforço. Isso é muito atraente como definição, mas a sociedade impõe um sistema de valores que se vira com força em outra direção. A sociedade nos ensina, sobretudo no Ocidente, que rendição é o que ocorre quando estamos no lado que perdeu a batalha. A aceitação é o sentido de resignação quando o que desejamos não acontecerá e temos que nos acomodar. Fluxo é o que os rios seguem, não o que é preciso para encarar a dura realidade da vida.

Um sistema de crenças muito mais amplo reside por trás dessas conotações negativas, um sistema que insiste em ser o esforço necessário à sobrevivência. O esforço tem uma base mítica no Velho Testamento, na lendária Queda do Homem, quando Eva convence Adão a comer o fruto da árvore do conhecimento. De repente, os primeiros seres humanos conhecem a vergonha de sua nudez e são punidos pelo pecado de desobedecer a Deus. A Queda foi um acontecimento catastrófico – Deus puniu Adão e Eva ao expulsá-los do Paraíso e condená-los a uma vida de trabalho e sofrimento.

Deixando de lado as implicações religiosas, a história da Queda explica a condição humana e é nela que a escolha entre esforço e não esforço ainda reside. No fundo, todos nós nos agarramos a crenças que nos contam como é a vida – e como ela deve ser. Essa última frase é importante, pois, se a vida "deve ser assim", ficamos incapazes de mudá-la. Consideremos os três indicadores de felicidade usados pelo Instituto Gallup para medir o bem-estar (página 189): sofrimento, esforço e progresso. Sem dúvida, o sofrimento no mundo é imenso, mas isso não é o mesmo que dizer que *deve* existir sofrimento no mundo. A menos que nosso sistema de crenças afirme isso.

Pedimos hoje que você analise sua ligação com o esforço como algo que tem que aceitar. Ironicamente, pessoas envolvidas num esforço duradouro o aceitaram e se renderam a ele à sua maneira. O que elas aceitaram foi a crença de que o esforço é inevitável. A visão de mundo oposta a essa seria a do budismo, que afirma estarem dor e prazer inevitavelmente relacionados um ao outro e que, portanto, o jeito de ultrapassar o sofrimento é parar de participar do ciclo de prazer e dor. Para isso, a pessoa busca e encontra um nível de autoconsciência que é eternamente igual, eternamente sereno, sem ser perturbado pela atividade incessante da mente.

Essa visão de mundo, que abre o caminho para o não esforço, também tem seu próprio "dever": quem a busca deve ser consciente, deve dar as costas à busca pelo prazer, deve se concentrar em expandir a autoconsciência e deve aceitar que a meta do não esforço é possível. A razão pela qual a maioria das pessoas não atinge essa meta não é nenhum mistério: elas acham difícil cumprir os "deveres" que essa meta pressupõe. Deixando de lado os ensinamentos específicos do budismo, vamos analisar isso de uma perspectiva mais corriqueira: as pessoas querem parar de se esforçar. Não é preciso nenhuma doutrina nem ensinamento mais elevado, a experiência de bater a cabeça contra as realidades árduas da vida já é motivação suficiente.

Primeiramente, é preciso um momento de exame de consciência. Pense em um aspecto de sua vida pessoal em que você se vê fazendo muito esforço. Eis as áreas principais a examinar:

- Esforçando-se consigo mesmo
- Esforçando-se em seus relacionamentos
- Esforçando-se para melhorar a vida material
- Esforçando-se contra o mundo e forças externas

Seus esforços, sejam eles grandes ou pequenos, provavelmente vão cair em uma dessas quatro categorias, e, se você continuar procurando, mais exemplos virão a sua mente. Uma pessoa presa às agonias do vício ou da depressão está em um dos extremos do esforço consigo mesma – a luta é interior. Outra pessoa, que esteja resistindo com explosões de raiva ou que queira viver de acordo com princípios religiosos (evitando pecados e tentações, por exemplo), vive o ponto intermediário do esforço consigo mesma. Alguém que tenha um nível elevado de autoaceitação e de autovalorização vivencia esforços menores, como tentar manter um peso razoável ou permanecer jovem. Em resumo, não há vida sem alguma batalha, mesmo quando alguém está na categoria "progredindo" do Instituto Gallup.

Como o esforço pode se manifestar de muitas maneiras, as pessoas não se dão conta da pergunta mais importante: esse esforço todo é realmente necessário? Sem prestar atenção a essa pergunta, elas continuam vivendo como se a resposta fosse sim. Esforçam-se porque acham que devem. Veja como isso funciona, considerando a seguinte lista, que revela as atitudes psicológicas por trás do esforço diário:

Por que você ainda está se esforçando?

- Não consigo enxergar uma saída.
- Estou em uma situação ruim emocionalmente (deprimido, ansioso, vulnerável).
- Sinto-me em conflito e confuso intimamente.
- A situação é complicada.
- Fiz péssimas escolhas e agora estou preso a elas. Não dá para voltar no tempo.
- Sempre foi assim.
- Estou assustado demais para enfrentar isso.
- Não sou eu, a vida é que é dura.

- Mergulhado na situação, sinto-me sobrecarregado.
- É outra pessoa quem controla a situação.
- Não tenho a quem recorrer.
- Eu mereço isso.

Essas são as justificativas mais comuns de quem fica atolado no esforço, sem falar no sofrimento. Se você se encontra em uma situação crítica, que testa intensamente sua capacidade de aguentar, por exemplo, um divórcio desgastante ou uma falência, todas as opções dessa lista devem passar pela sua cabeça uma hora ou outra. Faça uma pausa e relembre um momento difícil de sua vida. Você consegue se identificar com as coisas da lista que o paralisaram e não permitiram que se movimentasse? Essas justificativas são poderosas, pois há um viés de "dever" nelas; do contrário, você encontraria uma saída em vez de perder tempo e energia racionalizando os motivos de estar amarrado.

Não estamos dizendo que você ou outra pessoa deve ser considerado culpado pelas suas batalhas. Algumas situações são inevitáveis, e forças externas estão sempre em atividade. Estar desempregado, ter que cuidar de um parente com demência, lidar com um adolescente viciado em drogas – a vida apresenta inúmeros desafios. Mas você torna essas dificuldades maiores se juntar o "dever" a elas. Chegar a um ponto de não esforço é o mesmo que eliminar o "dever" de sua visão de mundo.

O QUE "FAZER"

A vida flui se a deixamos fluir – esse é o tema central das recomendações do "Fazer" de hoje. O corpo-mente foi delineado para o fluxo desimpedido. Informações se deslocam para todo lugar livremente; processos são interligados; o mesmo propósito – viver e prosperar – é compartilhado por todas as células. Quando o fluxo é bloqueado, o corpo-mente dá de encontro com resistência e obstáculos. Essa é uma situação interna – nós decidimos a razão pela qual aceitamos a necessidade de esforço. Assim que um "dever" se instala, a tendência dele é viralizar. Nossas atitudes contagiam quem está por perto e, como nosso "dever" insiste em impor sua vontade, as situações refletem nosso mundo interior.

Por outro lado, se você confia que a vida pode tomar conta de si mesma, o que é o alicerce de todas as células de seu corpo, a realidade exterior começará a se moldar à interior. Otimismo, permissão, não resistência, tolerância, autoaceitação – isso tudo pode viralizar também. Esse fenômeno só pode ser conhecido se for testado. Sociólogos já o testaram, de certo modo. Um dos maiores bancos de dados sobre escolhas de estilo de vida é o Framingham Heart Study [Estudo do Coração de Framingham], que teve início em 1948 com 5.200 moradores da cidade de Fram-ing-ham, Massachusetts. Embora o principal objetivo do estudo seja a saúde cardiovascular, o exame dos dados revelou uma descoberta inexplicável.

O risco de uma pessoa ter um ataque cardíaco inclui o histórico familiar. Alguém que tenha crescido em um lar onde havia tabagismo, vida sedentária, obesidade e assim por diante tem mais probabilidade de incorporar essas coisas à própria vida. Ampliando essa conexão bastante óbvia, se alguém tem um círculo de amigos que fumam, têm vida sedentária ou são obesos, as chances de seguir esse exemplo aumentam. Mas a parte inexplicável vem com os amigos dos amigos. A tendência a fazer uma escolha de estilo de vida específica, como o tabagismo, aumenta fora do círculo de pessoas que conhecemos. Por exemplo, se seus pais fumam, você fuma e seus amigos fumam, há um risco maior de que as pessoas que seus pais e seus amigos conhecem também fumem, mesmo que você nunca os tenha conhecido. Em outras palavras, um hábito pode viralizar.

Como existem bons e maus hábitos, basta um passo pequeno para ver que, se você cresceu em uma família amorosa – o que diminui seu risco de ataque cardíaco –, você será amoroso, terá amigos amorosos e, de alguma forma, é mais provável que os amigos *deles* sejam amorosos também. Assim indicariam os dados do Framingham Heart Study, ainda que ninguém saiba qual é a explicação para isso. Acreditamos que, se você tem uma atitude de aceitação, rendição e de deixar que as coisas fluam, o efeito disso vai viralizar. A realidade a sua volta apresentará menos esforço e mais não esforço.

A fim de provar que isso é possível, você deve fazer um teste experimentando as opções da lista do "Faça". Caso se encontre em uma situação atual que exija que você interfira, assuma o controle, assuma toda a responsabilidade, oriente o comportamento dos outros e assim por diante, reconheça isso como a oportunidade ideal para verificar se a situação fluiria até um bom resultado sem sua intervenção. Mesmo que o resultado não seja perfeito, você vai se surpreender com quanto o não esforço funciona bem. O fluxo é um fenômeno real, e quanto mais convencido dele você se tornar mais perceberá que o "dever" por trás de seus esforços não é necessário.

O QUE "DESFAZER"

Se o fluxo é um fenômeno real, por que não o vemos funcionando o tempo todo? Porque criamos uma resistência interna e entraves para controlar a vida. Não devemos nos culpar por isso. Está em nós fazer o que for para sobreviver, e neste nosso mundo acelerado de hoje a maioria das pessoas está vivendo num nível de hipersobrevivência. Seja isso realista ou não, queremos controlar o mundo a nossa volta. As recomendações da lista do "Desfazer" de hoje querem que você tenha consciência dessa resistência quando ela surgir. Especificamente, você está impedindo o fluxo sempre que:

- Gera estresse para você ou para alguém.
- Insiste em que tem razão e os outros, não.
- É crítico demais.
- Só faz as coisas do seu jeito ou de jeito nenhum.
- Recusa-se a ouvir outras opiniões.
- Humilha alguém em público.
- Impõe seus próprios valores.

Fique atento a como esses comportamentos surgem no trabalho, nas suas relações ou na vida familiar. Nós sempre justificamos nossos comportamentos, então talvez seja mais fácil observar se os outros estão fazendo isso. Aí você pode refletir sobre seu papel. Por exemplo, se algo tão banal quanto uma discussão por causa de um filme ou programa de tevê acaba em "eu tenho razão" *versus* "não, você está errado", o cabo de guerra precisa de uma pessoa em cada ponta da corda.

Sempre que perceber que está bloqueando o fluxo, pare e saia do caminho. Isso talvez signifique literalmente ir embora ou então mudar seu comportamento. Nas tradições de sabedoria do mundo, a realidade "externa" espelha a realidade "interna". Se aceitar inteiramente que toda situação é um reflexo de si mesmo, você consegue eliminar as barreiras e parar de resistir. E depois observar se a situação externa mudou.

"A VIDA PODE CUIDAR DE SI MESMA"

Se o corpo-mente evoluiu a ponto de tomar conta de si mesmo de várias maneiras diferenciadas, será que isso também vale em todo lugar? Essa questão aponta para uma orientação espiritual, pois questiona se a própria vida foi feita para aguentar o ser humano. Será que somos tão especiais? Nas tradições espirituais tanto do Oriente quanto do Ocidente, a resposta é sim.

Ao ensinar que a alma ou o Eu superior é real, uma imensa linhagem de sábios, santos e guias espirituais confirmou algumas verdades básicas:

- Nada é por acaso. Toda experiência faz parte de um plano superior.
- O plano superior está integrado à consciência.
- Todos estão vinculados ao plano superior, sabendo disso ou não.
- Para compreender onde está nesse plano superior, você deve expandir sua consciência.

Independentemente de como você defina "plano superior", esses ensinamentos não fazem parte da sociedade secular. No modelo secular moderno, não há nada de plano divino, redenção da alma, carma ou nirvana. Duas visões de mundo se confrontam, e a repercussão disso afeta a vida cotidiana. Na visão de mundo espiritual, o ser humano é valorizado pelo universo, que é governado por uma mente cósmica; na visão de mundo científica secular, o ser humano é uma mancha num vazio negro do espaço sideral, cuja existência está no mesmo nível do átomo de hidrogênio ou da Via Láctea, sendo o resultado do acaso depois do Big Bang. Entre essas duas visões de mundo opostas não há meio-termo – a escolha se dá entre uma ou outra.

Em termos abstratos, isso é verdadeiro, mas na vida diária as pessoas ficam em cima do muro. Quantas vezes você já ouviu os seguintes comentários?

"Não existe acaso."
"Nada é coincidência."
"Tudo acontece por uma razão."
"Cuidado com o que você deseja."
"Nenhuma boa ação fica impune."
"Você colhe o que planta."

Você pode acreditar em qualquer uma dessas coisas e também acreditar que levar uma batida na traseira do carro foi um acidente. Nossa mente habita essas duas realidades, e passa de uma para a outra de acordo com nossa vontade. Quando alguém diz: "Tudo acontece por uma razão", isso significa que existe um padrão oculto em todos os acontecimentos. Esse padrão oculto apresenta vislumbres de si mesmo, mas apenas vislumbres. A esta altura quase todo mundo já conhece o termo "sincronicidade", que enxerga um significado em coincidências. Freud, sendo ateu e cientista, não queria ter nada a ver com poderes superiores, alma, experiências espirituais ou sincronicidade. Seu acólito rebelde, Jung, que criou o termo "sincronicidade" (definido como dois acontecimentos que são significativamente conectados, mas sem relação causal), não conseguiu convencê-lo.

Conforme citação no site Physics Forums:

> A primeira crise no relacionamento deles ocorreu na primavera de 1909, a partir do seguinte incidente. Jung visitou Freud em Viena e perguntou qual era sua opinião sobre precognição e parapsicologia. Mas Freud era materialista demais e se recusou a falar sobre esses assuntos de um modo que chateou Jung. Então aconteceu algo estranho. Quando Freud estava indo embora, Jung sentiu uma queimação no diafragma e um estalo muito alto veio da estante perto deles. Quando Jung disse a Freud que isso era um exemplo perfeito de fenômeno paranormal, ele ainda o negou. Então Jung previu que haveria outro estalo em instantes. E ele estava certo; um segundo estalo alto veio da estante. Freud permaneceu perplexo, e esse incidente gerou sua desconfiança em relação a Jung.*

O que terá acontecido naquele dia? Desde o início a linha entre sincronicidade e paranormalidade foi indefinida, mas a questão

* Disponível em inglês em: <www.physicsforums.com/threads/freud-jung-and-the-noise-from-the-bookcase.394505/>. (N. da E.)

mais ampla é: nossa mente afeta a realidade "externa"? As pessoas respondem em silêncio a essa pergunta quando acreditam em coisas como "Cuidado com o que você deseja". A fim de aceitar de fato que as realidades interna e externa estão conectadas, você teria que se comprometer com crenças do tipo:

- Deus está sempre ouvindo.
- Vivemos em um universo consciente.
- A mente humana é um reflexo da mente cósmica.
- Toda prece é atendida.
- Se você desejar com força, os sonhos se realizam.

Portanto, na vida cotidiana, todos nós temos lealdades fragmentadas. Ao se apegar até a uma crença tênue de que o mundo "externo" reflete quem você é e o que deseja "internamente", você consegue verificar a verdade. Neste capítulo, apresentamos o não esforço como algo verdadeiro e real. Apesar de todos os esforços que você vê a sua volta, nada disso *devia* existir. Essa pode ser uma das mais profundas conquistas em sua escalada a uma consciência mais elevada. Você pode experimentar o não esforço seguindo sua jornada pessoal. Acima de tudo, a divisão entre "interno" e "externo" nunca existiu. A maneira diferenciada pela qual o corpo-mente funciona como um todo nos confirma, realmente, que a vida pode cuidar de si mesma. Nenhuma outra prova é necessária. Soa solene dizer que alguém está na jornada da consciência superior, mas a verdade é mais modesta. Essa jornada nos leva ao estado de confiança, aceitação e fluxo que sustenta todas as células.

DOMINGO

EVOLUÇÃO

RECOMENDAÇÕES DO DIA – ESCOLHA APENAS UMA

FAÇA

- Fique alerta às sincronicidades (coincidências significativas).
- Mude para melhor sua narrativa diária.
- Busque uma oportunidade de ser compassivo.
- Demonstre amor e reconhecimento abertamente.
- Tenha espírito generoso.

REFAÇA

- Enfrente a voz do medo
- Se você se flagrar à espera do pior, distancie-se dessa expectativa e conserve a neutralidade.
- Se tiver um pensamento negativo que sempre volta, pergunte-se se ele está realmente servindo a você ou se é uma relíquia do passado.
- Se você se sentir emocionalmente infeliz, procure um lugar sossegado onde ficar mais calmo e centrado.
- Procure a companhia de pessoas inspiradoras e estimulantes.

O domingo é o dia apropriado para refletir sobre seus princípios mais elevados. Todo mundo tem aspirações. Todo mundo deseja uma vida cheia de significado e propósito. Os resultados desses desejos levam anos para se revelar. No final, porém, os que chegam à velhice sentindo-se realizados desfrutarão de uma qualidade de vida maior do que quem sente arrependimento, frustração e saudade, mesmo que seu período de vida seja o mesmo. Na maior parte deste livro falamos sobre como influências negativas, como o estresse e a inflamação, se formam progressivamente ao longo do tempo. Mas isso também vale para o desenvolvimento pessoal. A alma amadurece progressivamente, dia a dia. Quando isso acontece, a vida é como uma curva ascendente, do nascimento à morte. Então, como essa noção pode se tornar realidade?

Nossa abordagem holística do corpo-mente se transformou em um estilo de vida saudável que apresentará benefícios duradouros. A última etapa é adotar uma abordagem holística da própria vida. Para isso, é preciso uma perspectiva abrangente. A religião propicia tal perspectiva. Pense nas afirmações que um crente convicto faz sobre a vida, como as seguintes:

- Tudo está nas mãos de Deus.
- A fé me sustentará.
- Deus é misericordioso.
- Você vai colher o que plantar.
- O homem propõe, Deus dispõe.

Essas são declarações de fé e, se você as adotar, toda a sua vida se encaminhará de um modo que não serve a um ateu convicto. O ateísmo leva a outro conjunto de declarações abrangentes, como:

- O universo é governado por eventos aleatórios.
- Milagres são fictícios.
- A religião é uma superstição irracional.
- As escolhas devem se basear na razão e na lógica.

É fácil perceber que uma abordagem holística da vida é mais comum do que supomos à primeira vista. Deixando de lado as questões religiosas, muita gente diz coisas como: "Família é tudo" ou "Sucesso é 10 por cento inspiração e 90 por cento transpiração". Mas será que existe uma mentalidade semelhante que se aplique à cura? Conseguimos ficar acima dos acontecimentos cotidianos e adotar uma concepção abrangente da vida?

A concepção de maior êxito que se encaixa aqui é a evolução, uma teoria que explica todas as formas de vida, desde um microrganismo unicelular ou uma cianobactéria (ambos com bilhões de anos) até um recém-nascido num hospital ou você, que está lendo esta frase. Se você conseguir evoluir pessoalmente ao longo de seu período de vida, terá garantido essa concepção abrangente. Hoje nossas recomendações focam em sua evolução e crescimento pessoal e em como maximizá-los. Para começar, deixe de lado a evolução darwiniana, que se restringe à sobrevivência ou não das espécies, ou seja, grupos muito grandes. O darwinismo explica por que o tigre-dentes-de-sabre se formou a partir de ancestrais primitivos, entrou em declínio e por fim se extinguiu. Mas o darwinismo não nos diz nada desse tigre como indivíduo.

Isso acontece porque a sobrevivência e a extinção são orientadas por mutações genéticas que se espalham pela população da planta ou do animal. Se a mutação gerar uma vantagem para a sobrevivência, ela se integra à espécie. Há muito tempo o ser humano saiu dessa configuração. Em vez de sobreviverem apenas os fisicamente fortes, nós cuidamos dos mais fracos (através de convênios e seguros de saúde, por exemplo), e a competição por um companheiro não se dá pelo combate físico. Um poeta tem tanta oportunidade de conquistar a mão do ser amado quanto o levantador de peso.

São muitos os argumentos sobre como e por que o *Homo sapiens* evoluiu, e não vamos discuti-los aqui (um capítulo inteiro de nosso livro *Supergenes* trata disso). Para os propósitos de cura, apenas um ponto é fundamental: a evolução pessoal do indivíduo. A evolução individual está acontecendo agora. Já apresentamos uma validação desse ponto na epigenética, que demonstrou como as experiências ao longo da vida deixam marcas que afetam a atividade genética. Alguns pesquisadores sustentam até que os marcadores epigenéticos da mãe e do pai conseguem definir a visão do bebê deles sobre como a vida funciona (ver página 199).

Esses indícios apontam na mesma direção, e assim faz também a evolução do cérebro humano. Tradicionalmente, divide-se o cérebro em três partes, da mais antiga à mais recente. Podemos visualizar o cérebro tripartido como a criadagem de uma mansão inglesa, que, nesse caso, abriga a mente. A mansão está sempre movimentada e cada um de nós é o senhor (ou a senhora) supervisionando os empregados, que correspondem a todas as regiões do cérebro. Na parte de baixo, agita-se o cérebro mais antigo, o cérebro reptiliano ou de baixo, que tem quase meio bilhão de anos. Está organizado em torno de instintos de sobrevivência, como fugir ou lutar, a urgência do acasalamento e assim por diante, instintos que surgiram primeiro nos peixes e nos répteis primitivos. A meio caminho da parte de cima fica o sistema límbico, que se organiza em torno de emoções e vínculos. Surgiu há cerca de 250 milhões de anos com os primeiros mamíferos, que, até onde sabemos, são capazes de algo semelhante às emoções humanas (por exemplo, os elefantes se entristecem pelos seus mortos e as toninhas ajudam os membros de seu grupo doentes e machucados). De algum modo, o sistema límbico adquiriu a capacidade de memorizar experiências prazerosas e dolorosas, surgindo daí nosso desejo de repetir as prazerosas e evitar as dolorosas.

No último lance da escada fica a região mais recente do cérebro, o córtex, onde a elite dos criados serve os donos da mansão. Tudo que pensamos e decidimos é administrado ali. O córtex envolve o cérebro como a casca de uma árvore (*cortex* é "casca", em latim). Quando estamos concentrados em pensamentos, franzimos a sobrancelha, e, estranhamente, sulcos, rugas, estrias transformaram o *Homo sapiens* em pensador. O córtex dos ratos e camundongos é liso. Nos gatos, a superfície já é irregular, e as estrias começam a aparecer nos primatas. As espécies evoluídas, como os grandes primatas e os golfinhos, apresentam estrias mais profundas e complexas. Mas nada ultrapassa o *origami* biológico do córtex cerebral humano, cujo mapa intrincado de dobras corresponde à riqueza de nossa atividade mental. Linguagem, música e arte acontecem ali. (Shakespeare e Mozart se misturam.)

Afirmamos que o verdadeiro você não está em nenhuma das atividades dessas regiões cerebrais. O verdadeiro você é o senhor e a senhora da mansão, que observam essas atividades – todos os sentimentos, pensamentos e fantasias da mente. O que vincula o cérebro mais elevado com a evolução pessoal é bastante único, porém misterioso. É a capacidade de ter autoconsciência. A autoconsciência cruza o imenso território entre "Quem sou eu?" e "Este é meu eu verdadeiro", entre a dúvida e a maestria de si mesmo. Ao olhar no espelho, o homem enxerga uma variedade desconcertante de imagens. Quando nos vemos, podemos adotar um leque amplo de perfis psicológicos, entre os quais os seguintes:

- Satisfeito consigo mesmo, egoísta, mesquinho e cego diante dos próprios erros.
- Inseguro, humilde, altruísta e profundamente consciente de suas deficiências.
- Introvertido, introspectivo, contemplativo c fcchado.
- Extrovertido, agressivo, competitivo e sociável.

Essas características se misturam e combinam, e para cada traço existe um extremo. Na verdade, são tantas as possibilidades que seria possível atribuir um perfil exclusivo a cada pessoa da Terra. Sem a autoconsciência, nós traímos nossa singularidade e caímos em estereótipos e conformidades. Hábitos e condicionamentos ultrapassam a consciência. Aderir para seguir adiante torna-se uma segunda natureza. Se as forças externas têm vantagens, a pessoa leva a vida mecanicamente, existindo mais ou menos como um robô biológico.

Sendo seres humanos conscientes, nós não vivemos apenas, também observamos nossa vida se desenvolver. Não é possível entrar no sistema nervoso de uma baleia jubarte, uma girafa ou um panda, mas de alguma maneira essas criaturas têm sua própria espécie de consciência. Não é apenas a semelhança física que faz tigres e leões serem membros da mesma família do gato doméstico, que caça passarinhos nos quintais. Eles estão vinculados pelo comportamento, e esse comportamento tem a ver com a forma de os gatos perceberem o mundo. Eles são caçadores, predadores, capazes de furtar, agachando-se pacientemente antes de saltar etc.

As recomendações de hoje giram em torno de explorar sua participação singular na consciência da espécie humana. Sabemos que essa é uma frase eloquente, mas, uma vez tudo dito e feito, o planeta Terra vai prosperar ou entrar em declínio, dependendo de uma coisa: se a consciência humana pode evoluir ou não. Se puder, o aquecimento global pode ficar estável ou talvez ser revertido. Se a consciência humana não evoluir, a inércia aprofundará o risco de calamidade.

O QUE "FAZER"

Para evoluir, precisamos ter o hábito de perceber aonde vai dar uma nova perspectiva além daquela à qual já estamos acostumados. A lista do "Fazer" de hoje trata exatamente dessas mudanças. Assim que você se libertar desse ponto de vista costumeiro, níveis inteiramente novos de consciência se tornarão possíveis. Neste momento, cada um de nós está vivendo uma história em sua própria cabeça. Um dia bom acrescenta algo positivo à história; um dia ruim enfraquece a história ligeiramente. Os altos e baixos da vida cotidiana dependem dos temas da história do indivíduo, por exemplo: vencer *versus* perder, amor *versus* ódio, liderar *versus* seguir e assim por diante.

Os temas que vivemos são bem conhecidos e bastante padronizados, pois nós os absorvemos da família, dos amigos e da sociedade.

Como anda sua história pessoal

Os temas que você reforça todos os dias:

Consciência ou sem consciência
Otimismo ou pessimismo
Ganho ou perda
Prosperidade ou esforço
Atividade ou passividade
Empreendedor ou pensador
Solitário ou sociável
Líder ou seguidor
Alerta ou relaxado
Aceitação ou desafio

Dar ou tirar
Apoio ou dependência
Amoroso ou não amoroso
Atraente ou desinteressante
Solícito ou obstrutivo
Faminto ou satisfeito
Procurar ou aguentar
Progresso ou inércia
Confiante ou tímido
Decidido ou indeciso

Aprofundando temas tanto positivos quanto negativos é que levamos a vida, pois eles dão estrutura à história pessoal. Sem esses temas, a história não teria forma. Porém temas positivos e negativos compartilham do mesmo defeito: eles nos amarram à nossa história. É melhor ganhar do que perder, por exemplo, mas, se acatamos as tradições de sabedoria do mundo, ganhar e perder são opostos que dependem um do outro. Portanto, ganhadores sempre terão que encarar a perda. O otimismo em algum momento vai falhar. O amor em algum momento levará à decepção. A evolução acontece quando paramos de nos identificar com esses temas – conhecidos como estado de dualidade – e começamos a avaliar a vida sem essa dualidade, sem depender de opostos. Ou seja, as características fundamentais da consciência que estão na conscientização profunda.

As características principais da consciência

Inteligente	Evolucionária
Criativa	Auto-organizada
Autoconsciente	Conhecedora
Autossuficiente	Compreensiva
Viva	Confiável
Dinâmica	Bela

O ser humano pode evoluir conscientemente ao descobrir que essas características são reais e atingíveis. É isso que as recomendações da lista do "Fazer" querem demonstrar. Se você se alinhar com qualquer uma dessas características – acabamos de sugerir uma porção na lista do "Fazer" –, estará orientando sua própria evolução pessoal. Mas isso deve ir além de uma escolha do ego, pois as escolhas do ego são baseadas na dualidade. A razão do ego para ser confiável em vez de mentiroso é que ele tem algum benefício ou evita um risco. "O que vou levar?" é a pergunta básica do ego. As principais características da consciência transcendem a identidade pessoal. Elas se aplicam à própria mente, à pura essência de estar vivo e ter consciência.

Hoje você pode construir sua história com esses temas primordiais, em vez de aceitar aqueles que a maioria das pessoas aceita e com os quais vive. O dualismo é inseguro. O que oferece pode ser tirado. Aquilo que você mais deseja pode acabar se revelando uma decepção. O gosto vira desgosto e vice-versa. Alguns exageram, tendo histórias unidimensionais como "Sou um vencedor" ou "Sou um otimista contumaz", mas, de um jeito ou de outro, as pessoas baseiam suas histórias em temas que são conceitos aos quais nos prendemos.

Hoje, pedimos a você que adote uma visão mais ampla, que se enxergue enquanto vive a mesma história. Só assim você pode fazer uma escolha que fundamente sua história em valores permanentes, inabaláveis, agindo por compaixão, demonstrando amor e apreciação. A fim de se transformar de verdade, sua história precisa evoluir, e ela não pode evoluir a menos que sua conscientização evolua.

O QUE "DESFAZER"

Todo mundo acredita na própria história, até quando ela está divorciada da realidade. É o caso de modelos que se sentem inseguras porque acham que não são atraentes o bastante; sua autoestima é abalada por uma simples espinha ou pela primeira ruga. Ou de jogadores profissionais de basquete de times fracos que ainda se sentem vencedores – ganhar foi o que os levou às principais ligas, aliás. Nós nos agarramos a nossa história por razões emocionais; portanto, as orientações da lista do "Desfazer" de hoje sugerem como se liberar de vínculos emocionais que nos deixam inseguros, hesitantes, ansiosos, pessimistas, frustrados e insatisfeitos estão impedindo nossa evolução.

Um conceito útil aqui é o de "corpo emocional". Ele inclui as emoções arraigadas que nos sustentam assim como nossas células sustentam o corpo físico. Em seu corpo emocional, a pessoa pode se sentir amada, segura e otimista, enquanto outra sente o oposto disso. Se você tentar melhorar sua história, o ideal é fundamentá-la nas características centrais da consciência que acabamos de apontar. Mas isso não acontecerá se seu corpo emocional estiver ferido, pois aí o problema é grande demais.

Seu corpo emocional pode ser curado. Desfazer-se das mágoas que você sofreu no passado é um processo viável, que qualquer um pode realizar. É fácil identificar os sintomas – qualquer pensamento negativo forte que se repita é um sintoma de mágoa no seu corpo emocional. Vamos avaliar algumas das melhores e mais fáceis técnicas para afastar pensamentos negativos do corpo emocional.

1. ***Detenha sua negatividade no início.***
Depois de mergulhar fundo em um estado de melancolia ou ansiedade, é provável que você tenha dificuldade em se reerguer. Então, fique atento aos primeiros sinais de negatividade. Assim que perceber uma mudança de humor que vá na direção de sentimentos como irritabilidade, raiva, frustração, preocupação ou pessimismo, faça uma pausa imediatamente. Respire fundo algumas vezes, centre-se. Deixe essa emoção passar e vá até um lugar calmo e prazeroso, saindo para caminhar, por exemplo.
2. ***Evite fatores estressantes externos.***
Pensamentos sombrios ocorrem no estado de estresse. Se puder, afaste-se do fator estressante, seja ele uma pessoa negativa, seja uma situação tensa no trabalho ou uma notícia ruim na tevê. Os pensamentos sombrios se fixam quando são reforçados, então, sempre que possível, não deixe que nada nem ninguém reforce esse estado de ânimo ruim.
3. ***Desenvolva um diálogo interno de apoio.***
Cerca de 75 a 80 por cento das pessoas falam consigo mesmas em pensamento, e uma minoria até escuta conversas interiores. Quando sua voz interna começar a dizer coisas que geram preocupação, medo, raiva, culpa, vergonha ou falta de autoestima, faça uma pausa e diga-lhe: "Não sou mais assim". Repita essa afirmação até os pensamentos sombrios desaparecerem. Você também pode dizer: "Não preciso mais disso. Não me serve mais".
4. ***Fique na companhia de gente positiva e otimista.***
Todo mundo tem amigos e parentes que são desanimados. Pessimistas ou queixosos, eles insistem em sempre enxergar os piores cenários e fracassos. A inércia nos impede de sair de perto dessas pessoas, e às vezes ficamos presos a situações das quais não conseguimos escapar. Mas você pode cultivar amizades com pessoas positivas e otimistas. Estudos sociológicos demonstraram que a probabilidade de adotarmos atitudes e

comportamentos positivos é maior se temos a companhia de amigos que já agem assim.

5. ***Experimente a estratégia de "substituição de pensamento".*** Uma técnica que faz parte da essência da terapia cognitiva (uma abordagem que analisa pensamentos e crenças, mais do que sentimentos) é questionar os pensamentos negativos perguntando se eles são mesmo verdadeiros. Por exemplo, se você começa a se sentir frustrado e pensa: "Fazer o quê? As coisas nunca dão certo", esse pensamento deve ser confrontado com a realidade. Assim, você diz a si mesmo: "Na verdade, as coisas às vezes dão certo para mim. Esta talvez seja uma situação em que eu preciso perseverar para ter êxito". O segredo aqui é ser específico e sincero consigo mesmo. Quando qualquer pensamento negativo surgir, desafie a validade dele. Em vez de "Ninguém me ama", você substitui esse pensamento por "Minha mãe me ama, meus bons amigos também. Não estou me ajudando ao exagerar na autopiedade". Assim que se acostumar com essa abordagem de substituir pensamentos, você se surpreenderá com a eficácia dela. O humor acompanha os pensamentos, e é por isso que descobrir que o saldo da sua conta bancária está maior do que você pensava o deixa alegre, enquanto descobrir que o valor da fatura do cartão está duas vezes maior do que o esperado deixa você apreensivo.
6. ***Aprimore o centrar-se e distanciar-se.*** O distanciamento pode ser um estado positivo, não é a mesma coisa que ficar indiferente ou entediado. Em vez disso, você está centrado intimamente, e isso lhe permite enxergar as situações como testemunha, sem ser emocionalmente influenciado ou incomodado por elas. O distanciamento desenvolve-se naturalmente através da prática regular da meditação, porque, assim que experimenta um nível mental centrado, sossegado e inabalável, você facilmente aprende a voltar a ele sempre que desejar.

7. ***Afaste as emoções "pegajosas".***
Como temos dito, os sentimentos negativos apresentam uma conexão com a mente e o corpo, que você pode sentir fisicamente. Depois de um ataque de raiva ou de choro, seu corpo leva um tempo para se acalmar. Isso se deve a vários hormônios, à reação de estresse e a outros elementos bioquímicos cuja ação não se dissipa imediatamente. Você pode ajudar nesse processo de dissipação de várias maneiras:
   - Respirando fundo e regularmente.
   - Deitando-se para descansar.
   - Saindo para caminhar.
   - Praticando o *toning*, técnica de cura em que se emitem sons espontâneos (gemidos, lamentos, gritos etc.).
   - Suspirando profundamente várias vezes.

Todo mundo precisa ter algumas estratégias de enfrentamento, e essas estão entre as mais úteis e eficientes. Os pensamentos sombrios não devem anuviar seu dia. Existem boas opções para ajudar você a se livrar deles.

A EVOLUÇÃO MAIOR

Ao longo das últimas décadas, milhões de pessoas adotaram um caminho espiritual. O declínio constante das religiões organizadas, que começou no período do pós-guerra, não significa que as gerações atuais sejam menos espiritualizadas. Espiritualidade significa ir além da união de corpo e mente e chegar à união de corpo, mente e alma. Quando as pessoas tomam o caminho espiritual, elas querem saber como isso vai alterá-las, se a vida delas vai melhorar, se o lado obscuro de sua vida interior vai ser iluminado etc.

Não tratamos muito dessas questões neste livro por razões pragmáticas. Ambos, Rudy e Deepak, aceitamos a existência da alma, do espírito, da consciência elevada, da mente cósmica. Mas esses são termos controversos fundamentados em crenças controversas. Sendo conceitos humanos, não há garantias de que eles não passem de meros conceitos. E a transcendência, que é a experiência de um reino além da dualidade? Para sermos práticos, deixamos a espiritualidade de fora da discussão, mas a espiritualidade não pode ser divorciada da realidade. Toda vivência é reconhecida através do corpo-mente, inclusive as mais elevadas experiências espirituais. A pessoa que sente a presença do divino faz isso através do mesmo sistema nervoso que todos nós temos. Portanto, um estilo de vida saudável, que una corpo e mente, abre um portal de infinitas possibilidades.

A evolução humana, mesmo tendo incluído a sobrevivência, a vinculação emocional e a razão, ainda pode cruzar novos horizontes. O mais elevado estado de evolução só tem um pré-requisito: autoconsciência, que o cérebro mais elevado já expressa. Existem muitas formas de descrever o estágio mais elevado de evolução – união com a alma, estado de graça, união com Deus, salvação, *satori* (iluminação), ir para o Céu. O termo mais antigo, que remonta a centenas de anos na Índia, é "iluminação". Mas o que significa alcançar esse estado elevado é uma pergunta que se coloca em qualquer dessas terminologias. A peculiaridade do caminho espiritual é que não sabemos aonde estamos indo quando damos início a ele. (É por isso que as tradições indianas falam de um caminho sem caminho.) O objetivo está sempre mudando, saindo de foco ou até desaparecendo.

Do nosso ponto de vista, a imprevisibilidade do caminho é inevitável. O Eu que deu o primeiro passo não é o Eu que chega ao objetivo. Na vida cotidiana esse já é um fato verdadeiro – o Eu da infância, da escola e da adolescência já desapareceu. Portanto, não deveria ser algo inquietante se o Eu com o qual nos identificamos hoje também se transformasse em algo novo através da evolução. Apesar dos fardos do passado, com suas antigas mágoas e lembranças ruins, somos concebidos para a renovação em todos os níveis do corpo-mente. Novos pensamentos e novas células substituem constantemente os antigos.

Em tudo isso, há uma ideia do que é alcançar o estado mais elevado de evolução: é você se sentir, de uma vez por todas, como você mesmo. Você *é*. De um modo distanciado mas entusiasmado, você pode observar seus instintos, medos, desejos e pensamentos aleatórios à medida que vêm à tona em sua mente e desaparecem dela. Quando puder fazer isso naturalmente, você não mais ficará preso à atividade incessante da mente – quando ela se agita em pensamentos, sentimentos, decisões etc. O verdadeiro Eu fica escondido por essa atividade, como explica uma antiga parábola indiana em que uma carruagem puxada por seis cavalos está passando por uma estrada. De dentro da carruagem uma voz sussurra: "Pare". O cocheiro se surpreende, nunca antes ouviu essa voz. Ressentido, ele apressa os cavalos. De novo, uma voz de dentro da carruagem sussurra: "Pare". O cocheiro se sente ainda mais consternado e chicoteia os cavalos com mais força. Mas lhe ocorre que ele jamais conheceu o dono da carruagem, e esse dentro dela deve ser o dono. Ele puxa as rédeas, e a carruagem trava.

Na parábola, o cocheiro é o ego, os seis cavalos são os cinco sentidos e a mente. Só quando param é que eles reconhecem que a alma é quem manda. Na meditação, podemos viver a verdadeira experiência de aquietar a mente de modo que o Eu real seja encontrado. Intuitivamente, você sabe que essa é uma vivência especial, embora leve tempo para desenvolver a completa conscientização. Outra metáfora é "a luz da consciência". Algumas pessoas realmente enxergam uma luz interior – a maioria, em geral, na meditação, mas não necessariamente nela –, e ela é atraente. Sem essa atração, o Eu verdadeiro nunca conseguiria ultrapassar a atividade mental que a disfarça. O ego e os cinco sentidos exigem sua atenção. O verdadeiro Eu gentilmente a atrai.

Parece desconcertante que as tradições de sabedoria do mundo deem tanta importância à mente silenciosa. Não há nenhuma virtude no silêncio em si – observações psicológicas indicam que cerca de 20 por cento das pessoas não ouvem nenhuma voz mental. Ninguém sabe por que isso é assim ou se isso indica algo bom ou ruim. O silêncio só tem valor quando você investiga o que há nele. Com a autoconsciência expandida, o silêncio floresce, digamos assim. Nele ficam as características centrais da consciência listadas na página 314. Criatividade, inteligência, entendimento e tudo o mais são seus direitos de nascença. Não conseguem ser reprimidos de todo, e muito menos eliminados. Você os possui só por ser consciente, mas é preciso despertar para perceber onde eles estão – na sua fonte. Ao contrário de qualquer outro Eu que possa ser descrito, o Eu verdadeiro é pura fonte, pura consciência, puro ser.

A consciência está usando seu cérebro para criar o mundo que você está vivenciando. Sua realidade é limitada àquilo de que você tem consciência e que vivencia. Todos os homens evoluíram até ocupar essa espécie de consciência que é infinitamente rica em possibilidades. A mais elevada evolução, porém, é ocupar a realidade que se encaixe perfeitamente em você. Essa é a cura máxima, o estado de completa plenitude. Mas o que prova que tal possibilidade existe? As tradições de sabedoria do mundo ensinam que apenas o indivíduo pode provar isso a si mesmo. Como? Desenvolvendo a autoconsciência até um estado consciente conhecido como "testemunhal". (Em alguns textos, ele também foi batizado de "segunda atenção".)

Estando em uma posição distanciada, quando é testemunha, você não tenta mais controlar os detalhes da sua vida, não mais se preocupa nem se esforça. Talvez isso soe como um estado de total passividade, e seria mesmo se você tentasse inventar a testemunha. Se você realmente quisesse ir a um determinado restaurante apenas para chegar lá e encontrá-lo fechado, se quisesse ganhar uma competição apenas para terminar longe do primeiro lugar ou se tivesse atração por alguém que não retribui seu interesse, poderia inventar a resposta: "Não me importo. Está longe do meu controle". Essa é uma atitude forçada que se contrapõe a como você de fato se sente. A verdadeira testemunha está na mente, lá no fundo, na fonte. Desse lugar de domínio tranquilo, ela observa todas as vivências. Não há espaço para perdas nem decepções, pelas seguintes razões:

- Todas as experiências estão impregnadas de alegria em um nível sutil.
- Você vivencia a totalidade, não o jogo de luz e sombra.
- Você não tem participação pessoal no mundo.
- O jogo da conscientização em todas as suas facetas prende sua atenção por inteiro.
- Resumindo, você é o mestre de cerimônias do circo.

Se o testemunhal não fosse um estado natural da mente, nenhuma dessas coisas seria verdadeira. Elas se configurariam numa ficção espiritual ou em ilusão. Como alguém pode pessoalmente determinar se experiências espirituais são verdadeiras? Temos uma resposta para esse antigo enigma.

A "ATRAÇÃO DO EU"

As experiências espirituais, como quaisquer outras, são comprovadas ao passarmos por elas. Santos e sábios não descendem de outra espécie, eles nasceram com o mesmo sistema nervoso de todo mundo. A razão pela qual chegaram a uma consciência mais elevada não é mágica. Ao contrário, eles sentiram uma força interna que podemos chamar de atração do Eu. Não há nada de supernatural nisso. Dia a dia, eles optaram pela paz em vez da discórdia, pela consciência em vez da negação, pelo amor em vez do desamor. Essas qualidades são atraentes, atraentes para todos nós.

Outras forças, porém, também nos atraem. A sociedade moderna apresenta tanto estresse e velocidade, os quais são aliviados em distrações inesgotáveis, que ter um estilo de vida com base na conscientização parece fora de lugar. Fazer um retiro de meditação é um contraste absoluto com todo esse frenesi, mas quando voltamos para casa a influência da vida cotidiana é inevitável.

Pense em você hoje. Quanto tempo gastará com os deveres e exigências do trabalho e da família? Quão cansado se sentirá depois dessa correria? Quanto de distração desejará para tirar a cabeça disso tudo? Em termos práticos, é esse o significado da atração da vida normal. A mente é preenchida com o barulho da atividade incessante só para acompanhar tudo. Uma sessão de meditação, sozinha, não é o suficiente para combater o distanciamento do silêncio interior e da autoconsciência.

Nas tradições de sabedoria do mundo, tal obstáculo foi plenamente identificado. Não importa se alguém vivia na antiga Índia no tempo de Buda ou hoje em meio ao barulho de uma cidade, mentes inquietas sempre existiram. A solução sempre foi administrar a atração do Eu. Quando se sintoniza com esse magnetismo interior, digamos assim, você consegue conservar sua inspiração para crescer e se desenvolver ao longo de anos, décadas e pela vida afora.

A atração do Eu significa reorientar sua atenção no sentido de afastá-la das situações externas, mas isso não implica ignorar o mundo externo nem tampouco resistir a ele. Ignorar é uma forma de negação; resistir apenas reforça a garra do que você está tentando afastar. O que estamos falando é de uma nova relação entre dois mundos, um "aqui dentro" e o outro "lá fora". Pense nessa relação como uma escala com duas pontas.

Em uma das pontas, a atração do mundo externo tem total domínio. A vida então apresenta certas características inevitáveis, como as seguintes:

- Sentimentos de incerteza e insegurança, e de alerta constante para se proteger da próxima ameaça externa.
- Sensação de insignificância diante de forças naturais titânicas.
- Pressão para se proteger, conformando-se com normas e comportamentos sociais.
- Necessidade constante de prazeres superficiais, pois apenas eles conseguem estimular uma sensação de prazer da vida.

- Medo da doença, do envelhecimento e da morte.

Já que a maioria das pessoas não funciona de fato nesses extremos, talvez tais itens soem um pouco distantes da vivência diária, porém, em algum ponto ao longo dessa escala, nós experimentamos ansiedade e estresse e muitas vezes nos sentimos sobrecarregados pela insegurança decorrente de sermos muito pequenos em um universo imenso e vazio. A atração do mundo externo nos induz a ver a realidade física primeiro, e a vida então se torna uma luta para encontrar segurança e felicidade em meio a ameaças de que tudo pode entrar em colapso a qualquer momento. Existem formas de mascarar nossa insegurança, como a busca pela adrenalina, a hipnose do entretenimento, a vontade de fazer sucesso. Porém, ao nos voltarmos para essas coisas do mundo externo, só reforçamos o aperto dele pela nossa atenção.

Na outra ponta da escala, a atração do Eu é a rendição total. A vida tem então as qualidades da iluminação plena, como as seguintes:

- Estar centrado e calmo é um estado constante que não pode ser perturbado por circunstâncias externas. Isso leva a um senso de segurança completo.
- A própria conscientização oferece a alegria e a plenitude que a vida deve ter.
- Mudanças não são mais uma ameaça, pois você se enxerga como um ponto fixo em um mundo que gira. As experiências passam sem alterar seu estado de ser.
- Você agora vive no eterno, o que torna o envelhecimento e a morte irrelevantes – eles desapareceram como parte da ilusão de mudança.
- Ao viver de sua fonte, seu Eu verdadeiro, você está sempre em contato com a fonte de criatividade e de possibilidades renovadas.
- Você não tem conflitos interiores ou com outras pessoas, pois a plenitude da consciência pura elimina o jogo de opostos, inclusive o jogo de luz *versus* escuridão, bom *versus* mau.

Esse extremo talvez soe como algo remoto, a ponto de parecer sobrenatural, mas qualquer vivência que leve sua atenção nesse rumo foi causada pela atração do Eu. Se você prestar atenção, existem muitos momentos em que se sente tranquilo e seguro; a vida parece bonita; a mente está sossegada e calma; você se sente livre de arrependimentos e preocupações; o passado não traz lembranças ruins; você sente que é fácil aceitar e apreciar a vida e as pessoas; uma alegria íntima cresce; ou você sente que uma presença superior existe e o envolve.

Todo mundo dá valor a tais experiências naturalmente; elas são satisfatórias em si mesmas. Não importa se essa sensação dura dois dias ou dois minutos – a experiência é atemporal. Mais precisamente, você foge do tempo e entra em outro lugar que é simplesmente o aqui e agora.

Se você deseja evoluir, a meditação e as escolhas positivas de estilo de vida são importantes. Mas a evolução não ocorrerá de fato a menos que você preste atenção à atração do Eu. O ser humano não é um robô cuja fiação pode ser trocada simplesmente plugando o cérebro na meditação, na oração, em pensamentos positivos ou na influência de professores e mentores sábios. Os autores não estão ignorando essas coisas – elas têm sua importância nas tradições de sabedoria do mundo. Mas o contexto da vida é sempre a atração do mundo externo, que é barulhento e irritadiço, feliz um dia, triste no dia seguinte, cheio de dor e prazer em proporções imprevisíveis. A atração do Eu é quieta mas verdadeira, alheia aos altos e baixos das situações cotidianas. Encontrar a não mudança em meio à mudança há muito tem sido a palavra de ordem na evolução da consciência. A atração do Eu, que você pode perceber todo dia, é o segredo para fazer da não mudança uma realidade viva.

Prestar atenção à realidade "aqui dentro" é como se desenvolve o testemunhal. O processo é simples e natural. Não envolve ensinamentos esotéricos. Toda experiência espiritual é um vislumbre do Eu verdadeiro. Primeiro você o observa, depois o acolhe e, por fim, se torna ele. A transformação se dá num fluxo sem esforço, portanto não há nada a que resistir.

Para que um livro sobre cura fique completo, o Eu verdadeiro deve ser visto como um objetivo de vida. Mencionamos anteriormente a atividade agitada da mente como sendo os criados de uma mansão. Quando esses criados são dispensados gentilmente, o senhor e a senhora podem desfrutar de todo o esplendor da mansão. O mundo externo é deles, assim como o reino da mente. Não há mais restrições e o espírito se ilumina com a alegria da liberdade absoluta. Citando um famoso verso do poema "Little Gidding", de T. S. Eliot,

Não cessaremos nunca de explorar.
E o fim de toda a nossa exploração.
Será chegar ao ponto de partida.
*E o lugar reconhecer ainda.**

O lugar a que ele se refere é dentro de nós, onde encontramos a essência de quem somos e sempre fomos. É o nosso Eu verdadeiro, o Eu curador.

---

* "Little Gidding". T. S. Eliot. In: *Poesia*. Tradução de Ivan Junqueira. Rio de Janeiro: Nova Fronteira, 1981, 4ª ed. (N. da T.)

DOENÇA DE ALZHEIMER – HOJE E AMANHÃ

POR RUDY TANZI

Eu gostaria de terminar este livro com uma intensa nota de esperança, abordando a cura de uma doença que nenhum cuidado pessoal nem a medicina conseguiram alcançar até agora. Muita gente vislumbra a velhice com uma sensação de pavor, apesar de todos os avanços em nossas crenças sociais sobre o envelhecimento, por causa da sombra ameaçadora da doença de Alzheimer. À medida que o tempo de vida aumenta de maneira constante, o tempo de saúde das pessoas – os anos de boa saúde – muitas vezes encurta em uma década. A ameaça da doença de Alzheimer não é a única razão para isso, pois outras doenças, principalmente o câncer, são sobretudo doenças da velhice. Mas nenhuma é tão temida quanto o Alzheimer. Uma enquete conduzida em 2012 pelo Marist Institut com mais de 1.200 pessoas revelou que 44 por cento dos entrevistados apontaram o Alzheimer como sua maior preocupação relacionada à saúde, contra 33 por cento que mencionaram o câncer. Quando indagados sobre o que mais temiam em relação ao Alzheimer, 68 por cento citaram o fato de se tornarem um fardo para os parentes e entes queridos, seguido do medo de perder a memória e a lembrança das pessoas queridas (32 por cento).

Como minha vida profissional de cientista foi dedicada a pesquisar a causa e a potencial cura para a doença de Alzheimer, eu gostaria de explicar em detalhes no que ela consiste. Essa enfermidade daria uma fascinante história policial, que teve uma virada expressiva e talvez decisiva recentemente.

É difícil imaginar uma doença pior que a doença de Alzheimer. Passamos a vida inteira, do útero ao túmulo, observando, aprendendo, criando e amando, em uma trajetória que vai de uma experiência a outra. Essas experiências nos forjam como indivíduos e esculpem nossa personalidade. Elas definem de que maneira nossos amigos e entes queridos nos enxergam como pessoas únicas na vida deles. A rede neural do cérebro grava nossas vivências e nossas reações a elas, como lembranças. Tudo o que vemos, ouvimos, tocamos, provamos e cheiramos está logicamente localizado em contextos, graças a uma rica trama de conexões e interações neurológicas que definem quem somos. Essa mesma trama permite que nos relacionemos com o mundo; na verdade, todas as qualidades de visão, som, toque, gosto e cheiro dependem da capacidade do cérebro de converter dados neurológicos brutos em uma imagem tridimensional do mundo.

Porém, como um vândalo impiedoso, à medida que envelhecemos o Alzheimer se insinua e sorrateiramente começa a esgarçar essa trama neural, fio a fio, até que o doente não mais reconheça seus amigos e parentes, que só conseguem estar de prontidão e observar, impotentes, enquanto o ente querido vai desaparecendo. A doença de Alzheimer é um insensível e implacável ladrão da mente, rasgando com brutalidade a personalidade da vítima até o fim, deixando um corpo e um espírito desconectados do cérebro que os trouxe à vida. Embora os pacientes em seus estágios iniciais ou intermediários tenham uma memória de longo prazo bem conservada, lembrando-se ainda de detalhes do dia de seu casamento, por exemplo, a memória de curto prazo é destruída. À medida que informações sensoriais vão chegando ao cérebro a cada nova experiência, os pacientes de Alzheimer apresentam dificuldade para contextualizar essas informações e acompanhá-las minuto a minuto, ou segundo a segundo, em estágios mais avançados.

O resultado é o seguinte conjunto de sintomas (ver o *site* da Alzheimer's Association, www.alz.org, para mais informações):

- Problemas de memória que perturbam as atividades da vida diária, sobretudo da memória de curto prazo.
- Dificuldade para resolver problemas, tais como cálculos matemáticos ao pagar contas.
- Dificuldade para realizar atividades conhecidas, como jogos ou seguir uma receita preferida.
- Confusão relacionada ao tempo ou ao espaço, como as estações ou meses do ano ou o itinerário para chegar a determinados lugares.
- Dificuldade para ler, dirigir ou determinar distâncias.
- Problemas para acompanhar conversas ou participar delas, e dificuldade frequente para encontrar as palavras.
- Perder as coisas e encontrá-las em lugares esquisitos, como as chaves do carro dentro da geladeira.
- Capacidade crítica ou de decisão prejudicada, que faz a pessoa ser facilmente enganada por vendedores, por exemplo.
- Interrupção das atividades costumeiras, como passatempos ou práticas esportivas.
- Desconfiança, paranoia, imensa ansiedade ou medo cada vez maiores em relação a sair de casa.

Em 1906, o dr. Alois Alzheimer, psiquiatra e neuropatologista alemão, foi o primeiro a descrever a doença em Auguste Deter, uma senhora de 55 anos. Deter tinha dado entrada no asilo denominado Irrenschloss ("Castelo dos Insanos"), sofrendo do que hoje reconhecemos como Alzheimer de início precoce, que ataca antes dos 60 anos. Na maior parte dos casos, essa forma rara da doença (respondendo por menos de 5 por cento das incidências) é causada por uma mutação em três genes diferentes (os que codificam a proteína precursora de amiloide, presenilina 1 e presenilina 2), todos descobertos nos anos 1980 e 1990 por meus colegas do Massachusetts General Hospital e da Harvard Medical School. Na verdade, esses foram os primeiros genes do Alzheimer a serem descobertos; eles realizam mais de 250 mutações de genes diferentes que virtualmente garantem o início precoce da doença, em geral bem antes dos 60 anos.

Agora sabemos que Deter tinha uma mutação no gene presenilina 1, o mesmo que atormentou Alice no famoso livro e filme *Para sempre Alice*, escrito pela dra. Lisa Genova, neurocientista e minha colega em Harvard. Em seu diário, o dr. Alzheimer anotou que, quando entrou no quarto de Deter pela primeira vez, ela estava sentada na cama e sofria de perda de memória e alucinações, que ficaram óbvias durante a consulta. O médico também anotou que tarde da noite muitos moradores e funcionários do local eram acordados pelos gritos angustiados de "Oh, meu Deus! Eu me perdi!" Essa pequena descrição define perfeitamente essa horrível doença: ela rouba a pessoa de si mesma.

Atualmente, a doença de Alzheimer vem se tornando cada vez mais predominante, o que é assustador, chegando a proporções epidêmicas nos Estados Unidos e em outros países do Ocidente. (A epidemia ganhou o apelido de "*tsunami* prateado".) Em 2016, havia quase 5,5 milhões de pacientes nesse país. Em 2017, previa-se que o Alzheimer e demências correlatas deveriam custar ao sistema de saúde dos Estados Unidos cerca de 259 bilhões de dólares, dos quais 175 bilhões seriam gastos pelos sistemas públicos Medicare e Medicaid. Isso significa que quase um em cinco dólares do Medicare já estaria sendo gasto com pacientes com Alzheimer. Por volta dos 85 anos, a pessoa tem entre 30 e 40 por cento de chance de apresentar os sintomas da enfermidade. Uma vez que 71 milhões de *baby boomers* estão avançando para idades de risco, a doença, por si só, tem o potencial de provocar um colapso em todo o sistema de saúde.

Regra geral, todos nós temos um declínio mental à medida que envelhecemos. Em algum ponto depois dos 50 ou 60 anos podemos começar a ter problemas para lembrar nomes e palavras. Talvez também comecemos a esquecer onde colocamos as coisas ou vivenciemos "momentos de velhice". Mas só o fato de nosso cérebro começar a desacelerar não significa que precisamos entrar em pânico. As falhas da idade são compensadas com mais sabedoria, mais suavidade, mais calma. As pessoas sossegariam se soubessem que ter momentos de velhice não indica necessariamente início de Alzheimer. Não saber onde colocou as chaves não é problema – é apenas um sinal de distração ou de falta de atenção. Agora, se as chaves ficaram no carro ligado na garagem, depois de a pessoa ter voltado para casa das compras, e se tais ocorrências de distração acontecem frequentemente, talvez haja motivos para preocupação com a saúde cerebral.

Porém alguns especialistas argumentam que a causa subjacente poderia ser a presença de pequenas patologias cerebrais que começam praticamente em todo mundo depois dos 40 anos. Meu colega Kirk Daffner, neurologista de Harvard, diz isso nos seguintes termos: à medida que envelhecemos, talvez tenhamos "um pouquinho de Alzheimer". É como ter um pouquinho de placa nas artérias do coração, mas não sofrimento suficiente para uma insuficiência cardíaca congestiva.

Isso tudo pode parecer assustador, mas o bom é que podemos lidar com "um pouquinho de Alzheimer" no cérebro sem vir a ter demência. Denominamos isso *resiliência*, que põe em jogo a capacidade do cérebro de compensar o declínio congnitivo. O dr. David Bennet, especialista em Alzheimer da Rush University, compara isso com "as vias secundárias, quando há um acidente numa via expressa. O trânsito todo para e é preciso serpentear pelas vias secundárias, mas ainda dá para chegar ao nosso destino". O trajeto será mais longo, mas chegamos lá. Bennet também menciona algumas pessoas nas quais se observa a patologia do Alzheimer por imagens cerebrais, mas ela é tolerada, e que conseguem escapar das deficiências cognitivas e da demência. Essas pessoas muitas vezes têm "um propósito na vida, consciência do que se passa com elas, uma rede social, atividades estimulantes – todas essas coisas parecem exercer uma proteção em termos de como o cérebro exprime seja lá que patologia ele esteja acumulando".

Uma compreensão maior do quadro de resiliência cerebral no Alzheimer, apesar da presença dos danos por ele causados, requer algum entendimento da patologia específica que define essa doença. A trilogia da patologia da doença de Alzheimer inclui o seguinte:

1. *Placas senis*: grandes depósitos de um material viscoso denominado beta-amiloide, que se acumula em torno das células nervosas do cérebro.
2. *Novelos neurofibrilares*: filamentos emaranhados que se formam dentro das células nervosas e as matam.
3. *Neuroinflamação*: uma reação do sistema imunológico cerebral às placas, aos novelos e à morte das células nervosas. Embora com a intenção de ajudar, sendo parte da reação imunológica de cura, essa inflamação acaba matando muito mais células em um "fogo amigo".

Durante décadas, não sabíamos como essas três patologias se relacionavam umas com as outras, o que causa o quê ou qual vem primeiro. Esse enigma se deveu muito às primeiras tentativas de recriar a patologia da doença de Alzheimer e seus sintomas em camundongos. Os pesquisadores pegavam uma mutação de gene humano que causa o início precoce da doença em famílias e a inseria no genoma de camundongos. Os camundongos ficavam com placas, mas não com novelos. Isso levou a vinte anos de veementes debates sobre se as placas criavam os novelos. Todos aqueles primeiros genes de Alzheimer descobertos por mim e outros pesquisadores indicavam que o distúrbio começava com placas que levavam a novelos. Porém não era possível comprovar isso nos modelos das doenças com camundongos.

A discussão continuou inflamada. As placas amiloides realmente causavam o Alzheimer? Todos os genes de Alzheimer familiares indicavam que sim, enquanto as pesquisas com camundongos diziam que não. As implicações no tratamento e na prevenção da doença eram enormes. Escrevi sobre isso em meu livro *Decoding*

Darkness: The Search for the Genetic Causes of Alzheimer's Disease [Decodificando a escuridão: A procura pelas causas genéticas da doença de Alzheimer], de 2001. Na época, a argumentação estava longe de uma solução. Desde então, a compreensão sobre o tema aumentou muito. Afirmo que não podemos confiar apenas em resultados de estudos de Alzheimer em camundongos. O ser humano não é um camundongo! Então, em 2014, meu colega de Harvard Doo Yeon Kim e eu decidimos liquidar o assunto de uma vez por todas. Inventamos o que uma manchete do *New York Times* apelidou de "Receita de Alzheimer", que consistia em construir uma tecnologia de células-tronco para cultivar miniorganoides do cérebro humano (uma massa de células e tecidos artificialmente cultivada) em recipientes com minicérebros humanos.

Previamente, colocamos as mutações de gene do Alzheimer de início precoce em tecidos cerebrais artificiais. Como que por milagre, os minicérebros nos pratos de fato formaram placas senis pela primeira vez, e em apenas seis semanas. Em relação ao debate em andamento, o mais importante é que, duas semanas depois da formação das placas, as células nervosas humanas ficaram cheias de novelos tóxicos. Quando Doo e eu tratamos esses cérebros com substâncias que interrompiam as placas, elas também paravam a formação dos novelos.

Quando nosso estudo foi publicado na *Nature*, uma reconhecida revista científica, ninguém da área discordou. A discussão tinha se encerrado. As placas senis causam mesmo os novelos tóxicos que acabam matando as células nervosas. O *New York Times* chamou essa descoberta de "inovadora" e de "mudança de paradigma". Agora a descoberta da medicação para o Alzheimer poderia ser feita dez vezes mais rápido e custar dez vezes mais barato do que com camundongos. (Por essa descoberta, eu e o dr. Kim fomos agraciados, em 2015, com o maior prêmio do país para invenções e inovações: o Smithsonian American Ingenuity Award, e no mesmo ano me vi incluído na lista das "100 Pessoas mais Influentes do Mundo" da revista *Time*.)

Voltando à questão fundamental: o que faz uma pessoa ser resiliente em relação ao Alzheimer? Um dos fatores é chamado de "reserva cognitiva", que mencionamos no início deste livro (página 11). Quanto maior é a quantidade de conhecimento que a pessoa acumulou e aprendeu, por exemplo, através de um nível de instrução mais elevado, maior é o número de sinapses do cérebro. Já que o grau de demência dos pacientes de Alzheimer está intimamente relacionado à perda de sinapses, quanto mais sinapses tivermos, mais podemos perder antes que os problemas comecem. Assim, continuar a aprender coisas novas é muito importante à medida que envelhecemos. Quando você planejar sua aposentadoria, pense em sua reserva cognitiva tanto quanto em sua reserva financeira.

Talvez a informação mais importante sobre a natureza da resiliência tenha vindo de indivíduos entre 80 e 100 anos que morreram sem problemas cognitivos, mas que apresentavam níveis de placas e novelos de Alzheimer na autópsia. O que essa gente sortuda tem em comum? Em nenhum desses cérebros resilientes há vestígio de neuroinflamação. Apesar das placas e novelos abundantes e da morte de células nervosas, o sistema imunológico do cérebro não reagiu com inflamação. O resultado: nada de doença de Alzheimer. Em 2008, descobrimos um novo gene da doença, conhecido pelo símbolo CD33, que codifica a proteína "siglec-3" na superfície de certos tipos de células imunológicas. Minha colega Ana Griciuc e eu descobrimos depois que esse gene é o interruptor que liga a neuroinflamação. Então descobrimos mutações nesse gene que poderiam aumentar ou diminuir o risco de Alzheimer ao causar mais ou menos neuroinflamação em resposta às placas e aos novelos que surgem no cérebro, em geral depois dos 40 anos.

Em consequência desses estudos, muitas empresas farmacêuticas estão agora desenvolvendo medicamentos voltados para esses genes, a fim de restringir a neuroinflamação. Tais remédios não seriam úteis apenas no tratamento do Alzheimer, mas também em outras doenças neurológicas, como a doença de Parkinson e o AVC.

Ao juntar toda essa informação, confirmamos que as placas são como um fósforo (uma lesão na cabeça também pode ser o fósforo em outras formas de demência, por exemplo, na encefalopatia traumática crônica), enquanto os novelos e as células nervosas que elas matam são o fogo de superfície, que se espalha por todas as áreas de aprendizado e memória do cérebro. Mas, assim que a inflamação aparece, é como um grande incêndio florestal, e é aí que os sintomas de um declínio cognitivo catastrófico e demência se manifestam.

Armados com esse conhecimento, percebemos que precisamos impedir em primeiro lugar o surgimento das placas amiloides. Estudos com imagens cerebrais revelam que as placas se formam entre dez a vinte anos antes de os sintomas de demência aparecerem. Isso explica em grande medida por que tantos ensaios clínicos que miravam as placas falharam. Foram usados em pacientes que já apresentavam os sintomas, chegando com pelo menos dez anos de atraso. É como o caso de alguém que recebe um diagnóstico de insuficiência cardíaca congestiva depois de ter tido um ataque cardíaco e aí decide baixar as taxas de colesterol. O colesterol teria que ter sido atacado anos antes. Hoje em dia, as terapias antiplaca estão sendo experimentadas em casos precoces e muito leves de Alzheimer e até em indivíduos pré-sintomáticos, que tenham placas em abundância no cérebro dando início ao processo da doença.

Já avisei que esses tratamentos não deveriam ter o objetivo de eliminar completamente as placas amiloides. Meu colega australiano Rob Moir e eu, com o apoio financeiro do Cure Alzheimer's Fund [Fundo de Cura do Alzheimer], descobrimos que essas placas amiloides viscosas na verdade protegem o cérebro de infecções virais e de outros tipos. Na verdade, vírus, bactérias e leveduras podem dar origem rapidamente à formação de placas. Isso levou a uma nova teoria sobre a causa do Alzheimer, segundo a qual as placas seriam formadas em resposta a micróbios infecciosos como uma maneira natural de proteger o cérebro.

O que essa nova teoria propõe para a prevenção e o tratamento do Alzheimer? Algum dia, ainda no início da vida, seremos capazes de atingir as infecções que estimulam o depósito de placas amiloides no cérebro. Potencialmente, poderíamos usar as imagens cerebrais e talvez exames de sangue para detectar quando as placas amiloides estão se acumulando em níveis altos e então mirar nessas placas com medicação antiamiloide. Tais substâncias estão sendo testadas por empresas farmacêuticas e também estão sendo desenvolvidas em laboratórios como o meu, do Massachusetts General Hospital, em Boston.

Mais ou menos no mesmo momento em que interrompermos o acúmulo de placas no cérebro, dez a quinze anos antes do surgimento dos sintomas, também será ideal impedir que os novelos se formem e se espalhem em reação às placas. Isso significa tratar o paciente certo com a medicação certa no tempo certo. Nos pacientes que já sofrem com sintomas cognitivos e demência, a neuroinflamação pode ser freada. É tarde demais apenas para atingir as placas e novelos.

Até que esses medicamentos sejam comercializados, o que podemos fazer agora, em nossa vida cotidiana, para diminuir o risco de Alzheimer quando envelhecermos? As seguintes recomendações já comprovaram seus efeitos eficazes na redução de risco. Elas fazem parte dos conselhos para uma vida saudável apresentados anteriormente neste livro, embora aqui sejam mais específicos:

- **Consuma uma dieta mediterrânea.** É uma alimentação rica em frutas, oleaginosas, vegetais, azeite de oliva, o mínimo ou nenhuma carne vermelha e fontes alternativas de proteína (por exemplo, peixe ou, se você for vegetariano como eu, legumes, tofu e microproteína de cogumelo).
- **Durma sete a oito horas por noite.** É durante o estágio de sono mais profundo (ondas lentas ou delta), depois dos sonhos (sono REM), que o cérebro se livra de resíduos como

as placas amiloides. É também quando a memória recente se consolida em memória de longo prazo.

- **Exercite-se diariamente.** Estabeleça o objetivo de 8.000 a 10.000 passos por dia se você tiver um medidor de passos eletrônico. Ou faça uma caminhada rápida de uma hora todos os dias. Durante o exercício, as placas amiloides são dissolvidas no cérebro, a neuroinflamação diminui e até novas células-tronco nervosas são criadas na área cerebral mais afetada pela doença de Alzheimer, o hipocampo, que é responsável pela memória recente.
- **Diminua o estresse.** O controle do estresse com meditação e outras técnicas protege o cérebro de elementos neuroquímicos nocivos, como o cortisol. Em um ensaio clínico sobre meditação, também mostramos mudanças na manifestação genética que favorecem a retirada de amiloide do cérebro e diminuem a inflamação. Vale a pena observar também que, à medida que envelhecem, muitas vezes as pessoas ficam muito estressadas por perceberem que não conseguem se lembrar de nomes e de palavras, sobretudo se elas se preocupam com o início do Alzheimer. Ironicamente, esse estresse pode levar à produção de cortisol no cérebro que mata as células nervosas, talvez aumentando o risco de surgimento da doença.
- **Aprenda coisas novas.** Aprender coisas novas força você a criar novas sinapses no cérebro, reforçando sua reserva cognitiva. Envelhecer deveria incluir desafios como aprender a to car um instrumento musical ou frequentar aulas de um novo idioma, mas também pequenas coisas como escovar os dentes com a mão não dominante, fazer um trajeto diferente do habitual ou simplesmente assistir a um documentário ou ir a uma palestra. Como todo aprendizado tem como base a associação de novas informações com o que já se sabe, você não só faz novas sinapses como reforça as que já tem. Além do mais, isso leva a novas vias neurais, ao obter acesso a informações

registradas por sinapses específicas e em vias neurais existentes. Vale mencionar que palavras cruzadas e jogos mentais não servem para o propósito de aprender coisas novas.

- **Mantenha-se socialmente comprometido.** A solidão foi confirmada como um fator de risco para o surgimento do Alzheimer. Já foi demonstrado que o engajamento e a participação em redes sociais positivas e de apoio protegem do aumento desse risco.

ALGUMAS CONSIDERAÇÕES OTIMISTAS SOBRE O CÂNCER

O câncer é visto como um tipo singular de ameaça devido ao pavor que inspira, mas um estilo de vida saudável é tão relevante em relação a ele quanto no caso da doença cardíaca ou da obesidade. Comparado com esses dois outros problemas, é difícil alguém se sentir otimista quando o assunto é câncer. O medo é uma força poderosa, ainda mais quando é tão irracional. Para espanto da maioria das pessoas, no entanto, o câncer na verdade está indo consistentemente no rumo do reino da esperança e do otimismo.

Depois que o governo federal norte-americano declarou a sua "guerra ao câncer" em 1971, apenas para que as esperanças de cura enfraquecessem, a sociedade se viu numa montanha-russa emocional. Há ainda uma percepção bem difundida de que não houve progresso, apesar da constante repetição de que "estamos chegando mais perto a cada dia".

Esse é um imenso mal-entendido que reflete o poder duradouro do medo. Em um relatório de 2017 sobre as taxas de câncer, a American Cancer Society registrou que o total de mortes por câncer diminuiu 25 por cento entre o pico de 1991 e 2014, a última data da estatística. Os motivos desse declínio, porém, não estão relacionados com uma cura generalizada. Esse objetivo foi abandonado ao longo dos anos, já que se descobriu que o câncer não se comporta como uma única doença, mas como muitas. O declínio recente chegou aos poucos. Citando o site da American Cancer

Society: "Durante as últimas décadas, segundo os dados disponíveis, os índices de novos diagnósticos de câncer caíram cerca de 2 por cento ao ano nos homens e permaneceram os mesmos nas mulheres. A taxa de mortalidade devida ao câncer diminuiu cerca de 1,5 por cento anualmente, tanto para homens quanto para mulheres".

Fazendo uma projeção, a conclusão estatística de 2017 foi que aproximadamente 1,7 milhão de novos diagnósticos de câncer teriam sido feitos e 600.000 mortes seriam atribuídas à doença. Em termos mais simples, apenas um em cada três pacientes diagnosticados com câncer acabaria morrendo. É um parâmetro bem otimista.

Durante muito tempo, os pacientes temeram os tratamentos de câncer tanto quanto a doença em si. Nos anos iniciais dos tratamentos modernos de câncer, a oncologia se agarrava ao seguinte fato básico: as células cancerígenas se multiplicam mais rápido do que as células normais. Portanto, a aplicação de fármacos tóxicos para o corpo inteiro atacaria com mais força as células cancerígenas. (Uma das primeiras formas de quimioterapia foi o mortal gás mostarda, famoso na Primeira Guerra Mundial.) De acordo com essa lógica, se queríamos matar qualquer resíduo de malignidade, era justificável fazer os pacientes passarem por um imenso sofrimento na tentativa de exterminar o câncer, mesmo que isso significasse que uma certa proporção deles iria morrer. Os tratamentos atuais são muito mais precisos e seguros. Além disso, eles se orientam de acordo com uma nova lógica, tendo como objetivo a base genética da doença.

Tão importante quanto isso, porém, foi uma mudança dramática de atitude. Consideremos um artigo publicado em *The Lancet* em 2015, que começa com uma frase que teria chocado e surpreendido a área da cancerologia de gerações anteriores: "Estimulada pelas exigências da sociedade e políticas, a natureza do controle do câncer está mudando, com maior ênfase na prevenção, no diagnóstico precoce e na experiência do paciente durante o tratamento e o depois dele". Se destrincharmos essa frase, ela traz muitas informações importantes:

- A prevenção está começando a encabeçar a abordagem que futuramente os médicos adotarão em relação ao câncer.
- O câncer é uma doença controlável, nem sempre exigindo tratamento drástico, sobretudo em pacientes mais velhos com tipos de câncer de crescimento lento, como o câncer de próstata no estágio inicial.
- Presta-se atenção ao medo que as pessoas têm do câncer. Há perspectiva de tratamentos menos agressivos, e já existem vários.

UM OLHAR MAIS APROFUNDADO

Essa nova atitude em relação ao câncer é um sinal muito bom, mas ainda é preciso cuidado. O progresso oficializado avança na base de pequenos incrementos. Um teste típico de um novo medicamento para esse distúrbio ajuda apenas 3 por cento a 5 por cento dos participantes. E historicamente as promessas de uma diminuição das mortes por câncer estagnaram. O preço cobrado pela doença é conhecido através de duas medidas: primeira, o número de indivíduos que recebem esse diagnóstico a cada ano; segunda, a idade com que eles morrem. É o segundo número que a maior parte das pessoas negligencia. Elas pensam em termos de uma sobrevivência de cinco anos, a estatística de remissão mais comum, que tem validade limitada.

A detecção precoce é um grande benefício que gerações anteriores não tiveram. Mas também pode aumentar a taxa de sobrevivência de maneira artificial. No caso de uma mulher que recebia o diagnóstico de câncer de mama nos anos 1930, provavelmente a doença estaria em um estágio mais avançado do que em outra que recebe o diagnóstico hoje em dia. Digamos que nos anos 1930 o médico da tal mulher tenha identificado um nódulo suspeito quando ela tinha 55 anos e ela morreu aos 57, depois de um tratamento sem êxito. (Na época, uma mastectomia radical era a única linha de conduta nos Estados Unidos, já que a químio e a radioterapia só surgiriam futuramente.)

Hoje, células da mama anormais ou malignas podem ser detectadas bem mais cedo, muitas vezes no estágio 1 da doença, se não antes. Seria então comum um diagnóstico quando a mulher tem 48 anos, por exemplo, em vez de 55. Ela poderia sobreviver nove anos, o que a colocaria na categoria dos cinco anos de sobrevivência, e ainda morrer aos 57 – uma trajetória diferente levando ao mesmo resultado.

É por isso que a idade de mortalidade atualizada – a média de idade com a qual as pessoas que recebem o diagnóstico de câncer morrem – é um dado importante. Essa idade precisa aumentar se quisermos proclamar um avanço real na sobrevivência do câncer. Durante décadas, ela não aumentou. Se observarmos o quadro mais amplo, as mortes devidas à doença diminuíram, embora não o suficiente, por causa da combinação dos seguintes fatores:

- A detecção precoce é um benefício, mas também pode ir longe demais. O teste-padrão confiável para a detecção do câncer de próstata, o exame de PSA no sangue, levou a um excesso de tratamentos em um câncer conhecido por progredir durante anos ou décadas sem se tornar fatal. Por fim, concluiu-se que o risco de prejudicar os pacientes com o uso de cirurgia e de radiação era de fato maior do que a vida estimada e controlada através de exames de PSA regulares (juntamente com os resultados falsos positivos do teste).
- O declínio contínuo no tabagismo diminuiu as taxas de câncer de pulmão.
- Tratamentos mais precisos se tornaram mais eficazes.
- Menos pacientes estão morrendo em decorrência de tratamentos agressivos com quimioterapia e radioterapia do que antigamente.
- O mapeamento genético tem possibilitado o surgimento de novos fármacos que atacam especificamente a origem

> genética do câncer, mas até agora eles ainda são extremamente caros (dezenas de milhares de dólares por tratamento), e poucos tipos de câncer estão vinculados a um único problema genético. Uma das exceções é uma forma específica de leucemia infantil, que já foi quase sempre fatal, mas agora apresenta uma taxa de recuperação de mais de 90 por cento (com a grave ressalva de que os pacientes recuperados terão sérios problemas de saúde na faixa dos vinte anos).

Entretanto, a principal razão para o otimismo mudou de tratamento para prevenção. Uma reviravolta imprevisível mesmo há dez anos, quando a esperança foi depositada sobretudo em mais fundos para a pesquisa básica e novos medicamentos. A partir do conhecimento já disponível, hoje todo mundo concorda que até 50 por cento dos casos de câncer são evitáveis. As escolhas cotidianas de estilo de vida são o principal impulso na sua prevenção, e isso inclui: não fumar; consumir alimentos integrais; evitar alimentos, ar e água cancerígenos; tomar meia aspirina por dia; e usar protetor solar.

A maior parte das pessoas já sabia que tomar uma aspirina pode reduzir o risco de ataques cardíacos e derrames, portanto o benefício para o câncer é um acréscimo, não uma panaceia. A partir de dados aprofundados recolhidos em um estudo de 32 anos que acompanhou 130.000 indivíduos, descobriu-se que o consumo regular de pelo menos duas aspirinas para adultos por semana estava associado a uma diminuição de 20 por cento nos casos de câncer gastrointestinal e de 25 por cento nos casos de câncer colorretal. (Outras pesquisas corroboraram a utilidade da aspirina como medida preventiva contra o câncer, mas também para diminuir o risco de metástase depois do surgimento de um tumor.)

A razão pela qual a aspirina é eficaz nesses tipos de câncer parece estar em seu efeito anti-inflamatório. Uma prova indireta de quão prejudicial é a inflamação estava diante de nós, quando consideramos para que serve a aspirina: para sintomas de resfriado e dor, e para evitar ataques cardíacos – todos relacionados a sua ação anti-inflamatória.

As medidas preventivas relacionadas ao uso de protetor solar e a não fumar têm como objetivo especificamente a prevenção dos cânceres de pele e de pulmão. Mas a melhor notícia é que as escolhas positivas de estilo de vida adotadas de maneira genérica, como conservar o peso adequado, evitar ou consumir o mínimo de bebida alcoólica e levar vida ativa, são benéficas para prevenir o câncer. Ou seja, uma vida saudável tem uma abrangência ampla. Você não precisa fazer nada para acrescentar uma camada extra de proteção contra o câncer, pois, até onde as pesquisas mais atualizadas vão, essa proteção extra não existe.

Talvez isso seja decepcionante para quem tenta diminuir a ansiedade em relação ao câncer recorrendo a suplementos específicos, as chamadas "dietas do câncer" e alimentos mágicos que supostamente previnem a doença. Uma nova tendência, no entanto, é vincular a formação precoce do câncer com a inflamação crônica. Tanto quanto sabemos, a dieta que apresentamos na Parte 2 deste livro está bem próxima de ser uma dieta anti-inflamatória também.

CONTROLE DO CÂNCER, ANTES E DEPOIS

Finalmente, há otimismo por ser o câncer uma doença controlável. Essa é a principal mudança de atitude que vem tomando conta lentamente da comunidade médica. Tanto para oncologistas quanto para pacientes, o câncer sempre teve uma dimensão do tipo "faça alguma coisa, qualquer coisa". A imagem de um inimigo traiçoeiro atacando o corpo por dentro estimulou ações imediatistas, muitas vezes drásticas. Mas, sendo uma doença multifacetada, nem todos os tipos de câncer têm a mesma origem. Alguns são de crescimento lento, por exemplo. Se verificarmos a taxa de sobrevivência de cinco anos de sete tipos de tumor cerebral, por exemplo, elas variam de 17 por cento para o glioblastoma, uma forma extremamente agressiva, a 92 por cento para meningiomas, que tendem a ser benignos e de crescimento tão lento que o cérebro muitas vezes consegue se adaptar a sua presença. (O câncer de tireoide e o de bexiga também entram na faixa dos tipos lentos e controláveis.)

Como controlar um câncer depende do oncologista, e esses especialistas variam muito em sua abordagem na urgência do tratamento, é aconselhável consultar mais de um, sendo importante questionar a atitude deles no sentido do controle. De qualquer modo, existem muitos fatores que afetam o ritmo de evolução do câncer e da recuperação. O risco é menor se a pessoa for jovem, branca, rica e se a detecção foi precoce. O risco é maior se você não for branco, se for mais velho, pobre e receber um diagnóstico tardio. (Por exemplo, as taxas de sobrevivência citadas para tumor cerebral se referiam ao grupo de 20 a 44 anos. Em pacientes de 55 a 64 anos, a taxa piora, sendo de 4 por cento para o glioblastoma e 67 por cento para meningiomas.)

Isso nos coloca diante de um tema que parece contraditório: controlar o câncer antes de qualquer diagnóstico. Se você toma vitamina C ou zinco para escapar de uma gripe, está praticando a prevenção; seria estranho dizer que está controlando a gripe quando nem tem gripe. Mas no caso do câncer as medidas de prevenção conhecidas não dizem tudo. Há um fator X com o qual competir, e esse fator X deve ser controlado, por anos a fio.

Estamos nos referindo ao estresse e ao medo autoinduzidos. A sociedade contemporânea é inundada de estresse relacionado à medicina, graças a uma repetição constante de relatos sobre riscos, pesquisas, mortes trágicas e recuperações milagrosas. Nenhum deles é mais estressante que as notícias sobre o câncer. O estresse não pode ser evitado quando é tão invasivo e, pior ainda, quando nunca se sabe se o câncer vai aparecer por perto, entre amigos ou parentes. O conselho mais simples é este: controle de estresse significa controle de câncer. Isso vale para pessoas saudáveis, pacientes que acabaram de receber o diagnóstico e sobreviventes de câncer.

Um padrão no pós-tratamento é aconselhar a pessoa em recuperação de câncer a procurar o apoio da família e dos amigos, além de grupos de apoio. Essa é uma doença que isola. Os efeitos colaterais da químio e da radioterapia, sobretudo a perda de cabelo e de massa muscular, levam a pessoa a querer se isolar ainda mais. (A geração atual de pacientes tem mais sorte, pois o câncer não é recebido com o mesmo pavor de antigamente.)

A razão pela qual o controle do estresse emocional é eficiente no câncer ainda é vaga – por isso nos referimos a ela como fator X. Mas é forte a suspeita de que a resposta será epigenética. Como foi explicado na página 199, a epigenética lida com a alteração no DNA induzida pelas experiências cotidianas. Quanto mais forte a experiência, mais marcas ficarão no epigenoma da pessoa, o que leva a mudanças na atividade do gene, já que o epigenoma, que envolve o DNA como uma camada protetora, talvez seja a principal chave da atividade genética.

Provar que vivências ruins podem influenciar o desenvolvimento dos primeiros estágios de câncer é muito perigoso, e talvez aumente o estresse em vez de trazer alívio. Mas não é perigoso associar vivências positivas com a redução de estresse. Além de impulsionar as taxas de sobrevivência, controlar o estresse – e especificamente trabalhar o medo de câncer – é muito importante muito antes de qualquer sinal da doença. Informando-se sobre as novidades otimistas sobre o câncer, você dá um grande passo para reduzir seu nível de ansiedade. Eliminar os aspectos irracionais de nossas atitudes em relação a essa doença pode resultar na virada que todos desejam há muito tempo.

AGRADECIMENTOS

Quando um livro está sendo criado, ele precisa tanto de progenitores quanto de editores, por isso somos gratos pela atenciosa compreensão e acolhimento de nosso editor, Gary Jansen. Nosso muito obrigado a todos da Harmony Books que fizeram parte da equipe de trabalho e administração: Diana Baroni, vice-presidente e diretora editorial; Tammy Blake, vice-presidente e diretora de publicidade; Juliana Horbachevsky, publicitária sênior; Christina Foxley, diretora de marketing; Estefania Ospina, assistente de marketing; Jenny Carrow, nossa capista; Elina Nudelman, nossa editora de arte; Norman Watkins, gerente de produção sênior; e Patricia Shaw, editora de produção sênior.

Mais do que nunca, os autores são gratos aos editores executivos que se aventuraram nesta publicação em uma época tão difícil. Nosso agradecimento especial a Maya Mavjee, presidente e editora da Crown Publishing Group, e Aaron Wehner, vice-presidente sênior e editor da Harmony Books.

De Deepak: Sempre grato à maravilhosa equipe do Chopra Executive Office, cujos incansáveis esforços possibilitam tudo, dia a dia, ano a ano – Carolyn Rangel, Felicia Rangel e Gabriela Rangel. Vocês têm um lugar especial em meu coração. Sara Harvey e a equipe do Chopra Center trazem contribuições especiais com carinhoso entusiasmo. Obrigado por tudo. Meus agradecimentos também a Poonacha Machaiah, cofundador do Jiyo, pelo apoio e promoção de vários projetos, inclusive este livro. Como sempre, minha família continua sendo o centro do meu mundo e maior é o carinho à medida que ela aumenta: Rita, Mallika, Sumant, Gotham, Candice, Krishan, Tara, Leela e Geeta.

De Rudy: Gostaria de agradecer à minha querida esposa, Dora, e à melhor filha do mundo, Lyla, que são minhas curadoras particulares, todos os dias, com seu amor e apoio incondicionais. Sou também grato a minha mãe por ter me ensinado a importância de sempre me esforçar para manter uma perspectiva de vida positiva e solidária, a chave da saúde em todos os níveis. Gostaria de agradecer a Susanna Cortese pela ajuda inestimável durante a preparação deste livro ao manter o funcionamento intenso das minhas pesquisas. Por fim, gostaria de agradecer ao Templo de Kadavul, em Kauai, pela inspiração relacionada a *O Eu curador* depois de uma meditação particularmente maravilhosa.

SOBRE OS AUTORES

Deepak Chopra, doutor em medicina, membro da American College of Physicians, fundador da Chopra Foundation e cofundador do Chopra Center for Wellbeing, é pioneiro na medicina holística e em transformação pessoal reconhecido internacionalmente. É autor de mais de 85 livros traduzidos em mais de 43 idiomas, entre eles inúmeros *best-sellers* da lista do *New York Times*. Dois de seus livros, *Corpo sem idade, mente sem fronteiras* (1993) e *As sete leis espirituais do sucesso* (1995), foram incluídos na "Best-sellers List" de The Books of the Century. Trabalha como professor adjunto da Kellogg School of Management da Northwestern University; professor adjunto da Columbia Business School, Columbia University; professor assistente clínico do Family and Preventive Medicine Department da University of California, San Diego; da Health Sciences Faculty da Walt Disney Imagineering; e como cientista sênior da Gallup Organization. A revista *Time* descreveu o dr. Chopra como "um dos 100 maiores heróis e ícones do século" e "o poeta-profeta da medicina alternativa". As pesquisas de internet feitas pelo *WorldPost* e *The Huffington Post* classificaram o dr. Chopra entre os "quarenta pensadores mais influentes do mundo e o mais influente no ramo da medicina".

Rudolph E. Tanzi, Ph.D., é professor de neurologia e catedrático da cadeira de neurologia Joseph P. e Rose F. Kennedy da Harvard University. Trabalha como vice-diretor de neurologia e diretor da unidade de pesquisa em genética e envelhecimento do Massachusetts General Hospital. O dr. Tanzi foi pioneiro em estudos voltados para identificar os genes das doenças neurológicas. Ele foi um dos pesquisadores a descobrir os três genes que causam o início precoce da doença de Alzheimer, inclusive o primeiro gene do Alzheimer, e chefia atualmente o Alzheimer's Genome Project. Também está desenvolvendo novas terapias para o tratamento e a prevenção da doença de Alzheimer com base em suas descobertas genéticas. A revista *Time* colocou o dr. Tanzi na lista das "100 pessoas mais influentes" de 2015 e na lista da Harvard dos "100 mais influentes membros da Harvard". Ele também recebeu o prestigiadíssimo prêmio Smithsonian American Ingenuity Award pelo seu pioneirismo nos estudos sobre a doença de Alzheimer. É coautor de *Supercérebro*, com o dr. Deepak Chopra, *best-seller* na lista do *New York Times*; tocou teclado profissionalmente com Joe Perry e a banda Aerosmith, e é apresentador do programa de televisão Super Brain.